Yàn Chí Gōng

W0312958

Dàomíng Xióng

Yàn Chí Gōng

Eine fast vergessene Shàolín-Tradition

硯
馳
功

Aus dem Chinesischen übersetzt von Maik Albrecht
Kommentiert von Maik Albrecht und Frank Rudolph
Kalligraphien von Meister Pān

Palisander

Zur Schreibweise der chinesischen Personennamen: Auf dem Umschlag, dem Titelblatt und auf dem Klappentext wird der Name des Autors gemäß den Gepflogenheiten im deutschen Sprachraum in der Reihenfolge Vor- und Familienname geschrieben. Im Text folgt die Schreibung der chinesischen Namen generell der in China üblichen Reihenfolge, nach der zuerst der Familienname und dann der Vorname geschrieben wird.

Der Verlag dankt Dr. Janett Kühnert und Norbert Wölfel (Chemnitz) sowie Ludmila Szypura-Lin (Schwetzingen) für die fachliche Unterstützung und Beratung bei der Redaktion.

Deutsche Erstausgabe
1. Auflage 2014
© 2014 by Palisander Verlag, Chemnitz
Alle Rechte vorbehalten. Kein Teil des Werkes darf in irgendeiner Form (durch Fotografie, Mikrofilm oder ein anderes Verfahren) ohne schriftliche Genehmigung des Verlages reproduziert oder unter Verwendung elektronischer Systeme verarbeitet, vervielfältigt oder verbreitet werden.
Bildrechte: Foto S. 5, Foto 132, Abb. S. 75, S. 225-245: Li Zhènghuá; Abb. S. 10, S. 167, S. 194, Foto S. 6, Fotos 45, 47: Maik Albrecht und Frank Rudolph; Fotos 1-24, 26-44, 46, 48-122, 124-169, 171-218, 220-245, 247-280: Palisander Verlag; Foto 246: Wolf Lux (mit freundlicher Genehmigung); Fotos 25, 47, 114, 123, 281, Abb. S. 40, S. 146, S. 151, S. 167: lizenzfrei; Foto 219: Christian Knoch (»fliegender Sperber«: lizenziert unter Creative Commons Attribution-Share Alike 2.0 Germany, URL: http://creativecommons.org/licenses/by-sa/2.0/de/deed.en)
Umschlaggestaltung: Anja Elstner
Redaktion & Layout: Palisander Verlag
Lektorat: Frank Elstner
Druck- und Bindearbeiten: Jelgavas tipogrāfija SIA
Printed in Latvia
ISBN 978-3-938305-75-1

www.palisander-verlag.de

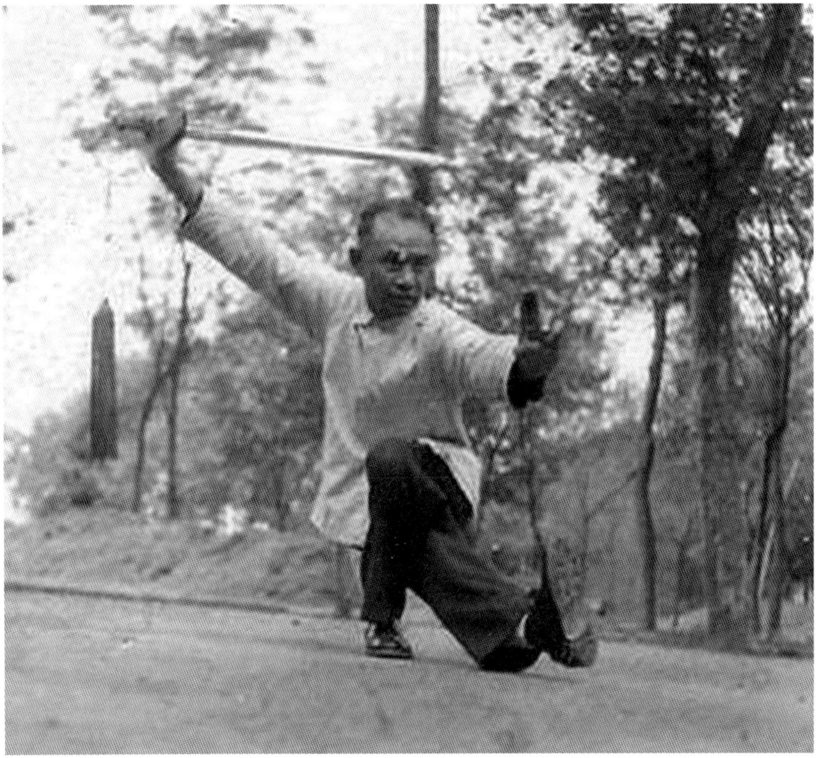

Xióng Dàomíng

Der Autor

Xióng Dàomíng (ca. 1900-1986) war ein Großmeister der chinesischen Kampfkünste (Wushu). Er entstammte einer sehr armen Familie. Im Alter von fünf Jahren ließen ihn seine Eltern im Stich, und er musste sich als Straßenkind zu behaupten lernen. Eines Tages bettelte er einen Mann an, der sich später als einer der letzten Xiákè des alten China, ein »fahrender Ritter«, entpuppte. Sein Name war Yáng Zuānkuí. Diesem gefiel das Selbstbewusstsein des Kindes, und er nahm ihn als Schüler in seinen kleinen Begleittrupp auf. Yáng Zuānkuí war nicht nur ein außerordentlicher Meister der alten Kampfkünste, sondern darüber hinaus ein universell gebildeter Mann. Er war bewandert in Religion, Philosophie, Heilkunde, Kalligraphie und selbst in der Kochkunst. Er und sein Schülertrupp waren auf dem Gebiet des Begleitschutzes tätig. Zu den wertvollsten Dingen, die er Xióng Dàomíng lehrte, gehören das Trainingssystem und die Philosophie des Yàn Chí Gōng. Nach dem Tode seines Meisters ließ Xióng sich in Wuhan nieder. Dort wurde er der Lehrer Li Zhènghuás (geb. 1953), der seinerseits seit 2001 der Lehrer von Maik Albrecht ist.

Die Koautoren

Maik Albrecht, Jahrgang 1981, praktiziert seit seiner frühen Jugend die verschiedensten östlichen und westlichen Kampfkünste. Mit 20 Jahren ging er nach China und studierte dort chinesische Kampfkunst bei den letzten noch lebenden Meistern des alten Wushu.

2006 gewann er als einziger Ausländer in der chinesischen Profigruppe eine Goldmedaille bei der Wushu-Weltmeisterschaft in Zhengzhou. Im selben Jahr erhielt er den 4. Meistergrad (Wushu Duan) und war zu dieser Zeit der jüngste Ausländer mit einer solch hohen Graduierung. Albrecht besitzt einen Abschluss in Sinologie von der Universität Wuhan, die zu den besten Sportuniversitäten der Welt gehört.

Maik Albrecht ist heute einer der führenden Chinaexperten und Kenner der chinesischen Kampfkünste weltweit. Er trainierte als einer der ersten Ausländer in China sogar Chinesen, unter anderem Mitglieder chinesischer SWAT-Einheiten.

Das ARD hat 2008 einen Dokumentarfilm über sein Leben in China gedreht: »Herr Albrecht macht Wushu – Ein Deutscher kämpft in China.« In China, wo er selbst von den Meistern der alten Generation als Kenner und Könner des Wushu anerkannt wird, gibt es zahlreiche Veröffentlichungen über ihn. 2009 drehte das chinesische Staatsfernsehen eine mehrteilige Dokumentation über sein Leben mit der Kampfkunst.

Maik Albrecht lebt in Wuhan, China. Er ist mit der Tochter seines Shifu (Lehrer-Vater) Li Zhènghuá verheiratet.

Frank Rudolph, Jahrgang 1969. Nach mehreren Ausbildungen absolvierte er von 1993 bis 1996 ein Journalistikstudium. Tätigkeit als freier Mitarbeiter bei verschiedenen Zeitungen und Magazinen. Seit 1992 Veröffentlichungen über Philosophie, Geschichte, Kampfkunst und Kultur mit den Schwerpunkten Asien und vergleichende Geschichte. Mehrere Studienreisen führten ihn nach China. Er verfasst Belletristik, Lyrik und Essays, des Weiteren Biographien und Fachtexte zu den unterschiedlichsten Themen. Er lebt in Wolfsburg.

Frank Rudolph praktiziert verschiedene europäische und asiatische Kampfkünste. Gemeinsam mit Maik Albrecht gründete er das Albrecht-Rudolph Institute of Martial Arts Research (ARIOMAR).

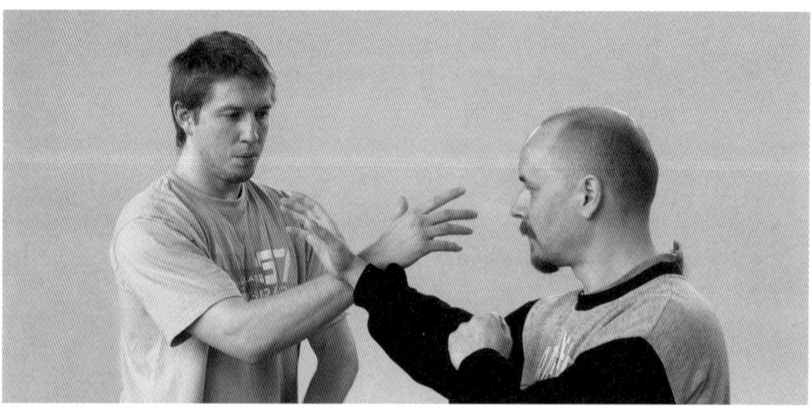

Maik Albrecht (links) und Frank Rudolph.

Inhaltsverzeichnis

ARIOMAR

世界武術研究協會

INSTITUTE OF MARTIAL ARTS
RESEARCH

只有功夫真鐵棒磨成針

Zhǐyǒu gōngfū zhēn tiě bàng mó chéng zhēn

Nur wenn das Gōngfū echt ist, schleift sich der Eisenstab zu einer Nadel.

Vorwort

China ist ein Land der Geheimnisse und Mysterien und eine der am wenigsten verstandenen Kulturen der Welt. Es ist ein Land, bei dessen Erwähnung man sofort an weise Sprüche, alte Mönche, Schattenboxen oder die Chinesische Mauer denkt.

Bevor dieses Buch möglich wurde, hatte ich bereits mehr als 13 Jahre in diesem Land gelebt. Im Vergleich zu den meisten westlichen Ausländern, die dort weitgehend abgeschirmt von der Gesellschaft wohnen und arbeiten, hatte ich das Glück und das Privileg, direkt unter Chinesen leben zu können. Dadurch lernte ich die Menschen und die Kultur in einer Tiefe kennen, wie das normalerweise bis heute kaum möglich ist.

Unter den herausragendsten kulturellen Schätzen, die ich kennenlernen durfte, sticht das *Yàn Chí Gōng* (硯弛功) als das vielleicht kostbarste Kleinod heraus. Es handelt sich dabei um ein vollständiges, authentisches und sehr altes Trainingssystem. Das *Yàn Chí Gōng* stellt einen komplexen und geradezu wissenschaftlich aufgebauten Katalog hervorragender Übungen dar, die den Körper kräftigen und ihn nachhaltig gesunderhalten. Vor allem geht es auch um die Pflege der inneren Organe.

Durch eine glückliche Fügung erhielt ich von meinem Lehrer die vollständigen, originalen und bisher nicht einmal in China veröffentlichten Schriften über dieses Übungssystem. Das Manuskript gibt Aufschluss darüber, wo diese *Gōng*-Form herkommt und wie man sie trainiert. Auch die Auswirkungen der einzelnen Bewegungen auf den menschlichen Organismus werden darin angegeben.

Die hier vorgestellten und kommentierten Texttafeln wurden von Xióng Dàomíng (熊道明, gest. 1986)[1] am 23. Mai 1963, das heißt, noch vor der Kulturrevolution, diktiert und von einem alten Kalligraphie-Meister namens Pān (潘)[2] niedergeschrieben. Kenner der Kalligraphie werden die meisterhafte Schreibkunst der Zeichen auf den Tafeln zu schätzen wissen. Eine derartige Qualität sieht man heute in China nicht mehr sehr oft.

---

[1] Xióng Dàomíng war der Lehrer meines Lehrers Li Zhènghuá (李正華).

[2] Leider ist über diesen hervorragenden Meister der Kalligraphie heute kaum noch etwas bekannt.

Meister Xióng Dàomíng hatte sich einen der Allerbesten seines Faches für die Niederschrift ausgesucht, was beweist, wie wichtig ihm diese Arbeit war. Das Diktat erfolgte von Xióng Dàomíng anhand von alten Dokumenten des *xiákè*[3] Yáng Zuānkuí (楊鑽魁)[4], seines Lehrers, welcher einer der letzten großen Kampfkunstmeister des alten China war. Der Kalligraphie-Meister bestand damals darauf, dass sein Name mit auf die Titelseite des Buches kommen sollte und er somit als Experte des *Yàn Chí Gōng* anerkannt würde. Xióng Dàomíng gab sich widerstrebend damit einverstanden, obwohl der Kalligraph niemals trainiert hatte, sondern lediglich am Ruhm des Buches teilhaben wollte. Auch das betont den Wert des Textes.

Als der Text fertig geschrieben war, wollte das Forschungsinstitut der damaligen Erziehungs- und Sportuniversität von Wǔhàn[5] den Text veröffentlichen und als Forschungsmaterial aufnehmen. Der Kalligraph brachte es zum Abschluss und war gerade dabei, die Verhandlungen mit der Universität durchzuführen, als er plötzlich an einem aggressiven Krebs erkrankte und starb.

Nur Großmeister Xióng Dàomíng hatte die Berechtigung, dieses *gōng* zu veröffentlichen und zu verbreiten. Es ist sein Buch und sein Wissen. Er ist der authentische Erbe dieser Kunst.[6] Sein Meister, der *xiákè* Yáng Zuānkuí, beherrschte viele sehr »gute und wirkliche Dinge« der Kampfkunst. Er lehrte jeden seiner Schüler etwas anderes und keine zwei Personen dasselbe. Das *Yàn Chí Gōng* gab er an seinen jüngsten Schüler Xióng Dàomíng weiter.

Nach dem Tod des Kalligraphen zog Xióng Dàomíng die Veröffentlichung zurück und behielt das gesamte Material ein. Der Grund war sein Aberglaube. Meister Xióng sah es als Schande an, dass ein an Krebs Erkrankter mit der Kunst des *Yàn Chí Gōng* in Verbindung gebracht werden könnte. Er betonte immer wieder, dass Menschen, die *Yàn Chí Gōng* üben, keinen Krebs bekommen können, da sich in ihrem Körper nichts festset-

---

[3] *Xiákè* (俠客) waren chinesische Ritter bzw. Krieger.

[4] Yáng Zuānkuí starb 1949, kurz vor der Gründung der Volksrepublik China. Weitere Informationen über diesen Meister finden sich in unserem Buch *Wu – Ein Deutscher bei den Meistern in China*. Chemnitz: Palisander Verlag, 2. Aufl. 2013.

[5] Diese Universität ist bis heute eine der renommiertesten und besten Sportuniversitäten von ganz China.

[6] Auf Chinesisch nennt man das *chuánrén* (傳人).

zen kann, das zu Tumoren führt. Außerdem sah er es als ein daoistisches Omen an. Der Daoismus lehnt jede Form von Vermarktung ab. Es darf nichts veröffentlicht und angepriesen werden, schon gar nicht von Uneingeweihten, weil die Natur Stärke, die sich selbst darstellt, verachtet und als Gegenstück der Natürlichkeit ansieht.

Xióng Dàomíng hatte eine große Liege, unter der er allerlei Dinge aufbewahrte und auf der er immer saß, wenn seine Schüler bei ihm trainierten. Nur er allein fand sich dort zurecht. Neben Geschenken von Schülern wie Schnapsflaschen oder Zigaretten befand sich dort auch ein Koffer, in dem er all seine Materialien über die Kampfkunst aufbewahrte. Unter anderem die Kalligraphien über das *Yàn Chí Gōng*. Erst kurz vor seinem Tod gab Meister Xióng das Material an meinen Lehrer Li Zhènghuá weiter, und ich erhielt die Unterlagen von diesem im Jahr 2012.

In dem Text werden wichtige Prinzipien des Daoismus und der chinesischen Medizin erklärt und es wird erläutert, wie die Bewegungen auf den Körper wirken. Der Inhalt dieses Textes geht auf ein nahezu 2000-jähriges Wissen zurück und ist sowohl eng mit der Philosophie des Daoismus als auch mit dem Wirken von Dámó[7] verbunden.

Die Vorworttafeln 1 bis 16 erklären Grundlegendes zum geistigen Hintergrund und zur Praxis des *Yàn Chí Gōng*. *Yàn Chí Gōng* war, wie Xióng Dàomíng schrieb, ursprünglich eine daoistische Trainingsmethode. Diese wurde bereits von Dámó (達摩) als inneres Haupt-*Gōng* ins *Shàolín*-Training aufgenommen. Es durfte nur an einen auserwählten Personenkreis innerhalb des *Shàolín* weitergegeben werden.

Die starre Trennung zwischen Daoismus und Buddhismus, wie sie heute besteht, war anfangs nicht vorhanden. Ein reger Austausch von Wissen zwischen beiden war früher etwas ganz Normales. Viele gute Trainingsmethoden und auch Techniken wurden vom Buddhismus weitergegeben und verbreitet, stammten jedoch ursprünglich aus dem Daoismus. Denn der alte Daoismus verbreitete sich und seine Lehre nicht gern. Dies gilt auch für das *Yàn Chí Gōng*.

---

[7] Ind. Bodhidharma, jpn. Daruma, ca. 440–528 u. Z. Dámó war ein indischer Mönch und wurde zum Urvater des physischen *Shàolín*-Trainings und des Chán- bzw. Zen-Buddhismus. Seinem Namen wird auch oft der Zusatz Patriarch – *zǔshī* (祖師) – beigefügt.

Die Tafeln 17 bis 19 beschreiben die drei Teile des *Yàn Chí Gōng* mit jeweils sieben Übungen pro Teil. Das heißt, der gesamte Komplex besteht aus 21 Übungen. Mein Lehrer, Meister Li Zhènghuá, der Erbe Xióng Dàomíngs, hat mir gestattet, das *Yàn Chí Gōng* der Öffentlichkeit zugänglich zu machen, mit Ausnahme der letzten drei Übungen, die traditionell nicht öffentlich gelehrt werden dürfen.

Die Tafeln sind generell als Hinweise zur Unterstützung der praktischen Anwendung bestimmt, für Personen, die die Übungen bereits beherrschen. Es war also unbedingt notwendig, den Text detailliert zu erläutern, damit er für den Leser einen praktischen Nutzen ergeben kann. Auf Grundlage dieser Tafeln und der Erläuterungen kann die Linie dieser uralten Trainingsmethode fortgeführt und für eine breite Öffentlichkeit nutzbar gemacht werden. Ein gutes Trainingssystem muss logisch aufgebaut sein und sich wissenschaftlich begründen lassen. – *Jiǎng dàolǐ* (講道理) bedeutet, den Grund für etwas erklären zu können. Genau das werden wir in diesem Buch tun.

Maik Albrecht, Wuhan, 2014

Teil I

Einleitung

Gōng, qìgōng und Yàn Chí Gōng

Zum Begriff gōng

In der westlichen Welt hat sich heute für chinesische Gesundheitsübungen der Begriff *qìgōng* eingebürgert. Im Folgenden sollen die Begriffe *gōng* und *qìgōng* näher erläutert werden, da dies für das Verständnis dessen, worum es sich bei *Yàn Chí Gōng* handelt, notwendig ist.

Gōng (功) wird allgemein mit Arbeit, Leistung oder Verdienst übersetzt. Der chinesische Begriff setzt sich zusammen aus den Zeichen *gōng* (工) für Arbeit und *li* (力) für Kraft. In Verbindung mit anderen Zeichen gibt es noch folgende Bedeutungen: *Yònggōng* (用功) steht für »arbeitsam, fleißig«, *gōngkè* (功課) für »Hausaufgabe«, *gōngxiào* (功效) für »Wirksamkeit« und *chénggōngde* (成功的) für »erfolgreich«. Im Westen wurde der Begriff *gōng* im Zusammenhang mit einem Begriff, der heute oft als Synonym für chinesische Kampfkunst verwendet wird, bekannt: *gōngfu* (功夫) beziehungsweise Kung Fu. Tatsächlich war *gōngfu* ursprünglich nur eine Bezeichnung für den Zeitaufwand, welcher nötig ist, um eine bestimmte Sache zu meistern. Egal, worum es sich hierbei handelt. Der Begriff wird daher je nach Zusammenhang auch mit Fähigkeit, Können, Mühe, Anstrengung oder Zeitaufwand passend übersetzt. Im Folgenden geht es um die Verwendung des Begriffes *gōng* im Sinne von körperlicher Ertüchtigung beziehungsweise der Steigerung der Vitalität.

Im Zusammenhang mit den meisten ursprünglichen Übungen taucht in China der Begriff *qìgōng* (氣功) nicht auf. Man bemühte die geheimnisvolle Kraft des *qì* nicht, wenn es sich vermeiden ließ. Es wird oft vergessen, dass die Chinesen ein sehr pragmatisches Volk sind. Diesem Pragmatismus, der praktischen Anwendung des Wissens, wird buchstäblich alles untergeordnet, auch das Himmlische und die Spiritualität. Chinesen pflegen, ganz im Jetzt zu leben. Sie sind selten religiös. Sie haben für gewöhnlich keinen Drang zu missionarischer Verbreitung ihrer Anschauungen. Sie sind vorrangig interessiert an praktischen, realen, sichtbaren Ergebnissen. Wie diese zustande kommen, mit welcher Philosophie, welcher Religion oder welchem Glauben, spielt dabei keine Rolle.

Das qì der Körperfabrik

Viele Leute glauben nicht an das *qì* (氣), weil sie es für etwas »Übernatürliches« halten. Es ist jedoch keine Frage des Glaubens, sondern eine Angelegenheit nüchterner Fakten. *Qì* bedeutet Lebensenergie, und dieser Begriff beinhaltet all die ständig fließenden Prozesse, die uns am Leben und in Bewegung halten. Wenn dieser Fluss unterbrochen wird, dann wird man krank. Damit dies nicht passiert, muss man seinen Körper durch korrektes Training gesunderhalten. Bei den *Gōng*-Übungen werden genau diese Prozesse gefördert und gestärkt. Je besser die Übungen, desto gesünder der Mensch. Selbstverständlich gibt es auch einen geistigen Aspekt. So können auch untrainierte, unkriegerische Menschen in extremen Situationen, wie zum Beispiel in Lebensgefahr, mitunter erstaunliche Kräfte freisetzen, die sich der bewussten Steuerung vollkommen entziehen.

Man kann die Funktion des Körpers sehr gut mit den Abläufen in einer Fabrik vergleichen:

Erstens: Will man in einer Fabrik etwas herstellen, werden zunächst gute Rohstoffe benötigt. – Dies entspricht der Nahrungs- und Sauerstoffaufnahme.

Zweitens: Diese Rohstoffe müssen innerhalb der Fabrik gut verarbeitet und effektiv transportiert werden, und die guten müssen von den schlechten Bestandteilen getrennt werden. – Dies entspricht dem Blutkreislauf, der Nährstoffverarbeitung und der Verdauung.

Drittens: Zuletzt muss ein gutes Produkt aus der Fabrik kommen, und der Abfall muss entsorgt werden. – Das Produkt entspricht einem gesunden, starken Körper. Die Abfallentsorgung entspricht den Ausscheidungen sowie der Ausatmung, die den verbrauchten Sauerstoff in Form von Kohlendioxid wieder abgibt.

Gōng-Übungen spielen in der Körperfabrik die Rolle eines effektiven Managements, das dafür sorgt, dass alle Vorgänge reibungslos und auf optimale Weise ablaufen. Bauen Sie sich Ihre starke und gut funktionierende Körperfabrik selbst auf!

Die alten Daoisten, Mediziner und Kampfkunstmeister sowie die *Shàolín*-Mönche waren Menschen, die die Natur in all ihren Erscheinungsformen einschließlich der Anatomie, beziehungsweise das Universum insgesamt genauestens beobachteten und tiefgründig erforschten. Sie kamen schon sehr früh zu dem Schluss, dass alles gemäß denselben Grundlagen funktioniert. Auf dieser Basis wurden die chinesische Medizin, die Kampfkünste und die *Gōng*-Übungen entwickelt. Somit ist diese Analogie zwischen Körper und Fabrik durchaus im Sinne dieser frühen Forscher.

Der Ursprung der gōng

Die ersten *gōng* sind bereits viele Jahrhunderte alt. In der Vergangenheit wurde der Begriff *gōng* hierfür allerdings oft gar nicht verwendet. Die alten Bezeichnungen sind manchmal sehr blumig, manchmal aber auch vollkommen klar. Zu den ältesten dieser Übungen gehört das »Spiel der fünf Tiere« (chin. *wǔ qín xì* 五禽戲) von Huá Tuó (華佗, ca. 145-208), das heute nicht mehr im Original existiert. Alle Übungen, die heute unter diesen Begriff fallen, sind allenfalls blasse Spiegelbilder des Originals. Nicht so alt, aber mindestens ebenso bekannt, sind die »Acht Brokate« (chin. *bāduànjǐn* 八段錦) des Generals Yuè Fēi (岳飛, 1103-1142). Diese und ähnliche Übungen, wie *yǐntǐ* (引體), das »Dehnen nach dem Vorbild von Tieren«, sind in erster Linie zur Erhaltung der Vitalität gedacht. In vielen Kampfkünsten gibt es vereinfachte Formen komplexerer *Gōng*-Programme.

Die *Gōng*-Übungen gehören zu den Wurzeln der chinesischen Kampfkunst. Ihre Grundlage ist die chinesische Medizin und die Lehre von der Gesunderhaltung des Körpers. Auch die Kampfkunst dient letztendlich der Gesunderhaltung des Körpers im Kampf, da ihr vorrangiges Ziel der Selbstschutz in Kämpfen auf Leben und Tod ist.

Yàn Chí Gōng und qìgōng

Es ist ohne die Kenntnis einiger Zeichen wegen der verschiedenen Transkriptionen des Chinesischen manchmal schwierig, sich über die genaue Bedeutung des einen oder anderen Begriffs klar zu werden. Wenn man die von China vorgegebene *Pīnyīn*-Umschrift verwendet, lassen sich einige Fehler jedoch vermeiden. Das früher verbreitete *Wade-Giles*-System war in einigen – jedoch nicht in allen – Bereichen eher mangelhaft. Auf den Begriff *qìgōng* bezogen bedeutet das Folgendes: Nach der *Wade-Giles*-Umschrift liest sich *Yàn Chí Gōng* als *yanchikung* und *qìgōng* als *chikung*. Für Uneingeweihte, die sich nach der alten Transkription richten, sieht das so aus, als wäre das *yan-chikung* nur eine besondere Form des *chikung* (oder *ch'i-kung*), da sich die Schreibweisen nicht voneinander unterscheiden. Erst bei der *Pīnyīn*-Umschrift wird deutlich, dass es sich um zwei verschiedene Begriffe handeln muss, denn hier schreibt man (*yàn*)*chígōng* und *qìgōng* mit unterschiedlichen Buchstaben und verschiedenen Betonungszeichen. Verwendet man diese Zeichen, verschwinden die letzten Zweifel. Hier sieht man den Unterschied zwischen dem *chí* (弛), was entspannen bedeutet, und dem *qì* (氣), was Energie bedeutet, sofort. Das *qì* (氣), die Lebensenergie, ist etwas Selbstverständliches und bei allen Menschen vorhanden. Deswegen muss es aus Sicht der Chinesen nicht eigens erwähnt werden.

Freilich lässt sich an der Tatsache, dass sich im Westen der Oberbegriff *qìgōng* sowohl für echte *Gōng*-Übungen als auch für die modernen Übungen, die heute auch in China als *qìgōng* bezeichnet werden, eingebürgert hat, kaum noch etwas ändern. Nach westlichem Verständnis ist dann natürlich der *Yàn-Chí-Gōng*-Komplex ebenfalls ein *Qìgōng*-Übungssystem und, wie in dieser Arbeit gezeigt wird, eines der ursprünglichsten und effektivsten überhaupt. Er umfasst etliche Techniken, auf welchen letztendlich die heutigen *Qìgōng*-Übungen aufbauen, sofern diese nicht frei erfunden sind.

Der Unterschied zwischen gōng und qìgōng

Ein *gōng* ist ein systematisch aufgebautes System. Es ist im Prinzip wie eine mathematische Gleichung – führt man die Lösungsschritte korrekt aus, so gelangt man zum richtigen Ergebnis. Bei seriösen Übungen heißt das, durch die richtigen Bewegungen wird beziehungsweise bleibt der Körper flexibel und kräftig – und nachhaltig gesund.

Die heutigen Arten des *qìgōng* tragen zu dem Missverständnis bei, dass die alten *gōng* gewissermaßen zum Zeitvertreib betrieben werden könnten. *Qìgōng* ist etwas für Studenten und Senioren geworden, die es als leichte Morgengymnastik in Parks betreiben. Der Begriff selbst ist in diesem Zusammenhang modern. Die Bezeichnung *qìgōng* für chinesische Übungen stammt aus den 1950er Jahren. Es heißt, der Arzt Liú Guìzhēn (劉貴珍) verwendete den Begriff als erster für diese Gesundheitsübungen.[8] Die damaligen Meister wurden nicht zu Rate gezogen. Die unterschiedlichen Stilarten des *qìgōng* sind zum Teil ganz neue Entwicklungen. Sie wurden in den meisten Fällen auch nicht von Könnern kreiert, sondern von pragmatischen Geschäftsleuten, die zwar nicht über herausragendes fachliches Können verfügten, dafür jedoch über einen ausgeprägten Geschäftssinn. Manche der neuen Übungen basieren jedoch wenigstens teilweise auf den jahrtausendealten Traditionen. Die weitaus meisten haben allerdings kaum noch einen Bezug zu traditionellen Vorbildern.

Als mein Lehrer in seiner Jugend *Gōng*-Übungen erlernte, vermieden die wirklichen Meister in diesem Zusammenhang den Begriff *qìgōng*. Das rührte daher, dass sie hierbei keinen Zusammenhang mit der effektiven Körperschule sahen, die sie selbst trainierten und lehrten. Diese neuen *gōng* sind keine Weiterentwicklungen, sondern Rück- beziehungsweise Fehlentwicklungen. *Qìgōng* war in den Augen dieser Meister eine überflüssige Kreation. Das kann man mit dem japanischen *Shōtōkan-Karate* vergleichen. *Shōtōkan-Karate* ist nicht einmal hundert Jahre alt. Die verschiedenen okinawanischen Stile sind jedoch viel älter und haben ihre Ursprünge zu einem guten Teil in China. Meister Mabuni Kenei (摩文仁 賢榮, geb. 1918) erzählte, wie einst *Karate*-Schüler des *shōtōkan* aus Japan nach Okinawa gekommen sind und dort vor okinawanischen Meistern ihr Können demonstrierten. Die okinawanischen Meister sagten daraufhin: »*Das ist kein Karate.*«[9] Kommt man nach China und zeigt wirklichen

[8] Tatsächlich sind viele der alten *gōng* zu schwierig für gebrechliche oder kranke Menschen. Dr. Liú und andere benutzten die abgewandelten und neuen Übungen als Krankengymnastik. Dazu kommt, dass der Staat damals mit der großen Vereinheitlichung aller chinesischen Traditionen begann. Und schließlich darf man auch nicht die wirtschaftlichen Interessen außer Acht lassen, die auch im kommunistischen China eine große Rolle spielten.

[9] Siehe Mabuni, K.: *Leere Hand – Vom Wesen des Budō-Karate*. Chemnitz: Palisander, 3. Aufl. 2014, S. 127. – Wenn man das japanische *shōtōkan* und das okinawanische *shōrin ryū* vergleicht, kann man beträchtliche Unterschiede erkennen. Diese Unterschiede werden gern als stilspezifisch erklärt. Doch der Grund, weshalb die traditionellen Schulen viele japanische Richtungen nicht als echtes *karate* ansehen, liegt nicht in Technikunterschieden begründet. Es geht um die fehlenden Konzepte und den kampfrelevanten Inhalt, welche in

Meistern das, was im Westen als *qìgōng* bezeichnet wird, bekommt man vermutlich eine vergleichbare Antwort.

Ein Grund, weshalb sich moderne *Qìgōng*-Übungen so großer Beliebtheit erfreuen, ist ihre relative Einfachheit. Jeder kann sie lernen und praktizieren, ohne sich hierfür allzu große Mühe geben zu müssen. Doch Dinge, die ohne Anstrengung erworben werden, sind selten viel wert … *Yàn Chí Gōng* (硯弛功) und auch andere traditionelle Übungen, die nicht primär als Kampftechnik verwendet werden, so zum Beispiel die Folge der *18 Luóhàn* beziehungsweise *Arhat* (chin. *shíbāluóhàngōng* 十八羅漢功), sind hingegen in ihrer Gesamtheit nicht durch jedermann zu meistern. Das bedeutet jedoch nicht, dass man keinen Nutzen davon hätte, sie in Teilen zu beherrschen. Generell gilt für solche anspruchsvollen und komplexen Übungen, dass man um so bessere Chancen hat, einen solchen Zyklus vollständig verstehen und beherrschen zu lernen, wenn man damit in jungen Jahren beginnt. Ein vollständiges Verständnis bedeutet auch, die enthaltenen Übungen fehlerfrei ausführen zu können. Die alten *Gōng*-Übungen beinhalten viele anspruchsvolle Prinzipien, auf die man beim Üben achten muss, um einen optimalen Trainingseffekt zu erreichen.

Die Wurzeln des alten *gōng* sind die chinesische Medizin und die Kampfkunst. Mit Bezug auf die Medizin geht es nicht primär um Heilung, nachdem eine Krankheit ausgebrochen ist, sondern vorrangig darum, den Körper und seine innere Struktur so zu trainieren, dass Krankheiten gar nicht erst entstehen können. Mit Bezug auf die Kampfkunst dienten diese Übungen als Stärkungsmittel für einen Kampf auf Leben und Tod. Das umfasst die allgemeine Stärkung des Körpers sowie den Aufbau von Elastizität und Flexibilität, um die Körperwaffen mit Schnelligkeit und Kraft in einem Kampf auf Leben und Tod bestmöglich einsetzen zu können.

---

den Ablegern nicht mehr vorhanden sind. Das okinawanische *shōrin ryū* ist technisch zwar mit dem *shōtōkan* verwandt, beinhaltet jedoch die alten Kampfkonzepte und wird daher zum klassischen *karate* gezählt. Das heißt natürlich nicht, dass es nicht auch Vertreter der sportlichen *Karate*-Disziplinen gibt, die sehr gut zu kämpfen verstehen.

Beispiele für alte Gōng-Übungen

Die chinesische Medizin beziehungsweise Kampfkunst[10] ist so weitläufig wie der Ozean. Die dahinterliegenden Konzepte können durch die rationalen Begriffe unserer westlichen Sprache kaum umfassend beschrieben werden. Entsprechend vielfältig ist die entsprechende Begriffswelt. Hinzu kommt, dass es keine vollständige Erklärung und keine festgelegte Definition für die technischen Begriffe gibt. Die Bezeichnungen verweisen meist nicht auf eindeutig definierte Abläufe, sondern sie beschreiben inhaltliche Prinzipien der Übung, auf die zu achten ist, um nützliche Ergebnisse durch die Bewegungen zu erhalten. Beispiele für solche Begriffe sind *tǔnà* (吐納), *xíngqì* (行氣), *fúqì* (服氣), *xiūdào* (修道) oder *zuòchán* (坐禪). *Tǔnà* bezieht sich auf das freie Fließen des Atems. *Xíngqì* bedeutet »das Bewegen des *qì*«. *Xiūdào* ist der »Weg des Mönches« – hier geht es um Meditationsübungen und Haltungen, durch die man Körper und Geist in Einklang bringt. *Zuòchán* ist eine Meditations- und Körpertrainingsübung im Sitzen (jpn. *zazen*).

Besonders weit verbreitet waren früher Begriffe, die das Wort *dān* beinhalteten, wie zum Beispiel *jīndān zhīshù* (金丹之術) oder *nèidān* (內丹). Das Zeichen *dān* (丹) steht hierbei für *dāntián* (丹田, jpn. *hara*), was im Westen als »Zinnoberfeld« bekannt ist. *Jīndān zhīshù* bedeutet wörtlich übersetzt »Kunst des goldenen *dāntián*« – darunter versteht man physische Übungsmethoden, die sich auf die Beherrschung des *dāntián* konzentrieren. *Nèidān* bedeutet »innerer Zinnober«.

In der daoistischen Philosophie spielt der *dāntián*, das Körperzentrum, eine entscheidende Rolle. Auch in allen chinesischen *Gōng*-Übungen ist das ausnahmslos der Fall. Der *dāntián* ist das ursprüngliche Energiezentrum des Körpers. Wer dieses Zentrum beherrscht, wird weder im Kampf noch beim Tanzen oder beim Sport aus dem Gleichgewicht geraten. Von hier aus wird der *Qì*-Fluss gesteuert. Diese Rolle wird schon vor der Geburt festgelegt: Hier wurde unser Körper im Mutterleib durch die Nabelschnur versorgt. Alle *Gōng*-Übungen haben sich aus dem *Dāntián*-Training entwickelt. Dieses Training wird als *liàndān* (煉丹), Training des

---

[10] Beides gehörte ursprünglich untrennbar zusammen.

dāntián, oder auch als *dǎoyǐn* (導引), Lenken der Energie durch Kontrolle des *dāntián*, bezeichnet.

Grundsätzlich geht es bei den *Gōng*-Übungen darum, den Organismus zu dehnen und zu strecken und das *qì*, das Blut und den Sauerstoff störungsfrei zirkulieren zu lassen. Daher wird im Namen mancher Übungen auch das Leiten und Führen oder das Ausstrecken erwähnt. *Dǎoyǐn* bedeutet beispielsweise wörtlich übersetzt »etwas führen / leiten durch Ausstrecken«.

Die alten chinesischen Meister besaßen als Herzstück ihrer Kampfkunst stets eine *Gōng*-Übung. Eine »echte Sache«, die sie nur an ihre inneren Schüler vollständig weitergaben. Diese *gōng* waren schwer, und man musste ein hartes Training durchstehen, um sie zu meistern. Daran hat sich bis zum heutigen Tag nichts geändert.

Zu den alten *Gōng*-Übungen gehören ebenfalls das *tàijíquán* (太極拳), das *bāguàzhǎng* (八卦掌) und auch das *yǒngchūnquán* (詠春拳, kant. *wingchunkuen*). Die in der westlichen Welt weitverbreitete chinesische Kampfkunst *yǒngchūn* (bekannter als Wing Chun, Wing Tsun usw.) beginnt mit der Form »Kleine Idee« (mand. *xiǎo niàntou* 小念頭, kant. *siunimtau*). Diese Form ist ein reines *gōng.*[11]

Bei den weiter hinten vorgestellten Bewegungen des *Yàn Chí Gōng* wird dem Leser vielleicht auffallen, dass es Ähnlichkeiten zum Yoga gibt oder auch zu anderen gymnastischen Übungen des Ostens und des Westens. Das liegt zum einen in der Anatomie des Menschen begründet, zum anderen aber auch darin, dass *Yàn Chí Gōng* eine sehr ursprüngliche Übungsform ist, in die viel altes Wissen eingeflossen ist. Und natürlich gab es gegenseitige Beeinflussungen; auch das Yoga beispielsweise ist eine sehr alte indische Kunst, und Bodhidharma, der das *Yàn Chí Gōng* im Shàolín-Kloster einführte, stammte bekanntlich aus Indien.

---

[11] Das ist für viele Kampfkünstler sicher überraschend zu hören. Ein Großteil der Übungen, die als Formen (jpn. *kata* 型 oder 形, chin. *xíng* 形 oder *tàolù* 套路) bekannt sind, haben weniger den Zweck, Kampfabläufe zu simulieren, sondern sie verkörpern die für die jeweilige Stilrichtung markanten Merkmale oder Prinzipien. Manchmal ist auch die gesamte Bewegungslehre ein *gōng* mit der Aufgabe, die natürlichen Anlagen zu verfeinern. Das ist der Grund, weshalb der okinawanische Meister Uechi Kanbun einst erklärte, er habe die *suparinpai* nicht gemeistert. Dies bedeutete keineswegs, dass er nicht in der Lage gewesen sei, die äußere Form zu reproduzieren, sondern es war ihm nicht gelungen, die Gesamtheit der Grundprinzipien, die in dieser Kata enthalten sind, zu verinnerlichen.

Die bekanntesten der heute existierenden *Gōng*-Übungen besitzen etwa noch 20 bis 30 Prozent des wirksamen oder nützlichen Inhalts des *Yàn Chí Gōng*. Vorausgesetzt, der Lehrer ist sehr gut in dem, was er tut.

Im Folgenden werden einige der bekanntesten *Gōng*-Übungen kurz vorgestellt.

Dǎoyǐn-Übungsprinzipien

Das Zeichen *dǎo* (導) in *dǎoyǐn* bedeutet in diesem Fall »leiten«, *yǐn* (引) bedeutet »etwas ausstrecken« oder »etwas führen«. Das bezieht sich darauf, dass man den Körper vollkommen streckt beziehungsweise ihn so führt, so dass er gut »leitet«. Das bedeutet, diese Übungen sorgen für die maximale Bewegungsfähigkeit des Körpers und den freien Fluss des *qì*. Atem und Sauerstofftransport durch das Blut arbeiten reibungslos. Es bedeutet ebenfalls, dass man das *qì* störungsfrei durch den Organismus bewegt. *Yùnqì* (運氣) sagt man dazu auf Chinesisch, was Transport von *qì* (Blut, Sauerstoff, Nahrung, Energie) durch den Körper bedeutet. Das *qì* kann mit Hilfe des *dāntián* durch den gesamten Körper bewegt werden. *Yùnqì* bedeutet auch »wahres Glück«, das erst erreicht werden kann, wenn das *qì* frei fließen kann. Bei den Bewegungen ist das Prinzip *dǐngtiānlìdì* (頂天立地) sehr wichtig, was bedeutet, mit den Beinen fest mit der Erde verwurzelt zu sein (chin. *lìdì* 立地) und zugleich den Kopf gegen den Himmel (chin. *dǐngtiān* 頂天) zu richten. Auf diese Weise ist der Körper vollkommen gestreckt, und das *qì* kann ungehindert durch ihn geleitet werden (*dǎoyǐn*). Dieses Prinzip ist in fast allen *Gōng*-Übungen (auch im *Yàn Chí Gōng*) enthalten. Es existiert ebenfalls in anderen Kulturen. So ist es im indischen Yoga ebenso wie im alten westlichen Dehnen bekannt, auch wenn im Westen das Konzept des *qi* früher unbekannt war.

Oft heißt es in der heutigen *Qìgōng*-Szene, es handele sich bei *dǎoyǐn* um alte Gesundheits-Übungen, die der Ursprung des *qìgōng* seien. Doch das ist nicht wahr. *Qìgōng* und das dahinterstehende Konzept wurden früher nicht als *dǎoyǐn* bezeichnet; *dǎoyǐn* war niemals ein allgemeines Synonym für *(qì) gōng*. Tatsächlich ist die Grundlage der (*Qì-*)*Gōng*-Übungen die chinesische Medizin (chin. *zhōngyī lǐlùn* 中醫理論) beziehungsweise die Lehre von der

Gesunderhaltung des Menschen. Der Begriff *dǎoyǐn* ist nur eine Bezeichnung für einen – wenn auch wichtigen – Teilaspekt der *Gōng*-Übungen.

Fotos 1 bis 20 stellen ein Beispiel für eine *Dǎoyǐn*-Form dar.

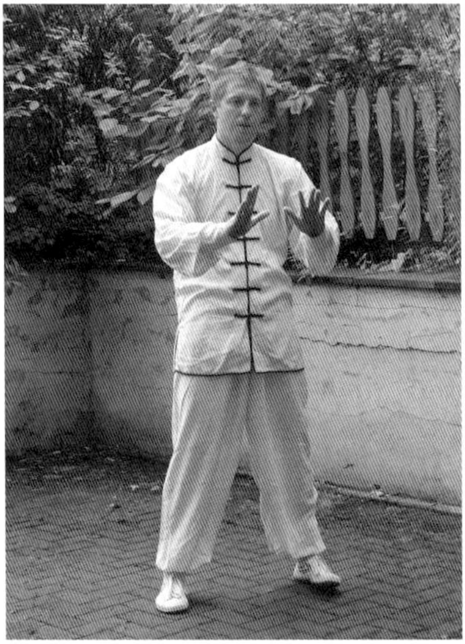

Foto 1

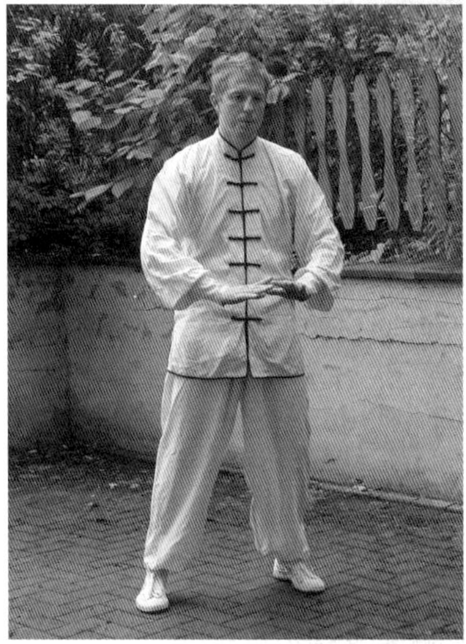

Foto 2

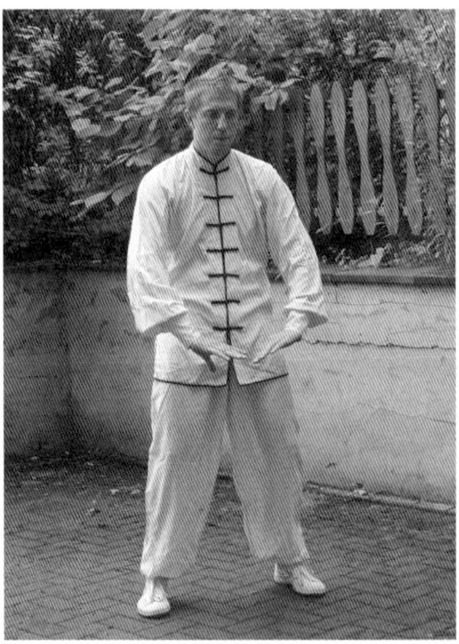

Foto 3

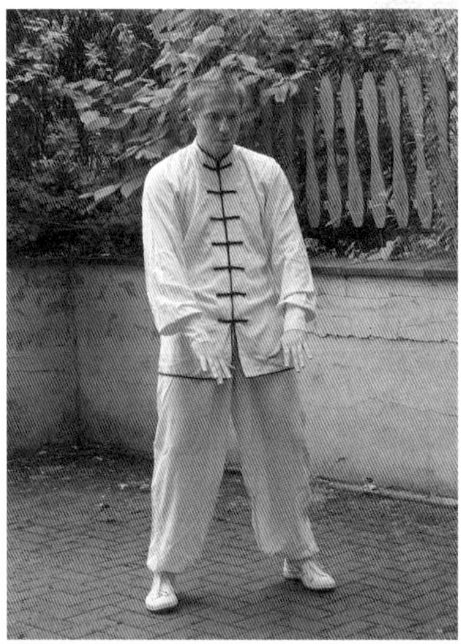

Foto 4

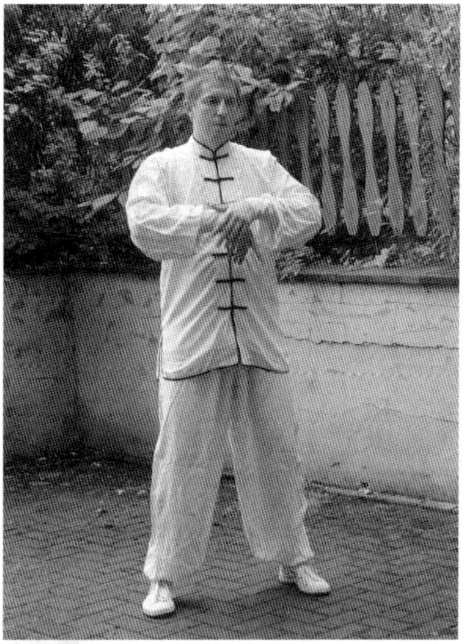

Foto 5

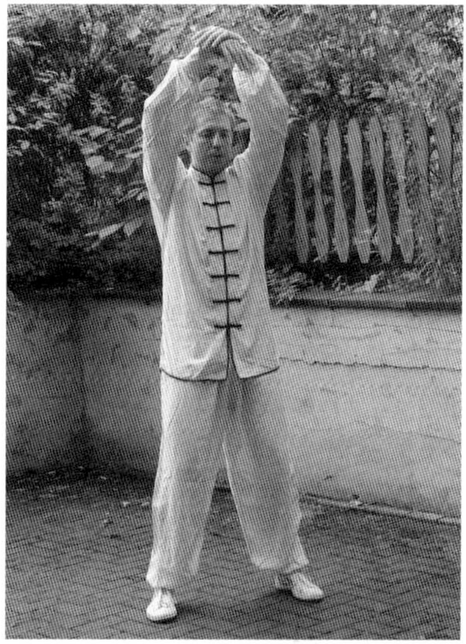

Foto 6

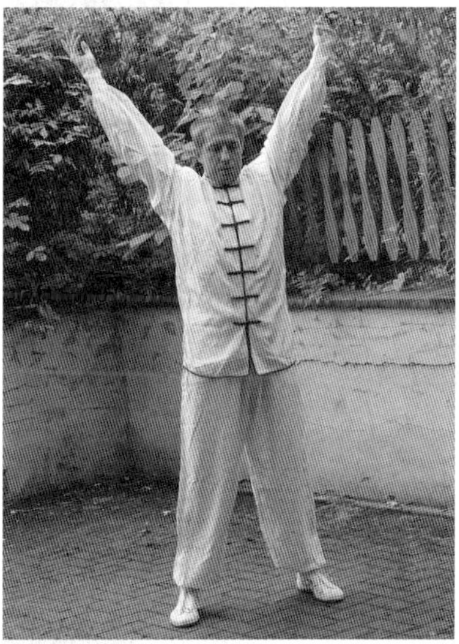

Foto 7

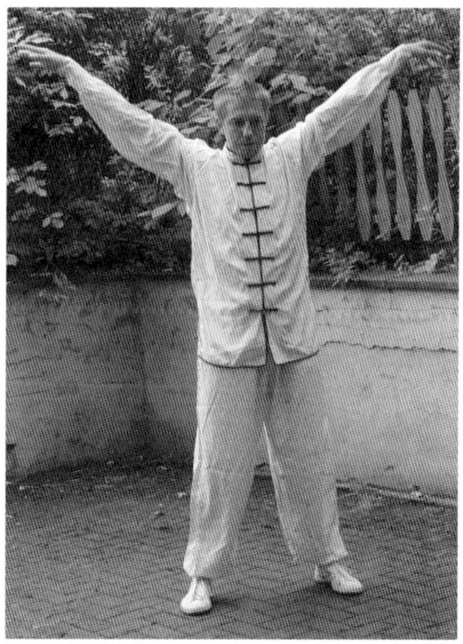

Foto 8

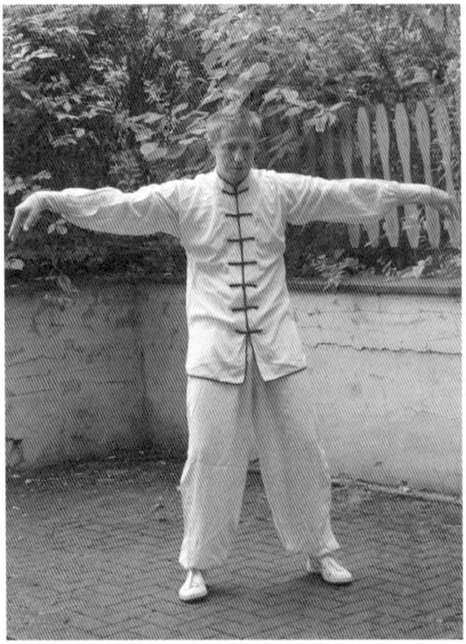

Foto 9

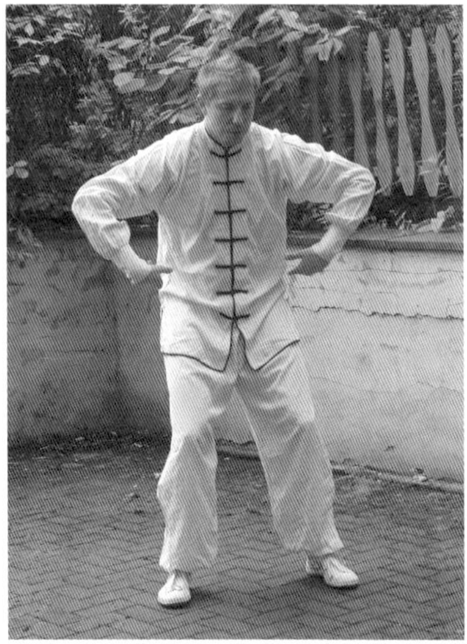

Foto 10

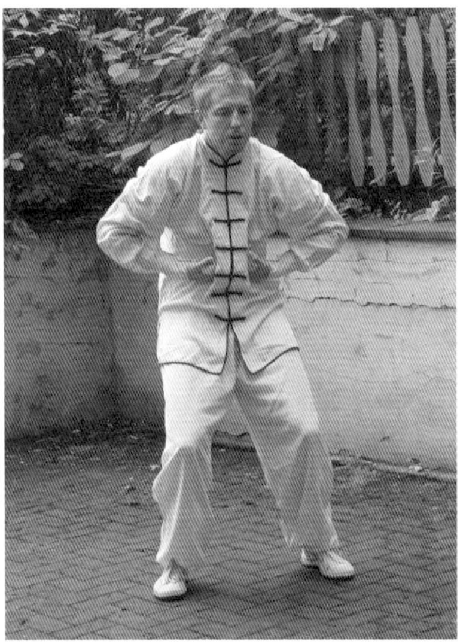

Foto 11

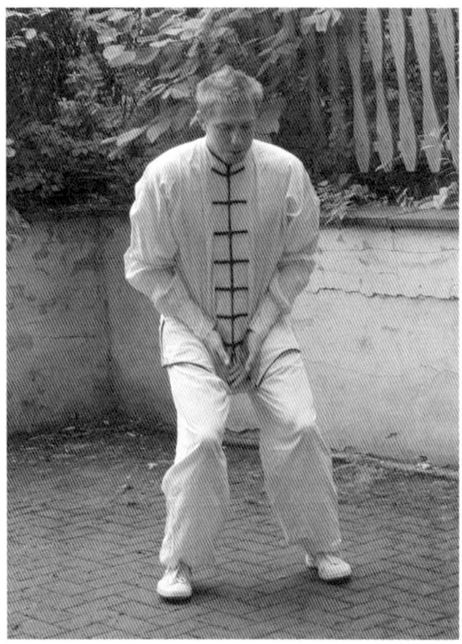

Foto 12

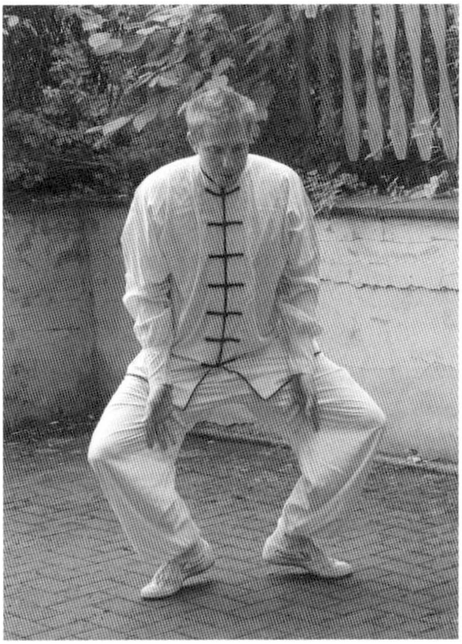

Foto 13

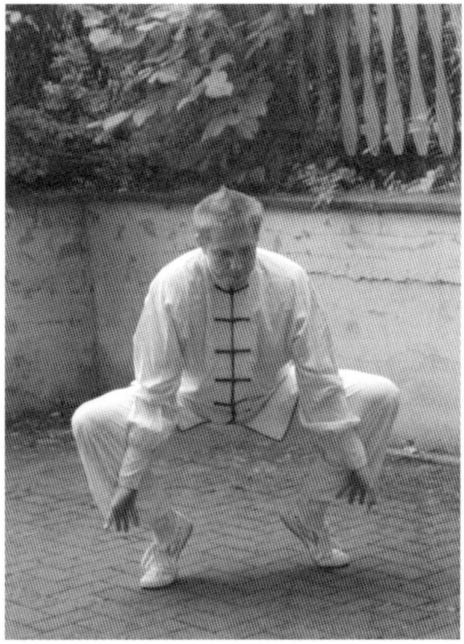

Foto 14

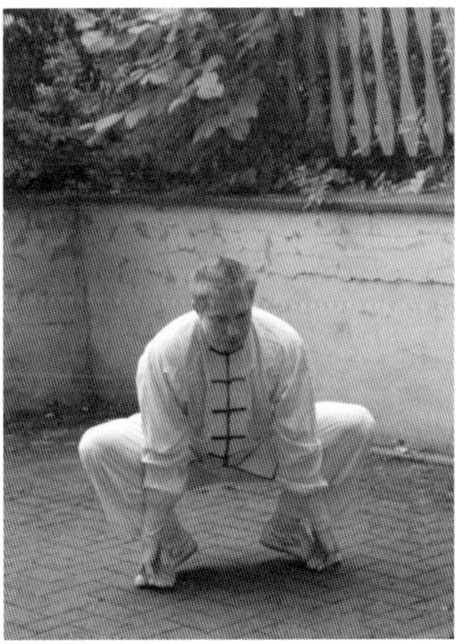

Foto 15

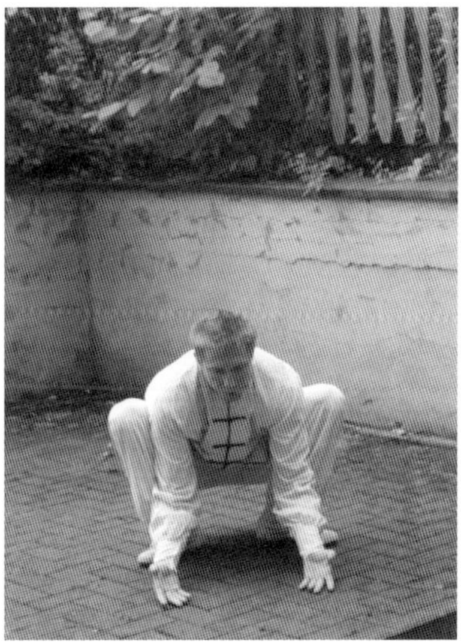

Foto 16

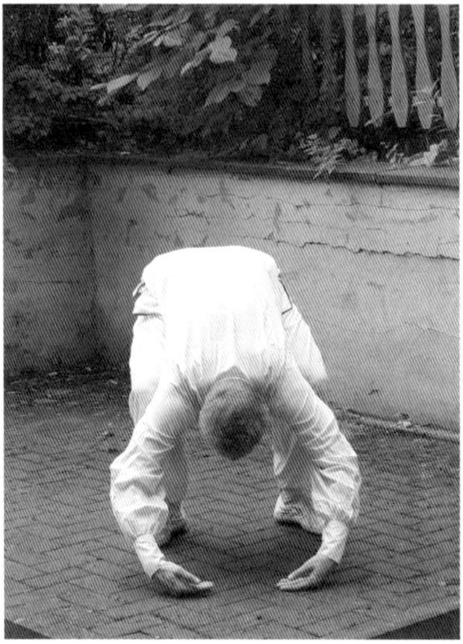
Foto 17

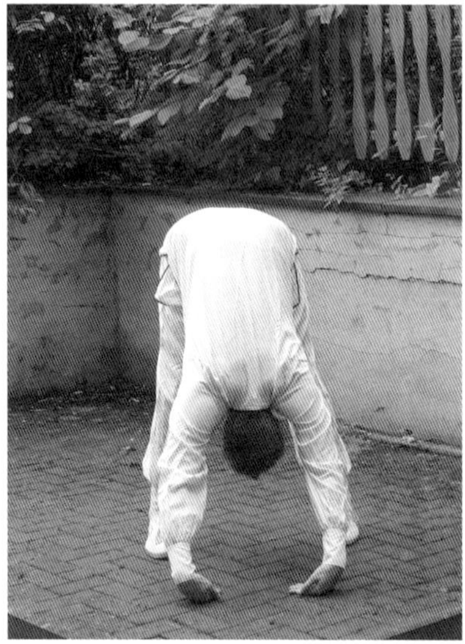
Foto 18

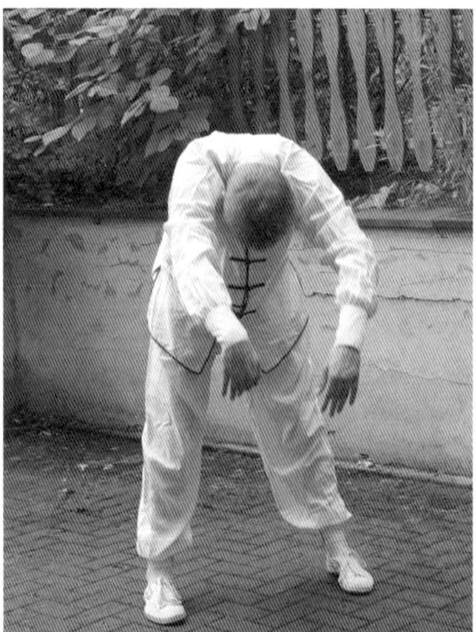
Foto 19

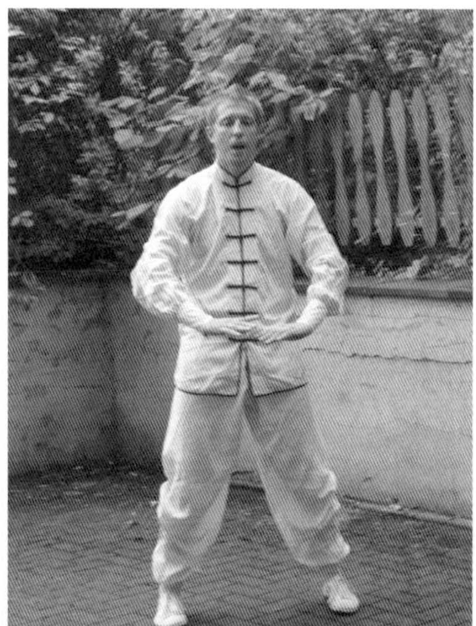
Foto 20

Bāguà

Das *bāguà* ist besonders gut dafür geeignet, dem Körper vollendete Bewegungsfreiheit zu geben. Das gesamte Bindegewebe wird gestreckt und elastisch gemacht. Durch die windenden Bewegungen werden die Gelenke gestärkt und gewinnen an Beweglichkeit. Die wahre Kraft kommt nicht aus den Muskeln. Sie wird von den elastischen Sehnen und Bändern, die ein Bindegewebe bilden, freigesetzt. Der Fachbegriff für dieses Bindegewebe lautet Faszien. Faszien sind Strukturen, zu denen Bänder, Sehnen und Gelenkkapseln gehören. Auf diese Thematik wird weiter hinten noch ausführlich eingegangen. Das *bāguà* ist eine Trainingsmethode, dieses Bindegewebe ganzkörperlich und einheitlich zu trainieren und es dadurch elastisch und flexibel zu halten beziehungsweise zu machen. Durch die Torsionsbewegungen des Körpers wird das Bindegewebe elastisch verdreht und entspannt. Dadurch lösen sich Stockungen, und man wird sehr beweglich.

Fotos 21 bis 24 zeigen Beispiele für typische *Bāguà*-Bewegungen.

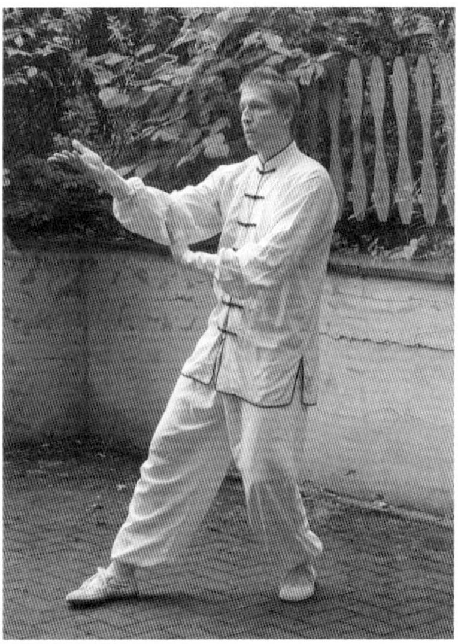

Foto 21

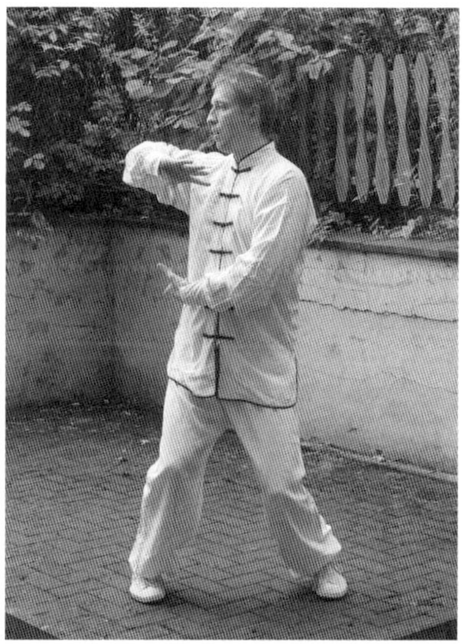

Foto 22

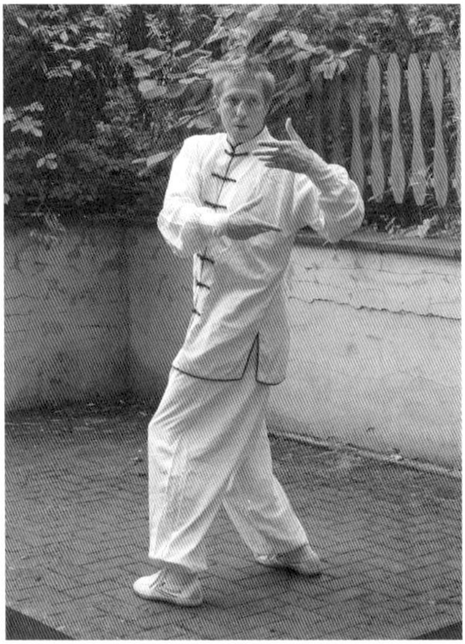
Foto 23

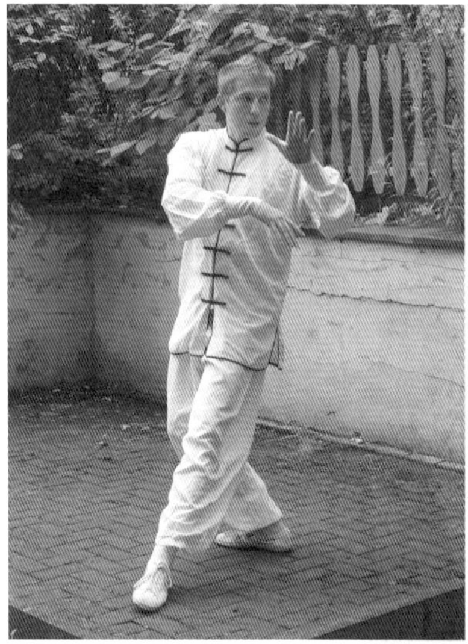
Foto 24

Tàijíquán

Tàijí ist ein *gōng*, das dem Körper eine gute Innenspannung verleiht und einen isometrischen Trainingseffekt hat. Im *tàijí*, wie es heute oft ausgeführt wird, wird dieses Grundprinzip allerdings oft nicht verstanden, so dass die Übungen nicht mehr im Sinne eines *gōng* ausgeführt werden. Die korrekte Ausführung lässt sich mit einem gespannten Bogen vergleichen, auf den ein Pfeil aufgelegt wurde. Der Bogen steht unter Spannung, aber der Pfeil liegt vollkommen locker und entspannt. Dennoch kann er jederzeit abgeschossen werden.

Die innere Spannung wird beispielsweise durch tiefe Stellungen und langsames Bewegen in diesen Stellungen, oder durch das Anheben der Hüfte und das Nach-unten-Drücken der Schultern bewirkt. Letzteres bringt eine natürliche Spannung in den gesamten Oberkörper, ohne dass dabei eine schädliche Pressatmung erfolgt. Es ist möglich, sich locker und fließend zu bewegen, obwohl der Körper eine gute Spannung hat. Das alles ist letztendlich ein gutes isometrisches Training, das unter anderem zur Folge hat, dass man Schläge gut verkraften kann.

Für einen Betrachter ist die innere Spannung in den fließenden, flexiblen Bewegungen kaum erkennbar. – Das *tàijí* funktioniert, wie auch alle anderen echten *gōng*, nach den Prinzipien von *yīn* und *yáng*: Härte und Spannung im Inneren und äußere Weichheit bilden eine fließende Einheit.

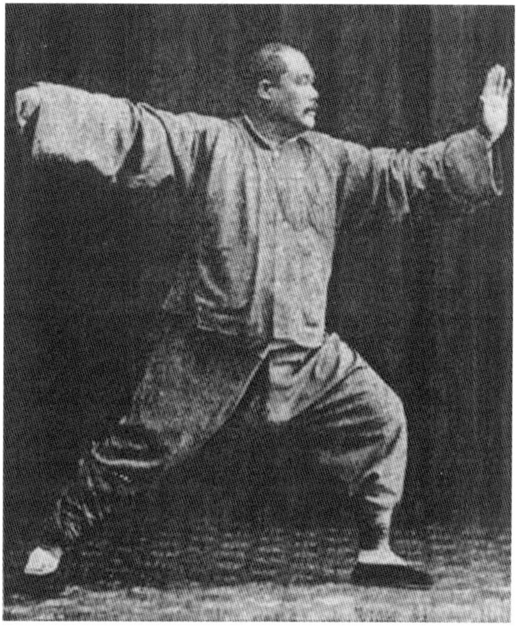

Foto 25: Yáng Chéngfǔ (1883-1936), Enkelsohn des Gründers des Yáng-Stils des *tàijíquán*, bei einer Vorführung der *Tàijí*-Technik »einfache Peitsche« (*dān biān*), ca. 1925.

Yǒngchūnquán

Die erste Form des *yǒngchūn* (Wing Chun) ist ein *gōng*, welches den Körper streckt und so den Grundstein für eine gute Kraftausgabe und Nutzung des Körpers legt. Durch Dehnung der Gelenke, Bänder und Sehnen wird eine wichtige flexible Grundkraft aufgebaut. Die Bewegungen dieser ersten Form sind so strukturiert, dass Spannung und Entspannung sich abwechseln. Besonders die Gelenke und die Gelenkmuskulatur werden durchgestreckt und flexibel gemacht, ebenso das gesamte Gewebe. Auch im *yǒngchūnquán* spielt das Prinzip des *dǐngtiānlìdì* (wie beim *Dǎoyǐn*-Übungsprinzip) eine wichtige Rolle, was man an der Körperhaltung erkennen kann.

Fotos 26 bis 30 zeigen einen Teil der ersten Form des *yǒngchūnquán*.

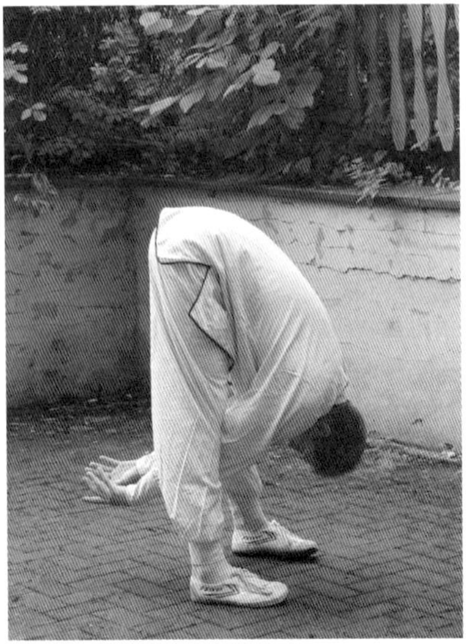

Foto 26

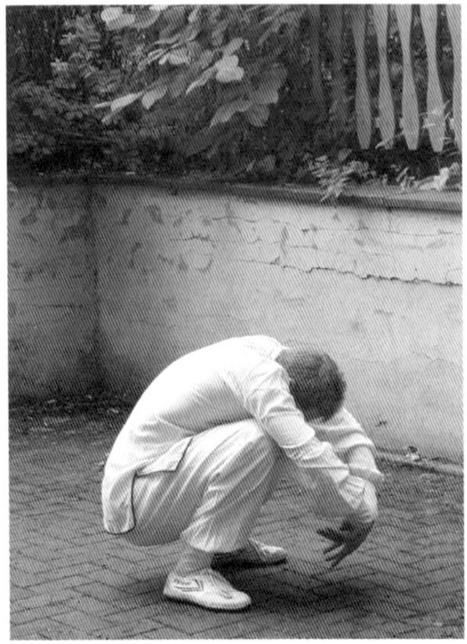

Foto 27

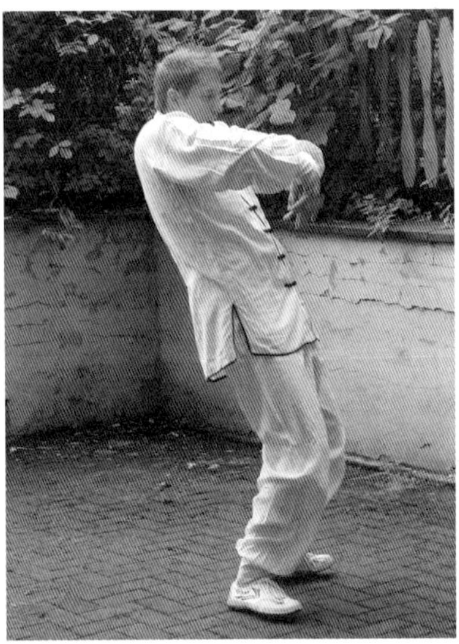

Foto 28

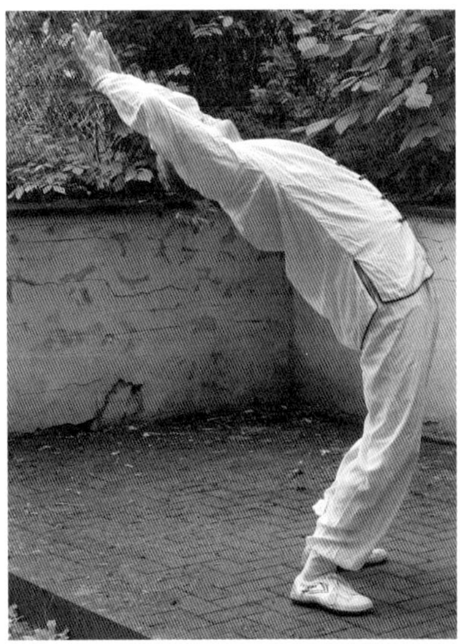

Foto 29

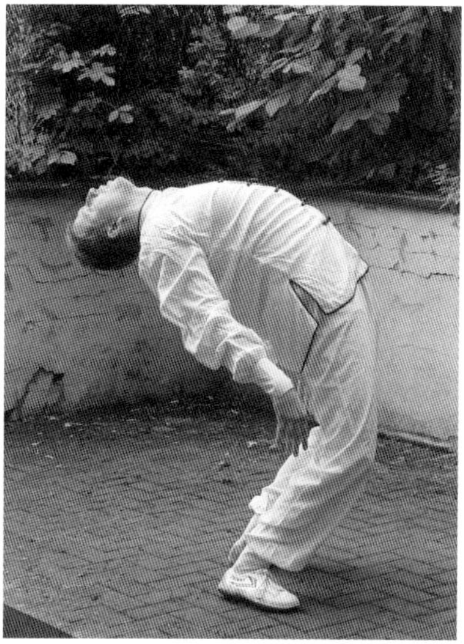

Foto 30

Zuìbāxiān

Dies ist ein daoistisches *gōng* – »die Acht betrunkenen Unsterblichen«. Im Stand dreht man sich nach hinten und wieder nach vorn, wobei man die Arme entgegengesetzt weich und rund bewegt. Durch diese Bewegung wird der Körper unter Spannung flexibel bewegt, und Spannung und Flexibilität bleiben somit verbunden. Das gesamte Gewebe im Körper wird vollständig gedehnt.

Fotos 31 bis 36 zeigen einen Bewegungsablauf aus dem *Zuìbāxiān*.

Páidǎ

Páidǎ ist eine alte Grundübung, die auch zu den *Gōng*-Übungen gerechnet wird.[12] Man steht vollkommen entspannt. Dann wird der Oberkörper um eine unsichtbare Achse gedreht, nach links und nach rechts. Dabei werden

[12] Generell kann jede Art der Abhärtung des Körpers als *páidǎ* bezeichnet werden.

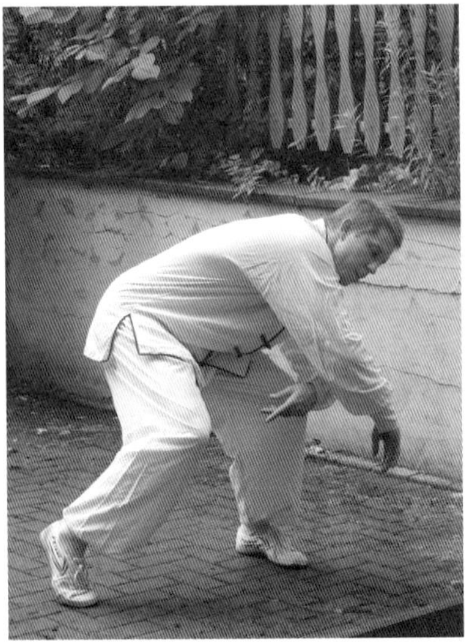

Foto 31

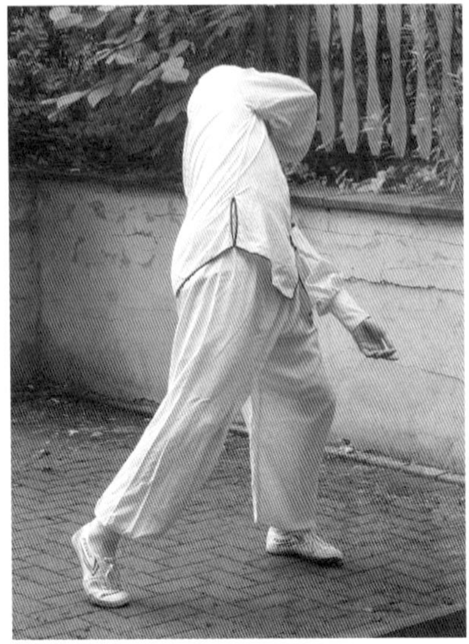

Foto 32

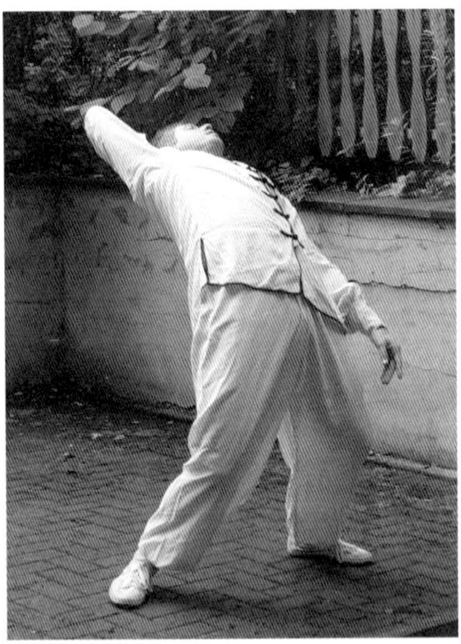

Foto 33

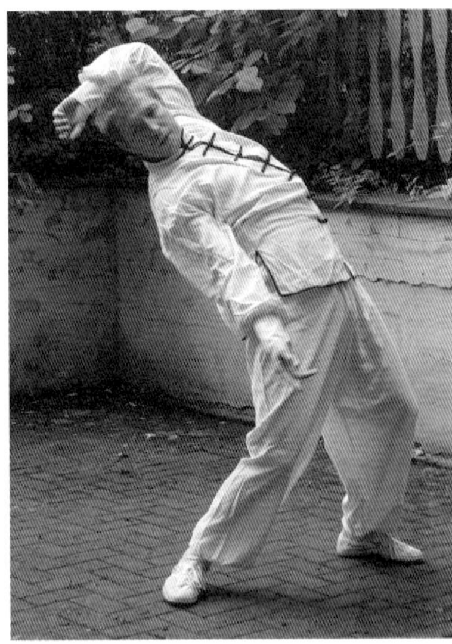

Foto 34

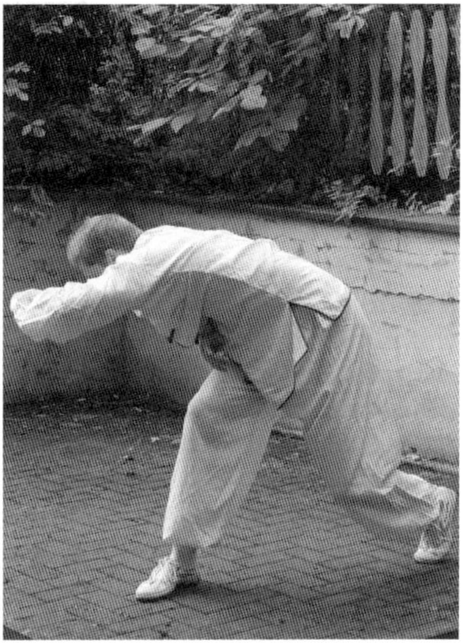
Foto 35

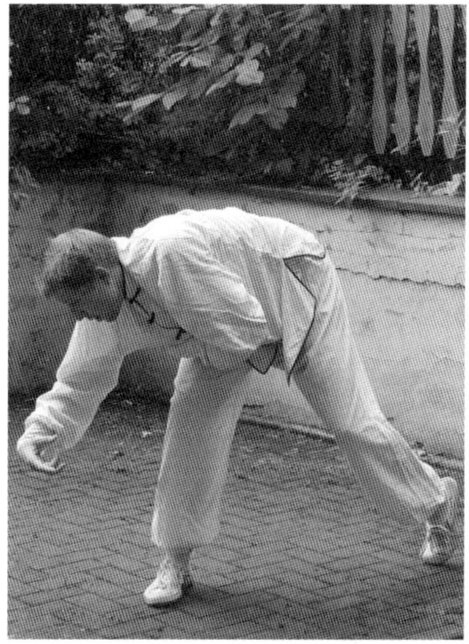
Foto 36

durch die Rotation die Arme vom Körper weg geworfen und schlagen beim Richtungswechsel auf den Leib. Man kann allerdings auch ganz entspannt mit den Handflächen den Körper abklopfen. Beides ist gut für das Gewebe und fördert die Durchblutung. Wichtig dabei ist, nur Körperteile wie Außenarme und Schultern zu klopfen. Die inneren Teile (Innenarme, Rippen, Weichteile) dürfen nicht geklopft werden, da sich dort sensibles und verletzungsanfälliges Gewebe befindet.

Generell teilt man in der chinesischen Tradition den Körper in *wàizé* (外則) – das Äußere – und *nèizé* (内則) – das Innere – ein (so zum Beispiel unterscheidet man beim Arm die weiche Innenseite und die harte Außenseite), und man betrachtet ihn als eine harmonische Vereinigung aus weichen und harten Teilen.

Fotos 37 bis 44 zeigen eine *Páidǎ*-Übung.

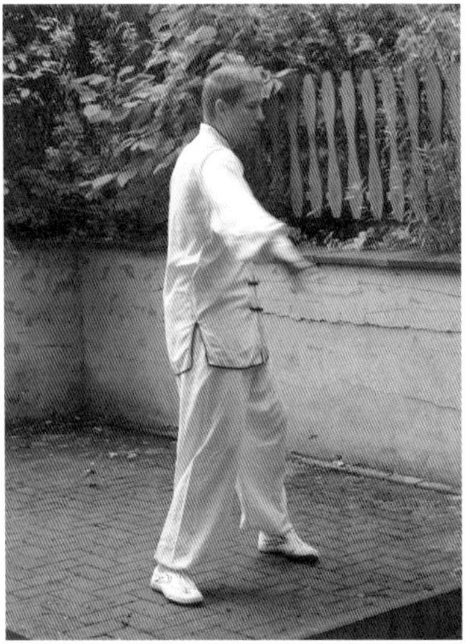
Foto 37

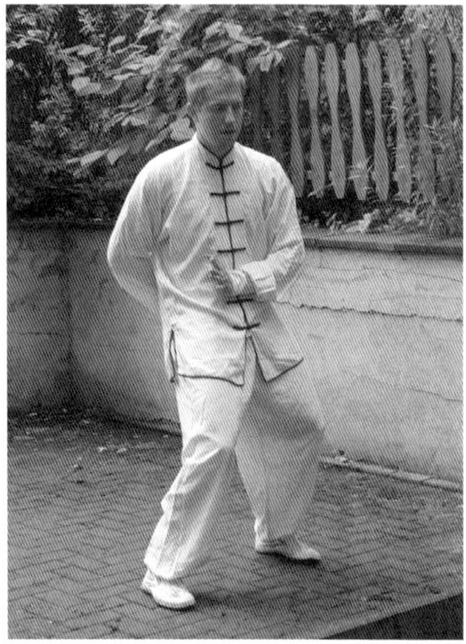
Foto 38

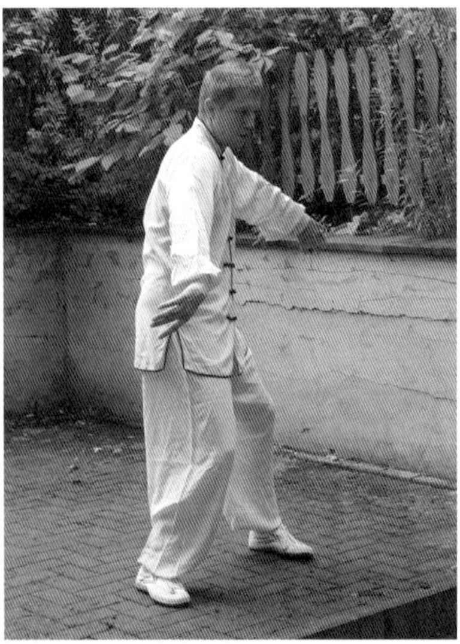
Foto 39

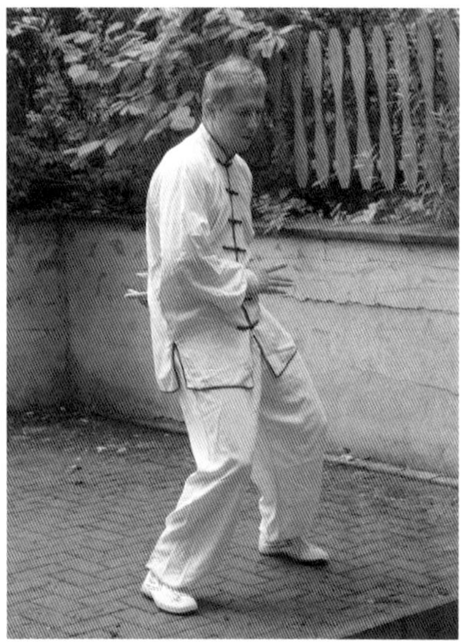
Foto 40

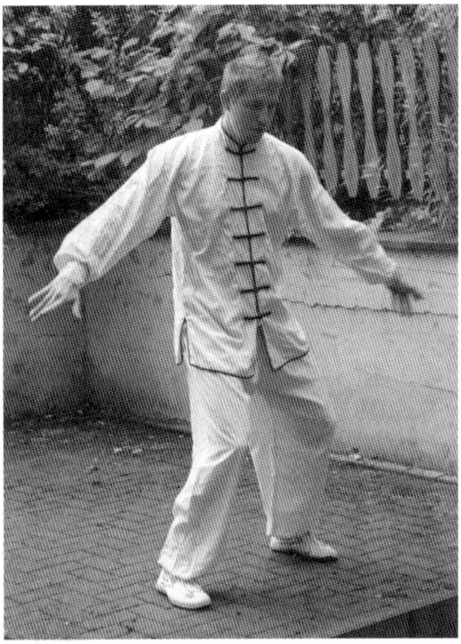

Foto 41

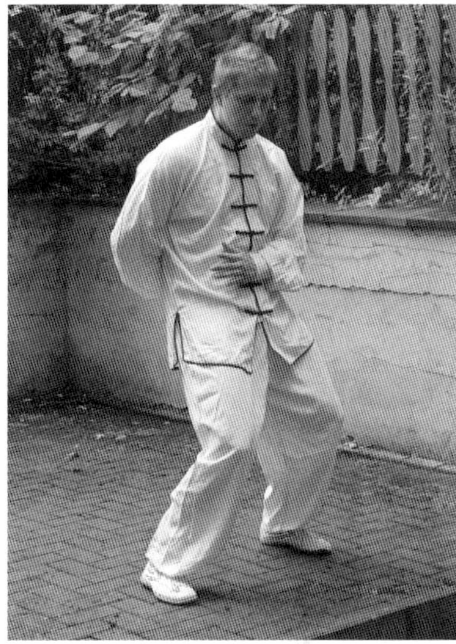

Foto 42

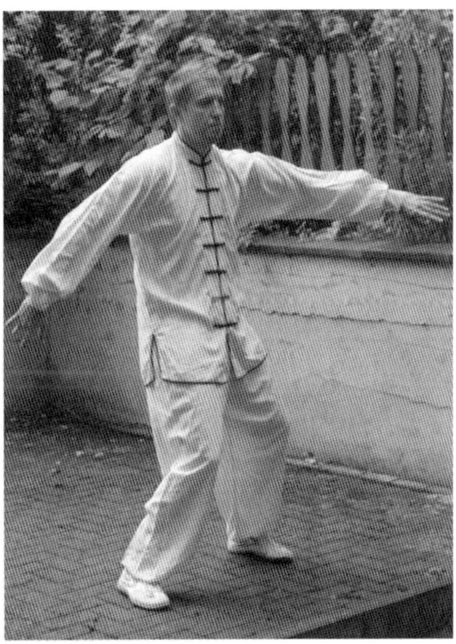

Foto 43

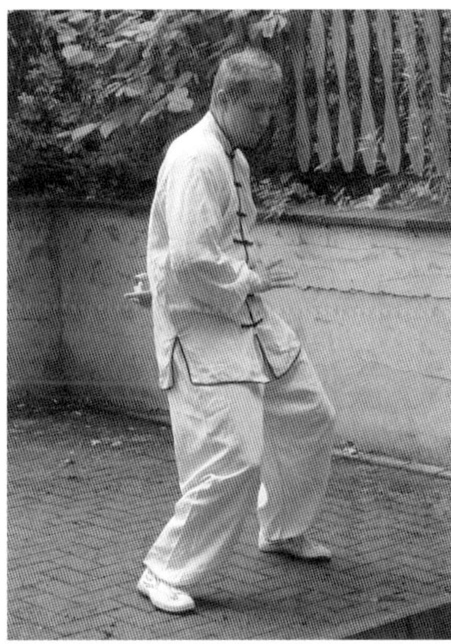

Foto 44

Zuòchán

Zuòchán (jpn. *zazen*) ist eine entspannte Sitz- und Meditationshaltung, durch welche der *dāntián* trainiert wird. – Wichtig dabei ist, nicht zu denken. Dies ist jedoch ein schwer zu erreichender Zustand. Durch das bewegungslose Sitzen geschieht Folgendes: Das Natürliche übernimmt die Kontrolle über den Organismus und alle ablaufenden Prozesse. Wir geraten zum Kern aller Dinge, werden zur Schöpfung und zum Verfall, erleben Geburt und Sterben, den Anfang und das Ende aller Dinge. Wir können, wenn wir das Denken abstellen und uns dem Unterbewusstsein hingeben, zur natürlichen Selbstheilung zurückkehren. Des Weiteren wird in dieser Haltung der *dāntián* sehr gut trainiert, er wird tief in den Körper eingezogen. Das *qì* wird dadurch durch den gesamten Körper gelenkt. Auch die Atmung reguliert sich auf ganz natürliche, die Gesundheit fördernde Weise.

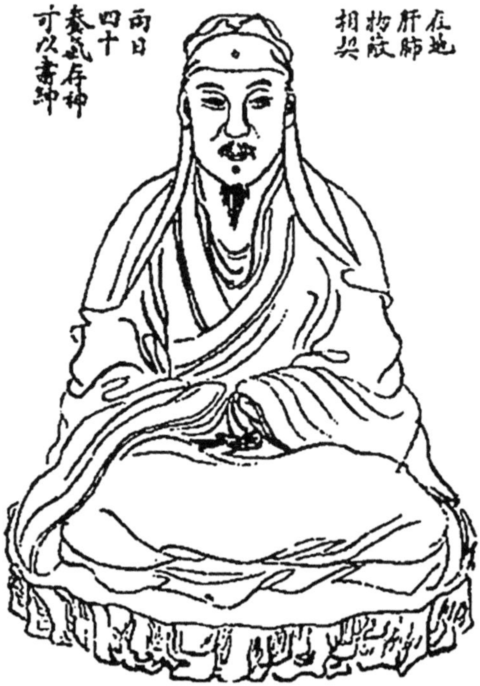

Abbildung: Meditation in der *Zuòchán*-Haltung.

Tāiwèi – die Embryonalhaltung

Auch diese Haltung ist ein ursprüngliches *Gōng*-Übungsprinzip. Es geht darum, den *dāntián* tief in den Körper einzuziehen und zu bewegen. Die Körperkanäle werden in dieser Haltung geweitet, so dass alles frei fließen kann. Das gilt für den Atem und das Blut gleichermaßen. Die Embryonalhaltung gehört als Übung zu allen ursprünglichen *gōng* und deren Übungskonzepten dazu, sei es das *dǎoyǐn*, das *xíngqì* oder das *liàndān*. Auch im *Yàn Chí Gōng* wird sie mehrfach eingenommen (siehe Seite 190).

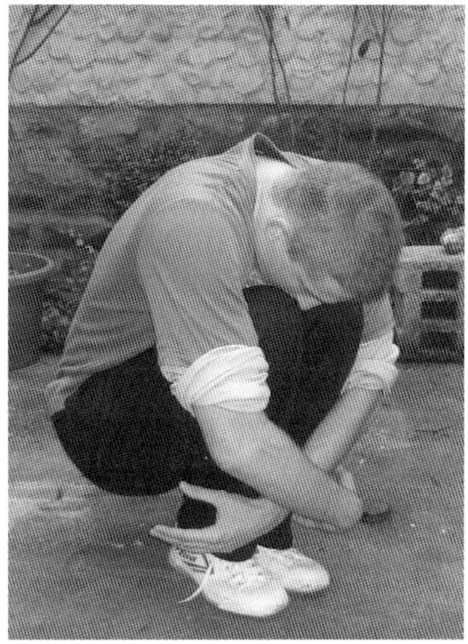

Foto 45: Embryonalhaltung.

Dàolì – der Handstand

Auch der Handstand ist ein ursprüngliches *gōng* zur Regulierung des Energieflusses. Durch den Handstand wird der Bauch tief eingezogen. Der gesamte Organismus wird durch diese Haltung gestärkt und gereinigt.

Bekannt ist diese uralte Übung ebenfalls im Yoga, und Bodhidharma integrierte sie ins *Shàolín*-Training. Sie war aber bereits vorher in daoistischen Übungskonzepten bekannt.

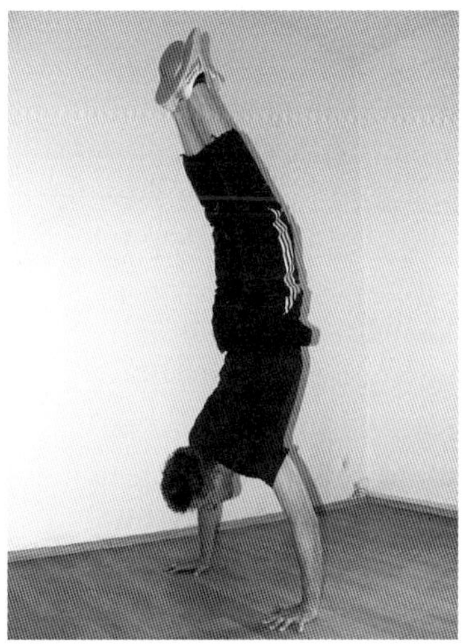

Foto 46: Handstand.

Das Wasser-Gōng

Es gibt zahlreiche, zum Teil außerordentlich wirkungsvolle Übungen, die inzwischen kaum noch bekannt sind. Vieles ist vollständig verloren gegangen und existiert nur noch in Form von Geschichten. Von etlichen Übungen haben sich nur abgeschwächte Varianten erhalten. Zu diesen weitgehend verschollenen Übungen gehören unter anderem das *bāduànjǐn* (八段锦), das *luóhàngōng* (罗汉功), das ausgestorbene *huǒqìgōng* (火氣功) sowie das *shuǐgōng* (水功) – das Wasser-*Gōng*. Das Wasser-*Gōng* war eine Technik, welche der *xiákè* Yáng Zuānkuí überlieferte. Er hatte vier Haupt- und einige Nebenschüler, die jedoch im Gegensatz zu den Hauptschülern nicht bei ihm lebten. Meister Xióng Dàomíng, seinen jüngsten Schüler, lehrte er das *Yàn Chí Gōng*. Seinen kampfstärksten Schüler, Yáng Tiānyou (楊天友), lehrte er das Wasser-*Gōng*. Jeder Schüler bekam andere Dinge gelehrt, und niemals lernten zwei Schüler das gleiche.

Niemand beherrscht heute mehr das Wasser-*Gōng*. Die genaue Übungs- und Bewegungsfolge hierfür ist verlorengegangen. Es bestand darin, mehrere Liter kaltes klares Wasser aus einem Eimer in einem Zug zu trinken. Dann spie man das Wasser in einem konzentrierten, sehr kräftigen Strahl wieder aus. Dieser Strahl konnte Ziegelsteine beschädigen oder gar zerbrechen. Zielte man damit auf Menschen, konnte ein Treffer zumindest Augenschäden verursachen.[13]

Bevor man das Wasser trank, musste man seinen Körper und die inneren Organe durch Bewegungen ausrichten und vorbereiten. Beim Ausspucken des Wassers musste man ebenfalls bestimmte Bewegungen durchführen und seinen Körper positionieren. Man musste hierfür seinen *dāntián* perfekt beherrschen und von ihm ausgehend natürlich atmen können. Vom *dāntián* aus steuerte man die Wasseraufnahme und das Ausspeien. Im Grunde kann man sich das so vorstellen, als ob man einen schweren Gegenstand auf eine Luftmatratze mit offenem Ventil legt. Die Luft wird komprimiert und am Ventil stark gebündelt ausgestoßen. Beim Wasser-*Gōng* übernehmen die Muskeln und das Gewebe die Positionierung

[13] Ob man damit tatsächlich auch Knochen zerstören konnte, lässt sich heute nicht mehr belegen, doch wird es von alten Meistern behauptet.

des Körpers und seiner Glieder, der *dāntián* und die Atmung die Funktion der Presse.

In einem Kampf wäre das Wasserspucken wohl schwerlich anwendbar. Aber für die Gesundheit und die Kontrolle des Körpers bis hin zur Kontrolle und Stärkung der Verdauung und aller Funktionen der inneren Organe war die Übung Gold wert. Das gesamte Innenleben unseres Organismus wurde gestärkt. Die Gefäße weiteten sich, wodurch der Fluss besser funktionierte. Der Körper war dadurch in der Lage, seine Kraft vom Inneren heraus vollkommen und flexibel in alle Richtungen zu leiten. Durch das kalte Wasser wurde der Körper zudem von innen her abgehärtet. Mit heutigen Trainingsmethoden trainiert man nur das Korsett des Körpers, mit den klassischen Methoden trainiert und verfeinert man ebenfalls das Innere.

Es gibt eine interessante Anekdote zum Thema Wasser-*Gōng*. Wie erwähnt, trainierte der kampfstärkste Schüler von Meister Yáng dieses *gōng*. Sein ältester *Gōngfu*-Bruder beobachtete ihn heimlich dabei und versuchte, nachdem er meinte, den Ablauf verstanden zu haben, diese Technik auszuführen. Er schaffte es auch, den Eimer Wasser in einem Zug zu leeren. Aber das Problem war nun, dass er das Wasser nicht mehr herausbekam. Mehrere Liter kalten Wassers waren nun in seinem Inneren gefangen, was eine tödliche Gefahr für den Organismus darstellt, wenn man nicht weiß, wie man es wieder von sich gibt. Für die normale Verdauung ist das einfach zuviel. Zwar erbrach er krampfartig einige Tropfen, doch das meiste blieb in seinem Innern. Xióng Dàomíng und Yáng Tiānyou fanden ihn zusammengekrümmt und stöhnend am Boden liegen. Yáng Tiānyou versuchte seinem *Gōngfu*-Bruder zu erklären, mit welcher Technik er das Wasser wieder herausbekommen konnte, aber jener verstand es nicht. Er konnte sich nicht einmal mehr erheben. Die Schüler wussten sich nicht mehr zu helfen und holten schnell ihren Meister herbei. Dieser wandte sofort einige lebensrettende Maßnahmen an, und nach einiger Zeit ging es dem Pechvogel wieder besser. Es gab dann natürlich noch eine Standpauke vom *xiákè*, da er ausdrücklich verboten hatte, dass die Schüler sich untereinander austauschten oder voneinander abschauten.

Meditation

Die Übungen, die der Hauptgegenstand dieses Buches sind, bewirken, wenn sie mit der gebührenden Konzentration ausgeführt werden, einen tiefen meditativen Zustand. Meditation ist nichts »Rationales«, das mit Worten erklärt werden kann, denn sobald man Worte verwendet, entfernt man sich von genau dem Punkt, der die Meditation eigentlich erst ausmacht. Meditation schafft einen Zustand der Leere im Geist, in dem keine Gedanken mehr vorhanden sind. Man könnte sagen, der Körper geht zurück zu seinem natürlichen Zustand, in dem nur Instinkte herrschen. Meditation bedeutet das Vergessen des Ichs. Durch leidenschaftliches, hingebungsvolles Üben der Bewegungen des *Yàn Chí Gōng* erreicht man diesen Zustand ganz von selbst. Dadurch wird es möglich, dass man sich wirklich im »Hier und Jetzt« befinden kann. Das ist für gewöhnlich sehr schwer für uns, da unsere Gedanken ständig mit der Vergangenheit oder der Zukunft befasst sind und wir den Augenblick kaum wahrnehmen. Das Leben findet jedoch im Augenblick statt. Erreicht man einen Dauerzustand der inneren Stille, in dem der Geist immer präsent ist, wird das Herz ruhig wie fließendes Wasser sein. Ein solcher Zustand wird im Chinesischen als *píngjìng rúshuǐ* (平靜如水) bezeichnet, und er gilt als das höchste Ziel, das in der Kampfkunst erreicht werden kann.

Auch wenn eine direkte Beschreibung dieses wortlosen Zustandes nicht möglich ist, gelang es dem daoistischen Philosophen Zhuāngzǐ (莊子, 4. Jh. u. Z.), ihn mit Hilfe von Geschichten sehr gut darzustellen, von denen zwei hier wiedergegeben werden sollen:

Der Betrunkene fällt vom Wagen

Ein stark betrunkener Mann saß hinten auf einem Pferdewagen und stürzte bei schneller Fahrt herunter. Obwohl er sehr hart fiel, starb er nicht. Er wurde nicht einmal verletzt. Dies war so, weil der Mann überhaupt nicht wusste, dass er auf einem Pferdewagen saß. Genauso wenig wusste er, dass er von einem Pferdewagen herabgefallen war. Die Angst um sein Leben war in seinem Herzen nicht vorhanden. Deshalb konnte er sich nicht zu Tode stürzen.

Betrunkene Menschen sind wie Menschen, die ihr Ich vergessen haben. Menschen, die sich selbst vergessen haben, werden, weil sie sich vergessen haben, den Schutz der Natur bekommen.

Der Frosch und der Tausendfüßer

Ein Tausendfüßer lief vergnügt, geschmeidig und flink über eine Wiese. Ein Frosch, der ebenfalls gerade auf der Wiese war und sich sonnte, erblickte ihn. Ganz erstaunt von dieser Kreatur mit so vielen Beinen, sprang der Frosch auf und hüpfte dem Tausendfüßer hinterher. Mit frechem Mundwerk und voller Neugier fragte der Frosch: »He, du hast so viele Beine und bewegst dich damit. Ich habe hingegen nur vier Beine. Sag mir doch einmal, welchen Fuß du bei so vielen Beinen zuerst bewegst?«

Als der Tausendfüßer diese Frage hörte, hielt er inne und sagte kalt zum Frosch: »Ich weiß nicht, welchen Fuß ich zuerst bewege. Ich darf und will es auch überhaupt nicht wissen. Bitte tu mir den Gefallen und stelle nie wieder einem Tausendfüßer eine solche Frage.«

Die Dinge in der Natur geschehen auf natürliche Weise. Auch unsere Handlungen verlaufen so, solange wir nicht versuchen, sie zu analysieren. Wenn wir über etwas nachdenken, um darüber zu urteilen, werden wir entgegen der Natur handeln und die natürlichen Fähigkeiten verlieren. Wir Menschen können viele Dinge von ganz allein – atmen, leben, kämpfen –, ohne dass man sie uns beibringen muss. Aber durch unsere Sozialisierung verlieren wir unsere Instinkte und unsere Natürlichkeit, weshalb es so schwierig ist, genau dann zu essen, wenn man hungrig ist und zu schlafen, wenn man müde ist. Gedanken sind immer eine Störung des Natürlichen. Meditation bedeutet, die Gedanken zu beseitigen und zur ursprünglichen Leere zurückzukehren, aus der einst alles entstanden ist, der Mensch wie letztendlich auch das gesamte Universum.

Willst du lange leben, lebe langsam

Es ist wichtig, die Übungen des *Yàn Chí Gōng* so langsam wie möglich auszuführen, bis hin zur Bewegungslosigkeit. Dadurch erreicht man körperlich und geistig den besten Trainingseffekt. Der Kopf bleibt vollkommen frei, ohne Gedanken. Nähme man Zeit und Raum nicht mehr wahr, so wäre dies vermutlich der Zustand der vollkommenen Freiheit, nach dem so viele Menschen verzweifelt suchen. Diese Art des Meditationszustandes kann man durch langsame Bewegungen erreichen. Zeit ist so kostbar wie flüchtig. Wir können sie nicht beeinflussen, nur die Wahrnehmung von ihr können wir verändern. Zeit ist auch ein Gefühl. Albert Einstein beschrieb diese Tatsache mit den folgenden Worten: »*Eine Stunde mit einer schönen Frau nimmt man anders wahr, als eine Stunde mit einer alten Matrone.*« Obwohl die Zeitstunde von der Länge her bei beiden Frauen dieselbe ist, so sind die Wahrnehmung davon und das Gefühl dafür verschieden.

Wir Menschen leiden oft unter Zeitdruck, und unser ganzes Leben »leidet« gewissermaßen an zeitlicher Begrenztheit. Wenn es uns gelingt, die empfundene Zeit für uns zu verlangsamen, bis wir sie gar nicht mehr wahrnehmen, erreichen wir ein freieres Leben. Das liegt in erster Linie an uns selbst, nicht so sehr an unserem Umfeld. Und es kann durch geeignete Bewegungen erreicht werden. Deswegen spricht man auch von Meditation durch Bewegung. Bei der Übung des *Yàn Chí Gōng* sowie bei allen anderen *Gōng*-Übungen geht es darum, dem Menschen ein anderes Bewusstsein zu vermitteln, es geht um körperliche und geistige Gesundheit und Freiheit. Ein geistig gesunder und innerlich freier Mensch wird sich keine Sorgen mehr darum machen, was andere von ihm denken. Er wird erkennen, dass ein Slogan wie »Zeit ist Geld« einzig und allein zu gesundheitsschädlicher Hektik antreibt. Man will die Zeit nicht verschwenden, weil auf diese Weise Geld verschwendet wird. Daraus ergibt sich, dass man alles schnell schaffen will, um die Arbeit so schnell wie möglich fertig zu bekommen und somit mehr Geld zu verdienen. Aber abgesehen davon, dass auf diese Weise oft die Qualität der Arbeit leidet und man letztendlich draufzahlen muss, verliert das Leben durch die Eile seinen wahren Geschmack und seinen Sinn. Es ist wie im Straßenverkehr. Wenn jeder versucht, mit seinem Auto so schnell wie möglich zu fahren, entstehen immer mehr Unfälle und es entstehen immer häufiger Staus. In vielen Ländern hat man bereits erkannt, dass man die Geschwindigkeit begrenzen muss, um mehr Sicherheit und einen besseren Verkehrsfluss zu erlangen.

Viele Menschen wollen alles auch deshalb schnell erledigen, um mehr Freizeit zu bekommen, benötigen dann jedoch ihre Freizeit vor allem dazu, sich von den Folge der Hektik notdürftig zu erholen. Es gibt Fast-Food, das schnelle Essen, welches auf Dauer unseren Organismus nachhaltig schädigt, wohingegen liebevoll zubereitetes Essen, das gemächlich verzehrt wird, unserem Körper gut tut. Wir wollen in jungen Jahren soviel wie möglich schaffen, um dann im Alter endlich Zeit für die »wichtigen Dinge im Leben« zu haben. Doch das funktioniert so nicht. Wer in der Jugend nicht lernt, auf »richtige« Weise zu leben, dem bringt das Alter nur Krankheit und Verdruss, und es ist dann nichts weiter als ein Warten auf den Tod.

So lange wir leben, so lange können wir uns verbessern. Die alten *xiákè* Chinas betonten, dass man zu allen Zeiten ein Krieger ist. Das bedeutet, egal ob man jung oder alt ist, ob man 25 oder 85 Jahre zählt, dass man keinen Wert auf Zahlen wie das Alter oder den Kontostand legt und dass man sich nicht nach den gesellschaftlichen Regeln definiert. Man behält immer einen freien ungebunden Geist und arbeitet ständig an seinen körperlichen Fähigkeiten. Dazu bedarf es lediglich der richtigen Einstellung und geeigneter Trainingsmethoden. Ein Hauptziel des *Gōng*-Trainings ist die Zeitvergessenheit im Geist und im Herzen. Zeitvergessenheit ist die höchste Form des Glücks und ein Weg zum Erreichen der Ewigkeit.

Der menschliche Körper und das Universum

Kosmologische Vorstellungen hatten in der chinesischen Kultur, besonders im Daoismus und im Neokonfuzianismus, einen hohen Stellenwert. Die chinesische Lehre von der Gesundheit und der Kampfkunst befasste sich stets auch mit Dingen wie der Alchemie und der Astrologie beziehungsweise der Astronomie. Die chinesischen Tierkreiszeichen sind heute auch in der westlichen Welt in Mode gekommen. Wir möchten an dieser Stelle versuchen, dem Leser ein Verständnis von der chinesischen Ur-Lehre zu vermitteln. Dadurch soll auch ein besseres Verständnis des Begriffs *qì* erreicht werden.

Die Chinesen nahmen zu allen Zeiten das Universum, die Natur auf der Erde, die Tiere und Pflanzen als Vorbild und leiteten ihr eigenes Handeln und Sein daraus ab. Diese Denkweise ist tief verwurzelt in den Lehren des Daoismus und auch in denen des Buddhismus. Meist ist es so, dass die Konzepte, die Prinzipien und die Philosophie der Übungen aus dem Daoismus stammen, aber durch den Buddhismus verbreitet wurden. So ist es auch der Fall beim *Yàn Chí Gōng*. Der Daoismus vermarktet sich nicht und verbreitet seine Lehre nicht im großen Umfang, sondern gibt sie nur im innersten Kreis weiter.[14] Erst durch den früher häufig stattfindenden Austausch zwischen Daoismus und Buddhismus kam es zu größerer Verbreitung, denn im Buddhismus ist es durchaus üblich, Lehren und Übungen vorbehaltloser weiterzugeben.

Unser Körper und seine im Innern ablaufenden Prozesse bergen immer noch Geheimnisse und unbeantwortete Fragen. Die allerkleinsten Dinge geben uns ähnlich viele Rätsel auf wie das Universum. In der chinesischen Kampfkunstlehre sieht man die allerkleinsten Dinge und die allergrößten Dinge als dasselbe an, als das Nichts, welches jedoch als unterschiedslos zur Unendlichkeit betrachtet wird. Die Unendlichkeit entsteht aus dem Nichts und führt ins Nichts zurück.

Das Universum, von dem unsere Milchstraße und erst recht unsere Erde nur einen winzigen Teil darstellen, ist gemäß dem heutigen Stand der Wissenschaft vor rund 14 Milliarden Jahren durch den Urknall entstanden, sozusagen aus dem Nichts. Mit dem Urknall entstanden auch Raum und Zeit. Seitdem dehnt sich das Universum aus. Es wächst und besteht aus großen Galaxien-Haufen, mit über 100 Milliarden Galaxien, in denen sich unzählbar viele Sterne und Planeten befinden. Zudem ist heute die Annahme verbreitet, dass es im Universum die sogenannte Dunkle Materie

---

[14] Das sollte auch heute noch gelten, doch die Realität sieht inzwischen anders aus. Der heutige Daoismus in China ist ein Beispiel für den Verlust an Kultur und Wissen im Lande. Die modernen Daoisten sind Geschäftsleute. Im Daoismus gibt es die Lehre, dass man das Wesen eines Menschen an seinem Gesicht erkennen kann. Ob jemand gutmütig ist, ob er verbittert ist oder ein betrügerischer Geschäftsmann – das Gesicht verrät es. Auf Chinesisch spricht man beispielsweise von *kŭ xiāng* (苦相), einem bitteren Gesicht, bei Menschen mit einem schweren und sorgenvollen Leben. *Shànliáng xiāng* (善良相) bezeichnet ein gutherziges Gesicht, das Menschen von aufrichtiger, guter Wesensart kennzeichnet. So sollte das Gesicht eines wirklichen Kampfkünstlers aussehen. Hat jemand hingegen ein *jiăohuá xiāng* (狡猾相), ein heuchlerisches und verschlagenes Gesicht, erkennt man in ihm den gewieften Geschäftsmann und generell einen Menschen, der mehr Schein als Sein ist. – Die heutigen daoistischen »Meister« vom *wŭdāng* sehen heute größtenteils wie gewiefte Geschäftsleute aus und sind es auch. Deswegen lernt man heute kaum noch etwas in den *Wŭdāng*-Trainingsstätten, vor allem keine »echten und wirklichen Sachen«. Meister, die solche Dinge beherrschen, werden sie nicht lehren, und die Geschäfts-Daoisten beherrschen keine »wirklichen Sachen«. – *Yàn Chí Gōng* ist eine »wirkliche Sache«, ein *zhēn dōngxi* (真東西) – so bezeichnet man auf Chinesisch etwas, das echt ist und reale Inhalte hat.

gibt, die nur durch ihre gravitative Wirkung erkannt werden kann, sowie die noch rätselhaftere Dunkle Energie, die eine antigravitative Wirkung zu haben scheint und dafür sorgt, dass das Universum sich immer schneller ausdehnt. Alles in allem sind diese Dinge bis heute den Wissenschaftlern sehr rätselhaft.

Wozu diese Exkursion ins All? – In der alten asiatischen Trainingslehre betrachtete man den menschlichen Körper als ein eigenes Universum. Der japanische Kampfkunstmeister Ueshiba Morihei (植芝 盛平, 1883-1969)[15], dessen Kampfkunst und Philosophie sehr starke esoterische Einflüsse besaß, sagte einst: »*Ich bin das Universum.*« Er meinte damit, dass das Universum in uns selbst steckt, und damit hatte er nicht unrecht. Man könnte das Universum als einen (menschlichen) Organismus betrachten; dabei entsprächen die Galaxien mit ihren Sternen und Planeten den inneren Organen. Ebenfalls befinden sich viele Gase, aus denen sich in ferner Zukunft neue Galaxien bilden werden, und Substanzen, die von sterbenden, explodierten Sternen stammen, im All. Dies entspricht den Nähr- und Abfallstoffen im lebenden Organismus. Und wie lebende Organismen ist alles im Universum dem Zyklus aus Geburt, Leben und Tod unterworfen. Planeten entstehen, existieren beziehungsweise leben eine Weile und gehen dann wieder unter. Dasselbe trifft auf Sterne zu, auf Sonnensysteme und auf Galaxien. Die Dunkle Materie, die alles im Universum durchdringt und es durch seine Gravitation zusammenhält, ist wie das Bindegewebe (die Faszien) im menschlichen Körper, welches die inneren Organe und die Muskeln verbindet und den Menschen sozusagen zusammenhält. Die Dunkle Energie ist das *qì* des Universums, so wie auch unser Körper sein *qì* hat, die Lebensenergie, die alles antreibt. Der Körper und die Gestirne entwickeln sich so lange weiter, bis sie irgendwann sterben und zerfallen und dann in einer neuen Form wieder erstehen. Nichts verschwindet. Beim Menschen dauert dieser Zyklus für gewöhnlich 80 bis 100 Jahre, bei einer Galaxie viele Milliarden Jahre.[16]

Aber ob ein solcher Lebenszyklus nun 80 Jahre oder 80 Milliarden Jahre

---

[15] Er war der Gründer des *aikidō* und einer der bekanntesten Meister des 20. Jahrhunderts.

[16] Wie, wann und ob das Universum als Ganzes endet, weiß niemand; es gibt lediglich verschiedene Theorien darüber.

dauert, läuft er doch immer wieder gleich ab. Das erkannte schon der römische Kaiser und Philosoph Marc Aurel (121-180 u. Z.), der schrieb: »*Es spielt keine Rolle, ob man 30 oder 300 Jahre lebt. Denn man sieht und erfährt immer nur das gleiche.*« Worauf es ankommt ist, dass der Mensch sich an seinem Leben in seiner ganzen Länge erfreuen und es sinnvoll nutzen kann, in einem gesunden, vom *qì* erfüllten Körper. Dazu gehört natürlich die richtige geistige Einstellung zum Leben selbst. Auf Chinesisch sagt man dazu *xīntài* (心態) – die Mentalität beziehungsweise die seelisch-geistige Einstellung zu den Dingen und zum eigenen Leben, sowie zu allem, was einem im Laufe seines Daseins begegnet. Wörtlich übersetzt bedeutet *xīntài* die »Form des Herzens«, womit die Chinesen ausdrücken, wie wichtig eine ruhige und gelassene Einstellung des Herzens für den Menschen, sein Leben und auch seine Gesundheit ist. Äußere Dinge und Erscheinungen liegen oftmals oder gar zum größten Teil außerhalb des eigenen Einflusses. Man kann sogar sagen, je mehr man etwas kontrollieren, beeinflussen oder erreichen möchte, desto wahrscheinlicher wird man es nicht erreichen. Aber auf die Form seines Herzens kann jeder selbst Einfluss nehmen und dadurch Leben und Gesundheit beeinflussen. Auch das Geistige gehört zum gesunden *Qì*-Fluss. Ein wichtiger Punkt ist in diesem Zusammenhang eine gewisse Grundzufriedenheit mit dem eigenen Dasein.

Durch das Training der Kampfkunst lernt man seine körperlichen Grenzen kennen. Man begreift, dass alles im Leben begrenzt ist und dass man nur mit dem arbeiten kann, was einem zur Verfügung steht. Menschen haben den Drang, nach immer mehr zu streben. Das ist, solange diese Eigenschaft in konstruktive Bahnen geleitet wird, der eigenen Zufriedenheit zuträglich. Doch wehe, wenn dieses Streben destruktive Formen annimmt. Neid beispielsweise kann einen Menschen regelrecht »zerfressen«. Viele von uns bedauern vertane Chancen oder mangelndes Glück. Aber verschüttetes Wasser kommt nicht zurück in den Krug. Wünsche wie: »Ach, hätte ich doch…«, sind müßig, denn die Vergangenheit lässt sich nicht ändern. Verändern können wir lediglich unsere Einstellung zum Geschehenen. Menschen können an solchen Gedanken zerbrechen und sich damit selbst zerstören. Das Gegenmittel heißt Zufriedenheit mit der eigenen Situation. Das müßige Streben der Menschen nach Ruhm und

Perfektion ist nichts weiter als ein gieriger und trotziger Schrei des Egos. Da alles im Leben zwangsläufig beschränkt ist, kann nur Zufriedenheit mit der Lebenssituation Gesundheit und Lebensglück herbeiführen. Solch einen Zustand zu erreichen, ist nicht einfach, aber es ist möglich. Das gezielte Training des Körpers durch *gōng*, das den Geist zur Ruhe bringt und einem die natürlichen Grenzen aufzeigt, ist ein Weg zur Zufriedenheit. Zufriedenheit ist wahres Glück.

Johann Wolfgang von Goethe sagte einst: »*Der ist der glücklichste Mensch, der das Ende seines Lebens mit dem Anfang in Verbindung setzen kann.*« So wie das Universum dem Nichts entsprungen ist, so sind wir es auch, und so wie es einst wieder ins Nichts zusammenfällt, so zerfallen auch wir. Unendlich Kleines wird zu unendlich Großem, alles bewegt sich in einem ewigen Kreislauf. Wenn das Leben uns mit Schicksalsschlägen niederdrückt, wenn wir von Sorgen geplagt werden, dann empfiehlt es sich, in einer sternenklaren Nacht zum Himmel aufzublicken und sich bewusst zu machen, dass man sich tatsächlich mitten im unermesslichen Weltall befindet und dass angesichts dieser Unermesslichkeit alle irdischen Dinge letztendlich bedeutungslos sind. Und dass für uns allein die Tatsache zählt, dass wir existieren.

Mit dem richtigen Verständnis und geeigneten Methoden können Sie das Universum ihres Körpers erforschen und es mit sich selbst in Einklang bringen. Begeben Sie sich auf diese spannende Reise mit einer Urübung für Gesundheit und Stärke – dem *Yàn Chí Gōng*.

生命在于運動

運動是生命

shēngmìng zàiyú yùndòng yùndòng shì shēngmìng

Leben ist Bewegung, Bewegung ist Leben

Teil II

Das Yàn Chí Gōng

Vorbemerkung

»Wenn ich Ärzte, Philosophen oder Steuerleute bei der Arbeit sehe, erscheint mir der Mensch mit Abstand als das klügste Lebewesen. Aber sobald ich es dann wieder mit Traumdeutern oder Sehern und ihrer Gefolgschaft zu tun habe, gelange ich doch zur Meinung, dass kein anderes Geschöpf auf der Erde dümmer sei.« – Mit diesem Ausspruch des Diogenes von Sinope[17], dem Querdenker der griechischen Antike, möchten wir dieses Kapitel beginnen. Das *Yàn Chí Gōng* ist ein Vertreter einer aussterbenden Strömung der chinesischen Kultur. Wir hatten das große Glück, ein Wissen vermittelt zu bekommen, wie es heute selbst in China kaum noch bekannt ist. Wie alle unverfälschten alten *Gōng*-Übungen, die über Jahrhunderte für die Kampfkunst perfektioniert wurden, ist das *Yàn Chí Gōng* heute vom Untergang, vom endgültigen Vergessenwerden bedroht.

Seit die chinesischen Kampfkünste unter dem Begriff Kung Fu im Westen bekannt wurden, also seit den 1960er Jahren, tummeln sich auf diesem Gebiet eine Vielzahl von Scharlatanen und unseriösen Geschäftemachern. Die alten Meister sterben nach und nach, und in die entstehenden Lücken stoßen die Betrüger vor. Inzwischen gibt es derart viel Schund und Unsinn in Form von Büchern, DVDs oder öffentlichen Veranstaltungen zu sehen, dass die wenigen guten Meister in der Masse verblassen.[18] Kaum ein Interessierter, ob aus Asien oder Europa, wird heute noch den Unterschied

[17] Diogenes (ca. 400 v. u. Z.-323 v. u. Z.) war ein griechischer Philosoph und einer der Begründer der philosophischen Richtung des Kynismus. Über Diogenes gibt es mehr Anekdoten als Fakten, doch vielleicht kann man anhand dieser Notizen auf seinen Charakter schließen, der sehr schillernd gewesen zu sein scheint.

[18] Fairerweise möchten wir zugeben, dass es oft nicht einfach ist, Scharlatane zu entlarven. In der heutigen Zeit mit ihren technischen Möglichkeiten ist es leicht geworden, sich auf eindrucksvolle Weise zu präsentieren. Welcher Neuling kann schon den Unterschied zwischen dem Echten und dem Schein erkennen? Zumal viele Scharlatane Urkunden, die ihre hohen Graduierungen zu belegen scheinen, und Fotos, auf denen sie mit alten Meistern zu sehen sind, vorzeigen können. Wie dies alles zustande kam, wer fragt schon danach? – Setzen Sie Ihr Wollen als Maßstab Ihrer Beurteilung ein. Was wollen Sie? Wenn Sie kämpfen lernen wollen, sollte der Lehrer Ihnen das vermitteln können. Vertrauen Sie in erster Linie Ihrem eigenen Urteil. Bei Zweifeln fragen Sie nach und nehmen Sie nichts ungefragt hin. Wollen Sie nur »in Form« kommen, werden Sie vielleicht andere Maßstäbe ansetzen. Halten Sie stets die Augen offen.

erkennen. Eine jahrtausendealte Kultur wird zerstört und lächerlich gemacht. Eben jene Seher und Traumdeuter, von denen Diogenes schon vor über 2 300 Jahren sprach, gibt es auch heute noch, und es wird sie vermutlich immer geben. Warum wir das erwähnen? Wir möchten, dass Sie den Unterschied verstehen lernen, dass Sie erkennen, dass das *Yàn Chí Gōng* zum Beispiel eine wissenschaftliche Trainingsmethode ist, die nicht erfunden wurde, sondern das Ergebnis langer Forschungsarbeit von Meistern, die ihr Wissen immer wieder in Kämpfen auf Leben und Tod erproben mussten, ist. Es ist eine Methode, den Körper gesund und stark werden zu lassen, eine effiziente und flexible Kraft aufzubauen und einen starken Willen und Charakter zu formen. Es hat nichts mit den Tricks zu tun, wie sie angebliche Shàolín-Mönche oder selbsternannte *Qìgōng*-Meister gern vorzuführen pflegen.[19] Alles, was beim *Yàn Chí Gōng* passiert, ist natürlich und erklärbar.

Die Herkunft des Yàn Chí Gōng

Das *Yàn Chí Gōng* gelangte, nachdem es als innere Übung im *Shàolín*-Tempel aufgenommen und überall sonst wieder vergessen worden war, durch den *xiákè* Yáng Zuānkuí wieder in die Welt außerhalb des Tempels. Meister Yáng gab diese Lehre an seinen jüngsten Schüler Xióng Dàomíng weiter und dieser an seinen Schüler Li Zhènghuá, der mein Lehrer wurde. Außer mich lehrte Meister Li es noch zwei weiteren Männern: Huáng Jùn (黄俊) und Chéng Jiànpíng (程劍平). Mehr Personen beherrschen diese alte Kunst heute nicht mehr.

---

[19] In seinem Buch »Ach so!« erzählt Ranga Yogeshwar eine interessante Geschichte, die gut zeigt, dass es sich hierbei um ein globales Problem handelt. Im Kapitel: »Warum lieben wir exotische Kulturen« schreibt er über die Ohrenkerzen der Hopi-Indianer: »*Ein paar Tage später erhielt ich eine ausführliche Antwort vom ‚Vice-President' der Hopi-Indianer. Dieser stellvertretende Häuptling klärte mich darüber auf, dass es in keiner Phase der Stammesgeschichte eine Ohrenkerzen-Tradition in seiner Kultur gegeben habe. Die Wunderkerze sei bloß ein Konstrukt westlicher Geschäftemacher, da habe man sich etwas zusammengesponnen, das in aller Klarheit nicht das Geringste mit der Tradition seines Stammes zu tun habe. Er bedankte sich in seinem Schreiben mit der Bitte, man möge sein ohnehin so geschundenes Volk von derartigem Hokuspokus fernhalten.*«

Meister Xióng erklärt in seinem Text das Wesen von Kampfkunst und Medizin ohne Zurückhaltung. Er ging davon aus, dass entweder alles erzählt werden soll oder gar nichts. Das heißt, das alte *Yàn Chí Gōng* wird offen erklärt, ohne Geheimniskrämerei. Wissen, das zurückgehalten wird, ist toter Ballast. Sehr oft steckt hinter der Aussage, aus irgendwelchen Gründen nicht alles preisgeben zu können oder zu dürfen, rein gar nichts; auf diese Weise soll üblicherweise lediglich fehlendes Wissen verborgen werden.

Für wen und wozu ist Yàn Chí Gōng geeignet?

Die Anfangsübungen des ersten Teils sind für den gesunden Durchschnittsmenschen, der sich lediglich gesund erhalten und diese Übungen als Ausgleich zur Arbeit oder zum Sitzen vor dem Bildschirm trainieren will, bestens geeignet.

Diese Übungen und auch die nachfolgenden sind auch nützlich für jeden Sportler, der seine Leistungen verbessern will. Das Training stärkt den Körper auf optimale Weise, ohne die Gesundheit zu beeinträchtigen, und zudem werden die inneren Organe positiv beeinflusst.

Der Gesamtkomplex des *Yàn Chí Gōng* stellt eine außerordentlich wirksame ganzheitliche Trainingsmethode für alle Arten von Kampfkunst dar.

Auch als Ausbildungsprogramm für Sonderkommandos der Polizei oder des Militärs ist das *Yàn Chí Gōng* vorzüglich geeignet. Dies wurde in China bereits von meinem Lehrer und mir bei polizeilichen und militärischen Einheiten erfolgreich erprobt. Natürlich müssen hierbei einige Bestandteile modifiziert werden, da man bei solchen Institutionen nicht die Zeit für eine umfassende Kampfkunstausbildung und klassische *Gōng*-Übungen hat. Dennoch kann man einen sehr guten Effekt erzielen.

Ebenfalls sind viele Elemente des *Yàn Chí Gōng* für den Kindersport geeignet und empfehlenswert; sie würden eine hervorragende Ergänzung des Schulsports darstellen. – Man redet heute oft davon, wie wichtig Ausbildung, Bildung und Erziehung seien, damit ein Land wettbewerbsfähig bleiben könne. Die Grundsteine dafür werden bereits im Kindesalter mit der richtigen Ausbildung gelegt. Aber die körperliche Ausbildung wird dabei oft vernachlässigt. Dabei legte man schon im antiken Griechenland wert auf die *kalokagathia*[20], was die Verbindung von körperlicher Schönheit und geistigen Vorzügen meint.[21] Beides gehört zusammen und ist die Grundlage für ein erfülltes Leben. Es geht dabei nicht nur um die körperlichen Fähigkeiten an sich. Sobald man sich stärkt, seinen Körper optimal dehnt[22] und flexibel kräftigt, wird man in allen Bereichen – auch den geistigen – seine Leistungsfähigkeit erhöhen. Bewegung und Training machen fit und klug, da das gesamte Nervensystem gefordert und gefördert wird. Mit den Trainingsmethoden dieses Buches ist das alles gegeben.

Die Übungen sind generell darauf ausgerichtet, den Körper optimal zu stärken und die inneren Organe zu pflegen und zu nähren. *Yàn Chí Gōng* ist in erster Linie dafür gedacht, dass derjenige, der die Übungen regelmäßig praktiziert, jung und frisch bleibt, innerlich wie äußerlich. Die Lebensqualität wird in allen Bereichen erhöht. Man bekommt eine starke Konstitution und Kondition, wodurch man im alltäglichen Leben wach und aufmerksam sein wird und alle Aufgaben besser ausführen kann, als ohne diese Grundlage. Durch die Bewegungen, welche über Jahrhunderte durch systematische Beobachtung der Natur und der Anatomie entwickelt wurden, werden die inneren Organe, der Fluss im Körper, das heißt, der gesamte Organismus, trainiert. Alle lebensnotwendigen Funktionen wie Verdauung, Herzschlag und Kreislauf funktionieren optimal. Selbst das Sexualleben wird sich in Folge dieser Übungen verbessern. Alle inneren Organe und Funktionen erreichen eine optimale Verfassung.

---

[20] *Kalos* und *agathos* bedeuten »Schönheit« und »Gutheit«.

[21] Die körperliche Schönheit meint Ebenmaß und Ausgewogenheit, welche durch Training perfektioniert werden können. Es ging nicht nur um den schönen Menschen an sich, sondern um den physisch gut ausgebildeten Menschen, dem man seine gute Verfassung ansah.

[22] Im Chinesischen wird hierfür der Begriff *shēnlǎnyāo* (伸懒腰) verwendet, was wörtlich »durchziehen« bedeutet. Dies ist ein etwas umgangssprachlicher Begriff, doch die beste Übertragung für diesen chinesischen Ausdruck.

Was heißt Yàn Chí Gōng?

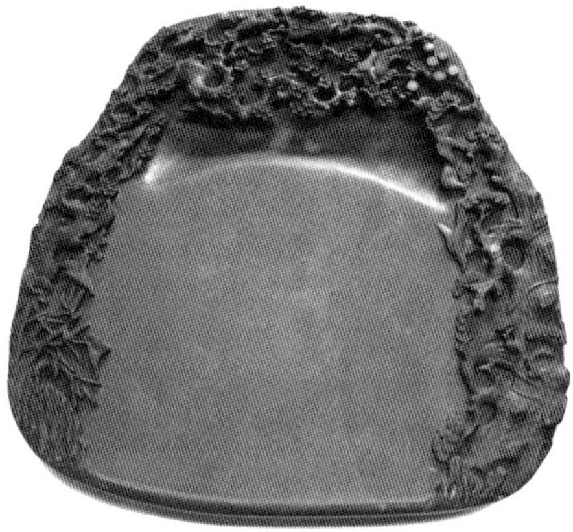
Foto 47: Chinesischer Tuschestein.

Yàn (硯) bedeutet Tuschestein. Ein chinesischer Tuschestein dient dem Zerreiben von getrockneter und gepresster Tusche. Der Stein, den es in verschiedenen Formen gibt, ist innen sanft gerundet. Man tut etwas Wasser in die seichte Mulde und zerreibt die Tuschstange durch langsame Drehbewegungen, bis die Farbe die gewünschte Konsistenz hat. Je langsamer und geduldiger man diese Bewegung vollführt, desto hochwertiger wird das Ergebnis. Das gleiche gilt für das Ausführen der Übungen des *Yàn Chí Gōng*. Es kommt auf die Langsamkeit an. Das Zeitgefühl muss sich dahingehend ändern, dass man gewissermaßen den Stundenzeiger als Minutenzeiger wahrnimmt. Durch diese langsamen, von außen kaum wahrnehmbaren Bewegungen baut man durch die ständige Innenmuskelspannung eine enorme Kraft in seinem Körper auf.

Chí (弛) bedeutet »sich entspannen« oder »sich lockern«. Es geht beim *Yàn Chí Gōng* darum, den Körper in einen lockeren und entspannten Zustand zu bringen und den Geist gelassenen werden zu lassen. Bei dieser langsamen Übung kämpft man zunächst gegen sich selbst und die innere Anstrengung, aber irgendwann wird ein gewisser Punkt überwunden; man vergisst endlich allen Schmerz, und die Anstrengung verwandelt sich in ein sehr angenehmes Gefühl.

Gōng bedeutet wörtlich Errungenschaft, Fähigkeit und Mühe. Darüber hinaus steht der Begriff *gōngfu* für das harte, ausdauernde Studium während des gesamten Lebens. Es bezieht sich nicht nur auf die Kampfkunst. Der tiefere Sinn liegt darin, diese schweren und mühsamen Bewegungen so lange zu trainieren und auszuhalten, bis diese nicht mehr als hart und anstrengend, sondern als angenehm, leicht und wohltuend empfunden werden.

Das Vorstehende lässt erkennen, dass eine adäquate Wiedergabe des Begriffes *Yàn Chí Gōng* durch einen deutschen Begriff schwierig ist. Akzeptiert man gewisse Vereinfachungen, so ist »Tuschesteinübung« die aus unserer Sicht geeignetste Übersetzung.

Der Inhalt der Tafeln und der Ablauf der Übungen

Vorbemerkung

Die Tafeln mit den Kalligraphien von Meister Pān finden sich ab Seite 225, gefolgt von einer vollständigen, unkommentierten Übersetzung des Textes (ab Seite 246).

Die Tafeln 1 bis 16 sind als Vorwort und Einleitung zum *Yàn Chí Gōng* zu verstehen. Geschichtliches, Philosophisches, Technisches und Medizinisches wird darin beschrieben und erläutert. Es wird erklärt, was *Yàn Chí Gōng* ist und wie es wirkt. Die Tafeln 17 bis 19 zählen die praktischen Übungen auf, ohne dass diese jedoch im Einzelnen erläutert werden. In China sind technische Beschreibungen traditionell nicht üblich und auch heute eher selten. Lehrbücher wie das *Yàn Chí Gōng* wurden von keinem Meister für die breite Masse gefertigt, sondern allenfalls als Hilfsmaterial für die eigenen Schüler oder um sich durch das darin enthaltene kompakte Wissen in Kennerkreisen einen Namen zu machen.

Auf den folgenden Seiten wird der Originaltext als kommentierte und illustrierte Übersetzung vorgestellt. *Die wörtliche Übersetzung ist jeweils kursiv gesetzt.* Die Erläuterungen sind zumeist weit umfangreicher als die eigentliche Übersetzung. Um einem Nichtchinesen einen klassischen chinesischen Text verständlich werden zu lassen, ist eine einfache Übertragung des Inhalts nicht ausreichend. In einem Satz, der beispielsweise aus vier chinesischen Schriftzeichen besteht, kann sich oft eine ganze Geschichte verbergen, und ein einziges Schriftzeichen kann ein komplexes Prinzip mit tiefem Sinn darstellen.[23] Aus diesem Grund habe ich den Text der Tafeln 1 bis 8 mit den für

[23] Eine der größten Schwierigkeiten bei der Übertragung war der Umstand, dass viele der Begriffe nach unserem westlichen Verständnis kryptisch oder esoterisch klingen. Tatsäch-

den westlichen Leser notwendigen Erklärungen übertragen, zum Teil auch unter Hinzuziehung von für das Verständnis geeigneten Geschichten. Die Tafeln 9 bis 16 stehen in unmittelbarem Zusammenhang mit den eigentlichen Übungen, die auf den Tafeln 17 bis 19 aufgelistet werden. Deshalb werden sie im Zusammenhang mit letzteren übersetzt und kommentiert.

Die Übungen selbst werden zusätzlich mit Fotos illustriert und ausführlich beschrieben, um sie auf nachvollziehbare Weise vorzustellen. Die Beschreibungen beziehen sich darauf, wie die Übungen separat gelernt und geübt werden können. Eine Möglichkeit, sie in zusammenhängender Form zu praktizieren, zeigt ein Video, das sich der Leser im Internet anschauen kann. Hier werden vor allem die fließenden Übergänge zwischen den einzelnen Übungen deutlich. Somit stellt dieses Buch ein praktisches Lehrbuch für die Übungen des *Yàn Chí Gōng* dar.

Das Vorwort des Yàn Chí Gōng (Tafeln 1 und 2)

Das dào

Das Yàn Chí Gōng *ist dem* dào *(Daoismus) entsprungen.* – Was ist das dào? *Dào* (道) bedeutet wörtlich übersetzt »Weg« oder »Art und Weise«. Aber diese wörtliche Übersetzung ist unzureichend. *Dào* ist nicht nur als ein Lebensweg oder eine Lehre zu verstehen; der ursprüngliche Daoismus ist keineswegs eine Religion. Im Daoismus soll der Mensch nicht von einem Glauben oder einem Gedankensystem überzeugt werden. Im Gegenteil, der Mensch soll einen Zustand des Nicht-Glaubens, des Nicht-Handelns (chin. *wúwéi* 無為) erreichen, wodurch er zu allem fähig und offen für alles wird und seine ganze Tatkraft entfalten kann.

Im Chinesischen gibt es den Ausspruch *dào kě dào, fēicháng dào* (道可道, 非常道). Das bedeutet: Würde man das *dào* definieren, wäre es kein *dào* mehr. *Dào* ist etwas, das man nicht umfassend mit Worten beschrei-

lich kleideten die Chinesen jedoch lediglich ihre praktischen und technischen Angaben in die literarische Sprache ihre Zeit. In Europa gibt es durchaus Parallelen. So waren beispielsweise Handbücher für das frühe Geschützwesen ebenfalls voll kryptischer Bezeichnungen, die für einen Laien vollkommen unverständlich wären.

ben kann. Der Charakter des *dào* ist das Natürliche.[24] Das *dào* kann man weder anfassen noch sehen, es ist überall und nirgends. Würde man einen Fisch im Meer fragen, wo das Wasser sei, wie sollte er darauf antworten? Für den Fisch ist das Wasser einfach alles, was ihn umgibt, es ist sein Lebenselement. So ist es auch mit dem *dào*.

Der bekannteste Vertreter des Daoismus neben Lǎozǐ ist Zhuāngzǐ. Er antwortete auf die Frage, wo sich das *dào* befinde, mit dem Satz: »Auf dem Rücken einer Ameise.«

Im Buch *dàodéjīng* von Lǎozǐ[25] wird das *dào* durch vier wesentliche Bedeutungen umschrieben.

Erstens ist es die Quelle, der Ursprung, aus dem das Universum stammt.

Zweitens verleiht es dem Universum und allen Dingen darin Energie.

Drittens ist es das, was wesentlich ist im Universum und im Dasein.

Viertens stellt es die Grundlage und den Maßstab des menschlichen Daseins und Verhaltens dar.

Menschen haben seit jeher versucht, einen Sinn im Dasein zu finden, die Dinge auf der Welt zu erklären, dem Ursprung allen Seins auf die Spur zu kommen. Doch immer stießen und stoßen sie auf Unerklärliches.

Dies führte zur Entstehung der Religionen, die das Unerklärliche mit einem Schöpfer »erklären«, sowie zur Herausbildung verschiedener Philosophien und Ideologien, die die Welt auf ihre Weise zu erklären versuchen. Der philosophische Daoismus lehnt all dies ab. Indem er alle Definitionen und Erklärungen ablehnt, geht er einen Schritt weiter und erweist sich damit als eine sehr moderne Philosophie.

Dào ist nicht durch Wort oder Schrift zu erklären. Es ist die Quelle aller Dinge, allen Seins. Es hat weder Form, noch Ausdehnung oder Klang. Es besitzt keine Konstante. *Dào* hat keinen Namen. Bezeichnete man es als

---

[24] Natürlichkeit heißt auf Chinesisch *zìrán* (自然). *Zìrán* ist einer der wichtigsten Aspekte sowohl der chinesischen Philosophie als auch der Kampfkunst. Auf natürliche Weise zu handeln, natürlich zu sein, gehört zu den schwierigsten Dingen in unserem Leben und auch in der Kampfkunst.

[25] Ob die Person des Lǎozǐ (老子) real ist, darüber streiten bis heute die Wissenschaftler. Manche nehmen an, dass es sich eher um eine Gruppe von Gelehrten handelte als um eine einzelne Person. Das Werk *dàodéjīng* (道德經) ist jedenfalls sehr alt – man nimmt heute aufgrund linguistischer Untersuchungen an, dass es um 400 v. u. Z. verfasst wurde. Früher wurde das Werk als *dédàojīng* bezeichnet.

Rot, wäre es kein Blau mehr. Bezeichnete man das *dào* als voll, so könnte es nicht zugleich leer sein. Genauso, wie die Wissenschaft die Entstehung des Universums nicht erklären kann, kann man auch das *dào* nicht erklären. Um *dào* erfassen zu können, muss man neben einem offenen Verständnis für große, universelle Dinge auch sein Herz und seine Gefühle einsetzen. Diese Möglichkeit, alles in seiner Gesamtheit zu erfassen, behindern wir allerdings mit Kreationen wie Religion, Dogmen, Organisationen und dem Versuch, alles zu kategorisieren. Stets versuchen wir, unsere Mitmenschen von den eigenen Moralauffassungen und der eigenen Art, die Dinge zu betrachten, zu überzeugen. Wobei kaum jemand davor gefeit ist, irgendwann gegen die Dinge, welche er predigt, zu verstoßen.

Das *dào* lässt sich jedoch nicht in Definitionen einsperren. Wenn man verstanden hat, dass das *dào* nicht in Worte gefasst und nicht mit Definitionen wiedergegeben werden kann, ist der Moment gekommen, sich über die Entstehung von Himmel und Erde, Leben und Tod Gedanken zu machen. In dem Moment, als das Universum entstand, gab es keine Dinge oder konkreten Erscheinungsformen. Diese Situation kann man als Nichts oder Leere (chin. *wú* 無)[26] bezeichnen. Dieses Nichts ist die ursprüngliche Form des *dào* und zugleich der Ursprung von allem. Als das *dào* dann eine kreative Kraft entfaltete, entstanden das Weltall, Raum und Zeit und schließlich Sonne, Erde und Himmel und das Leben. Im Daoismus wird dies als Dasein oder Sein (chin. *yǒu* 有)[27] bezeichnet. Dieses Dasein ist die Wirkung von *dào*.

Der Ursprung des *dào* ist das Nichts. Dieser Aspekt ist nur über das Gefühl zu erfassen und nicht über wissenschaftliche Definitionen. Weil nun das Dasein von Himmel und Erde, Raum und Zeit, Natur und Leben die Wirkung des *dào* darstellt, kann man die Grenzenlosigkeit erahnen. In diesem Punkt nähern sich die chinesische Philosophie und die Wissenschaft

---

[26] Das Zeichen *wú* oder *mó* (無) wird auch als 橆 geschrieben. Das Radikal von 無 ist das Zeichen *huǒ* (火), Feuer, und das Radikal der Zeichenvariante für *wú* lautet *mù* (木), Holz. Beide Radikale sind zwei der traditionellen fünf Elemente (chin. *wǔxíng* 五行), und beide hängen eng zusammen, da sie auf den Ursprung des Zeichens verweisen. Das moderne Kurzzeichen von *wú* ist 无. Es hat eine große Ähnlichkeit mit dem Zeichen *tiān* (天), Himmel, und wurde nicht zufällig gewählt.

[27] Das Radikal von *yǒu* lautet *yuè* (月), Mond.

aneinander an. Davon ausgehend, dass mit dem Urknall nicht nur die Existenz aller Materie begann, sondern auch die Existenz der Raumzeit, kann der eigentliche Urknall innerhalb der bislang existierenden physikalischen Theorien nicht beschrieben werden. Dieser unerklärliche Moment wird als Singularität bezeichnet. Er kann als *dào* angesehen werden, aber auch alles, was danach kommt, ist *dào*.

Es gibt gemäß dem Daoismus in der Natur nichts Absolutes, sondern alles steht in einem bestimmten Verhältnis zueinander. Für die Relativitätstheorie, wie sie etwa 2 500 Jahre nach Lǎozǐ von Albert Einstein formuliert wurde, gilt: »*Raum- und Zeitangaben sind in der Relativitätstheorie keine universell gültigen Ordnungsstrukturen, sondern der räumliche und zeitliche Abstand zweier Ereignisse und damit auch ihre Gleichzeitigkeit werden von Beobachtern mit verschiedenen Bewegungszuständen unterschiedlich beurteilt. Die Frage, wer die Situation korrekt beschreibt, ist prinzipiell nicht zu beantworten und daher sinnlos.*«

Wie verhält es sich mit der Präzision oder Gültigkeit ideologischer, moralischer, geistiger und menschlicher Wertangaben und Vergleiche jeglicher Art? Auch auf diese Frage kann man mit der Relativitätstheorie antworten: Wertangaben und Ideologien sind weder als richtig noch als falsch klassifizierbar.

Der Daoismus erklärt, dass Beurteilungen nach dem Wert oder dem Nutzen rein menschlich sind. Sie beruhen auf Verhältnissen und Vergleichen und können sich nicht schnell genug den sich ständig ändernden Nuancen anpassen. Dies kann jeder nahezu täglich im Kleinen wie im Großen beobachten.

Im Daoismus wird angestrebt, ohne Motive und Selbstinteresse zu handeln oder auch nicht zu handeln (das Nichteingreifen beziehungsweise das absichtsvolle Nichthandeln, chin. *wúwéi* 無為). Aus daoistischer Sicht ist es unmöglich, den Einfluss unseres Handelns auf die Dinge in der Natur und im Leben in seiner ganzen Tragweite zu erkennen.[28] Die folgende Geschichte verdeutlicht das gut.

[28] Gemeint ist, dass jede Änderung, die wir bewirken, auch wieder Konsequenzen hat, die selbst nach unserem Tod fortwirken. Wenn wir der Stein sind, der in einen Teich geworfen wird, so werden die Wellen noch gegen das Ufer rollen, wenn wir (der Stein) lange auf dem Grund liegen.

Glück und Unglück liegen dicht beisammen

In kaiserlichen China lebte einst ein alter Bauer namens Wu, dessen einziger Besitz ein wundervoller Hengst war. Selbst der Kreisvorsteher träumte davon, dieses Pferd zu besitzen. Er bot dem Alten viele Schnüre voller Gold, doch der Bauer lehnte ab.

»Mir fehlt es an nichts«, sagte er zu dem Beamten. »Das Pferd dient mir seit vielen Jahren und ist mir zum Freund geworden. Und einen Freund verkauft man nicht.« Der Beamte zog also unverrichteter Dinge wieder ab.

Die Dorfbewohner lachten über so viel Unvernunft. Wie konnte der Alte bloß wegen eines Pferdes soviel Reichtum und Glück ausschlagen?

Eines Morgens war das Pferd verschwunden. Die Dorfbewohner kamen aufgeregt vor dem leeren Stall zusammen, um das Unglück des alten Bauern zu beklagen.

»Sag selbst, Wu, hat sich deine Treue gelohnt? Du hättest reich sein können, doch jetzt bist du ärmer als zuvor. Kein Pferd zum Arbeiten und kein Gold zum Leben. Das Unglück hat dich schwer getroffen.«

Der alte Bauer blickte bedächtig in die Runde, nickte nachdenklich und sagte: »Vielleicht ist es ein Unglück, vielleicht auch nicht. Wer weiß das schon so genau?«

Tuschelnd gingen die Leute auseinander. Der alte Wu musste wirr im Kopf geworden sein. Anders ließen sich seine Worte nicht erklären.

Einige Tage später, das halbe Dorf arbeitete in den Feldern, stürmte der vermisste Hengst laut wiehernd die Straße entlang. Es war ein herrlicher Anblick, wie er voller Kraft und Anmut dahergaloppierte. Doch das war es nicht allein, was die Dörfler erstaunt die Augen aufreißen ließ. Nein, dem stolzen Hengst folgten drei wilde Stuten, die ihm in die offene Koppel folgten.

»O du von den Göttern gesegneter Mann! Jetzt hast du vier Pferde und bist doch noch zum reichen Mann geworden. Bald wird Nachwuchs deine Weiden füllen. Wer hätte gedacht, dass dir noch einmal soviel Glück beschieden wäre?« riefen die Bauern.

Der Alte blieb indes gelassen. »Ob das Glück bringt oder Unglück, niemand weiß es zu sagen. Wir sehen immer nur Bruchstücke. Wie will man da das Ganze beurteilen«, meinte er. »Das Leben ist so unendlich vielfältig und überraschend.«

Verständnislos hörten ihm die Leute zu. Die Ansichten des Alten waren ihnen unbegreiflich.

Der alte Bauer hatte einen einzigen Sohn. In den folgenden Wochen begann er die Wildpferde zuzureiten. Er war aber ein ungeduldiger Mensch, und so setzte er sich zu früh auf eine der wilden Stuten. Dabei stürzte er so unglücklich vom Pferd, dass er sich beide Beine mehrfach brach. Obwohl der Dorfhei-

ler sein Bestes tat, war allen klar, dass seine Beine nie wieder ganz gesund sein würden. Für den Rest seines Lebens würde er ein Krüppel bleiben.

Wieder versammelten sich die Leute vor dem Haus des Alten und beklagten das neue Unglück. »O du armer Mann«, jammerten sie, »nun entpuppt sich dein Glück als großes Pech. Dein einziger Sohn, die Stütze deines Alters, ist jetzt ein hilfloser Krüppel und kann dir keine Hilfe mehr sein.«

Wieder blieb der alte Wu ruhig. »Ja, es ist ein Unglück, was meinem Sohn widerfuhr, aber wissen wir, ob nicht ein großer Segen hinter all dem steckt?«

Nicht lange danach rüstete der Kaiser zu einem Krieg gegen ein Nachbarland. Die Häscher ritten durchs Land und zogen die Männer zum Kriegsdienst ein. Das ganze Dorf war von Wehklagen und Trauer erfüllt, denn alle wussten, dass die meisten Männer aus diesem Krieg nicht mehr heimkehren würden.

Wieder einmal liefen die Dorfbewohner vor dem Haus des alten Bauern zusammen: »Wie recht du doch hattest. Dein Sohn wird dir zwar keine große Hilfe mehr sein, aber wenigstens bleibt er bei dir. Was sollen wir nur tun?«

Wu schaute nachdenklich in die Gesichter der verstörten Leute, dann erwiderte er: »Niemand von uns weiß, wie sich das große Bild zusammensetzt. Was eben noch ein großes Unglück scheint, mag sich auf längere Sicht als Glück erweisen, und umgekehrt gilt das gleiche. Was daraus wird, weiß keiner von uns. Geht nach Hause und teilt die Zeit miteinander, die euch bleibt.«

Yīn und yáng

Dem Daoismus entstammt das bekannte *Yīnyáng*-Symbol (陰陽)[29], welches den Zusammenhang der Dinge und die Wechselwirkungen beschreibt. Es steht für den Dualismus in allen Erscheinungen auf der Welt.

Ein Beispiel, welches im Daoismus gern verwendet wird, ist das Verhältnis zwischen dem Schwachen und dem Starken. Der Daoismus betrachtet die Schwäche als das wirklich Starke. Auf Chinesisch heißt das

[29] Die ursprüngliche Schreibweise für das *Yīn-yáng*-Symbol sieht so aus: 陰陽, und die neuen Kurzzeichen so: 阴阳. Das Kurzzeichen erklärt die alte Bedeutung gut. Bei beiden Zeichen lautet das Radikal *fù* oder *yì* (阝 oder 阜). Es bedeutet Erdhügel. Mit dem ergänzenden Zeichen für Mond *yuè* (月) kann man die Bedeutung des *yīn* gut erkennen. Beim Zeichen *yáng* ist es ähnlich, nur dass diesmal die Sonne (chin. *rì* 日) das Radikal ergänzt. *Yīn* und *yáng* bedeuten also die Licht- und die Schattenseite eines Hügels oder, nach dem ersten bekannten chinesischen Zeichenlexikon aus dem 2. Jahrhundert, *shuōwén jiězì* (chin. 說文解字), im Falle von *yīn* auch das Südufer eines Flusses.

Prinzip *yĭróukègāng* (以柔克刚) – das Schwache überwindet das Starke. Mit Schwäche ist hier Weichheit und Flexibilität gemeint. Betrachtet man den menschlichen Körper, so gehört die Zunge zu den weichsten Teilen und die Zähne gehören zu den härtesten. Die Zähne werden im Alter schwach und brüchig, aber die Zunge bleibt unverändert erhalten. Wasser und Wind werden in der chinesischen Philosophie gern als Beispiel für die Kraft der Weichheit bemüht. Beide besitzen weder eine festgelegte Form noch einen Körper, dennoch sind sie in der Lage, alles zu vernichten. Ein Neugeborenes hat einen weichen und schmiegsamen Körper, während ein sehr alter Mensch steif und starr ist. Schwäche und Weichheit steht für Leben, Stärke und Härte für den Tod. – Anhand dieser Beispiele kann man die Bedeutung von *yĭróukègāng* sehr gut beschreiben und verstehen.

Reichtum wird von vielen gleichgesetzt mit hohem gesellschaftlichen Status und generell als eine gute Sache angesehen, obwohl er durch seine ungleiche Verteilung Missgunst, Neid, Habgier und letztendlich Verbrechen hervorruft. Ein reicher Mensch wird in seinem Leben eingeengt. Er wird sich nicht mehr frei und ohne Schutz bewegen können. Das führt zu einem eingeschränkten Dasein. Eben weil der als erstrebenswert angesehene Reichtum negative (böse) Gedanken und Taten hervorruft, stehen Gut und Böse in einem Zusammenhang und sind nicht voneinander zu trennen. Das Gute bringt das Böse mit sich und umgekehrt. Auch in Goethes Faust wird auf die Dualität der Dinge eingegangen. Goethe lässt Mephistopheles den Satz sagen: »*Ich bin ein Teil von jener Kraft, die stets das Böse will und stets das Gute schafft.*« Auch wenn der Daoismus wesentlich älter als Goethe ist, so weiß man auch im Westen seit langem um die Dualität aller Dinge.

Leere und Chaos

Das *dào* ist unergründlich, und es beinhaltet alles, was wesentlich ist. Es ist grenzenlos, ohne irgend etwas zu sein. Es ist vollkommen leer. Diese Leere ist unerschöpflich und die Wurzel allen Seins. Lǎozǐ beschreibt das Universum als einen Schmelzofen. Das Innere ist hohl und leer, aber eben wegen dieser Leere können Dinge entstehen. Lǎozǐ nennt drei Beispiele hierfür:

Erstens: Ein Wagen hat den Nutzen, Menschen und Ware zu transportieren.

Zweitens: Behälter sind zum Tragen oder zum Einfüllen von Dingen gedacht.

Drittens: Häuser sind dazu gedacht, dass man in ihnen lebt.

Die Gemeinsamkeit der drei Beispiele besteht darin, dass sie alle durch ihre Leere erst zu einem nützlichen Gebrauch für den Menschen werden. Ein Behälter ist nützlich, weil man den Leerraum mit Dingen füllen kann. Ein Haus wird erst durch den Leerraum für den Menschen bewohnbar. Auf Chinesisch heißt das *wúyòng zhī yòng* (無用之用) – erst die Leere erfüllt den Zweck. Wir wissen im Allgemeinen nur vom Nutzen der Dinge, jedoch erkennen wir oft nicht die Zweckmäßigkeit der Leere. Die folgende kurze Erzählung erläutert dieses Prinzip.

Das Geheimnis der Leere

»Chao Wensing …!«

»Ja, Meister?«

»… bring mir bitte meinen Tee.«

»Sofort, Meister.«

Es war kurz vor Sonnenaufgang. Der Himmel war leicht bewölkt. Obwohl es bereits Mitte Mai war, waren die Morgenstunden noch ziemlich frisch und ich fröstelte etwas. Ich lebte seit einiger Zeit bei meinem Meister, Herrn Ng Laiyam – einem Kampfkunstlehrer aus dem südchinesischen Kanton. Er war ein enger Bekannter unserer Familie und tat meinem Vater diesen Freundschaftsdienst. Denn mein Vater hatte die Hoffnung aufgegeben, mein ungezügeltes Temperament in feste Bahnen lenken zu können.

Meister Ng war ein Meister des Stils des »Weißen Kranichs«, den er aber nie öffentlich unterrichtete. Ich sollte also für die Dauer von sechs Jahren bei ihm leben und ihm als Ausgleich im Haus zur Hand gehen.

Die Übungen begannen jeden Morgen um 5 Uhr und endeten gewöhnlich erst am Nachmittag, nur unterbrochen von den Mahlzeiten und der Meditation.

»Chao, wo bleibt der Tee?«

»Ich komme schon.«

Vorsichtig das Teetablett mit beiden Händen balancierend, war ich bemüht, die Stufen, die von der Veranda in den Garten führten, sicher herunterzugelangen.

Plötzlich sah ich aus den Augenwinkeln etwas auf mich zufliegen, worin sich für den Bruchteil eines Augenblicks ein erster Sonnenstrahl spiegelte. In diesem winzigen Moment wurde von mir eine Entscheidung gefordert, und das Nachdenken über die richtige Lösung erschien mir wie die Ewigkeit. Als ich schließlich wusste, was zu tun wäre, war es zu spät. – Der Apfel traf meinen Kopf.

»Chao, komm endlich herunter.«

Beschämt, aber zugleich froh darüber, das Tablett nicht fallengelassen zu haben, begab ich mich zu meinem Lehrer. Dieser wartete bereits ungeduldig am Märzmond-Pavillon auf mich.

»Stell den Tee auf den Tisch.«

Ich gehorchte.

»Wie lange bist du jetzt bei mir?«

»Seit einem halben Jahr.«

»Seit sechs Monaten also. Und wie oft habe ich dir einen Apfel zugeworfen?«

»Ich weiß es nicht.«

»Weißt du wenigstens, wie oft du ihn gefangen hast?«

Verlegen schaute ich zu Boden und stammelte: »Kein einziges Mal.«

»Chao, hast du je darüber nachgedacht, warum du ihn nie fängst?«

Ich schwieg.

»Nun, ich will es dir sagen. – Wie du weißt, wird eine Auseinandersetzung nicht sofort mit Schlägen begonnen. Es geht immer etwas voraus. Sag mir, was es ist.«

»Man wird zuerst mit Worten verletzt.«

»Das ist richtig. Doch ich meine etwas anderes.«

Langsam füllte er seine Schale mit Tee und begann ihn behutsam zu trinken.

»Nun?«

»Ich weiß es nicht.«

»Als erstes steht die Absicht im Raum. Der Wille, jemanden zu verletzen, geht allem voraus. Ist dieser Wille stark genug, legt er sich wie ein Netz um das Opfer. Und um das zu verhindern, muss man diesem etwas entgegensetzen – die eigene Leere. So wirst du nicht greifbar. Verstehst du?«

»Meister, wie kann die Leere jemanden aufhalten?«

»Ein weiser Mann hat einmal gesagt: ‚Die Leere ist nicht Nichts. Durch sie wird anderes erst möglich.'«

»Jetzt bin ich vollends verwirrt.«

Die Sonne war inzwischen aufgegangen und erwärmte allmählich die kühle Morgenluft.

»Ich werde es dir erklären. Wenn man ein Haus baut, lässt man Öffnungen für Türen und Fenster. Diese Leeren geben dem Haus erst einen Sinn.«

»Ja, das stimmt. Ich glaube, nun begreife ich es.«

»Gut, dann nenne mir selbst ein Beispiel.«

Eine Weile überlegte ich. Dann fiel mein Blick auf die Teeschale, die der Meister in der Hand hielt.

»Meister, Eure Schale. Wenn sie leer ist, gießt Ihr frischen Tee hinein und gebt ihr einen Sinn.«

»Sehr gut. Ich sehe, du hast es verstanden.«

Mich freute dieses Lob doppelt, da so etwas sehr selten war. Doch meine Euphorie wurde gleich wieder gedämpft, als er fragte: »Wie setzt du nun aber das eben Gelernte in einem realen Kampf um?«

»Ihr meint die Leere?«

»Chao, etwas zu wissen ist die eine Sache. Es nützt nur nicht sehr viel, wenn du es nicht vermagst, die Theorie auch praktisch anzuwenden. Kehren wir also noch einmal zum Ausgangspunkt zurück. Jemand hat die Absicht, dich zu verletzen. Er fängt an, dich zu beschimpfen und holt schließlich zum Schlag aus. Das wird alles sehr schnell geschehen. Du wirst nicht viel Zeit haben. Woran wirst du also denken?«

»An meine Verteidigung. Ich überlege mir die beste Technik.«

»Darum hast du den Apfel nie fangen können.«

»Meister …?«

Mein Gehirn arbeitete verzweifelt. Ich suchte nach der Lösung, als es mir wie Schuppen von den Augen fiel.

»Es ist einfach. Ich weiß es – ich soll an nichts denken.«

»Nein!«

Dieses »Nein« traf mich wie ein Schlag.

»Chao, denkst du an Nichts, denkst du schon wieder. Dein Geist wird sich daran klammern und du wirst dich nicht aus dem Netz befreien können. Der Schlüssel heißt …«

»Nicht denken!« rief ich, ohne zu überlegen.

Ohne ein Wort zu sagen sah mich Ng Laiyam an. Er goss sich erneut Tee ein und begann, mit der Schale in der Hand auf und ab zu gehen.

»Chao«, sagte er dann, »hole mir bitte noch eine Kanne Tee.«

»Ja.«

Ich wusste nicht, ob ich einen Fehler gemacht hatte, als ich ihn unterbrach, oder ob die Antwort erneut falsch war. Seine strenge Miene machte mich betroffen. Schnell nahm ich das Tablett, um dem Wunsch meines Lehrers nachzukommen.

Das Leben auf den umliegenden Höfen war längst erwacht, und aus allen Richtungen drang Lärm auf mich ein.

»Chao Wensing!«

Ich blickte in die Richtung, aus der mein Name gerufen wurde. Wie abwesend nahm ich aus den Augenwinkeln das Etwas wahr, das auf mich zukam. Ich riss instinktiv die Arme hoch und griff danach.

Meine Hand fühlte einen runden Gegenstand. Beinahe ängstlich sah ich ihn an. Es war der Apfel. Ich hatte ihn gefangen. Eine unbändige Freude überkam mich. Dann fiel mein Blick auf den Boden. Vor mir lag das Tablett mit dem zerbrochenen Geschirr.

Vorsichtig schielte ich zu meinem Meister. Doch dieser lächelte mir zu.

»Gut gemacht, Chao.«

Mir fiel ein Stein vom Herzen. Meine Antwort war also richtig gewesen. Erleichtert räumte ich die Scherben weg und lief eiligst ins Haus, um frischen Tee zu holen, damit Meister Ng nicht länger warten musste.

Nichts und Leere sind die Essenz des dào *und der Ursprung des Universums. Noch vor der Zeit der Fünf Dynastien*[30] *führte Dámó das* gōng *im Shàolín-Tempel ein. Innerhalb des Buddhismus wurde das* gōng *als inneres Haupt-Gōng weitergegeben. Dámó vermittelte den Weg später an den oder die Ur-Lehrer. Diese(r) wurde(n) bevollmächtigt, das* gōng *zu lehren und weiterzuverbreiten.*

Im Text wird der Begriff *gōng* (功) als Oberbegriff für die Übungen des *Yàn Chí Gōng* benutzt. – Dámó (ind. Bodhidharma, jpn. Daruma). verließ um 480 seine Heimat Indien und reiste nach China. Er besuchte den Kaiserhof der Liang-Dynastie. Mit dem Bildungsniveau des Herrschers unzufrieden, wandte er sich dem Shàolín-Kloster zu und entwickelte aus der Philosophie des Mahayana-Buddhismus den Chán-Buddhismus (jpn. Zen 禪).

Der Shàolín-Tempel ist eine buddhistische Stätte, und Dámó führte die ersten Gōng-Übungen dort ein, welche unter anderem die Grundlage für das Shàolín-Kampfsystem und andere Schulen waren. Ebenfalls übernahm er Übungen aus dem Daoismus und lehrte diese im Shàolín. Buddhistische und daoistische Lehrstätten hatten damals einen regen Austausch und waren keineswegs so stark voneinander getrennt, wie man es heute oft annimmt.

---

[30] Die Fünf Dynastien (und zehn Reiche – *wǔ dài shí guó* 五代十國) währten von 907 bis 960 (oder, je nach Lesung, bis 979) u. Z. Dieser Passus wird in den Vorworttafeln erwähnt, weil dieser Zeitabschnitt einige Entwicklungen in der Kampfkunst hervorbrachte. Zeitlich gesehen lag Dámós Besuch in der Periode der Nördlichen und Südlichen Dynastien (chin. *nánběicháo* 南北朝, 420-589 u. Z.)

Das gōng *ist dem* dào *entsprungen und wird durch den Buddhismus verbreitet. Daoismus und Buddhismus haben eine gemeinsame Quelle.*[31] *Man sollte gut darüber meditieren.*[32]

Das Herzbewusstsein[33] *bewegt das* qì[34]. *Die Energie des Herzens (*qì *des Herzens) lässt die Kraft entstehen.*[35] *Die innere Stärke (das innere* gōng*) ist der Herrscher von allem.*[36] *Das war von jeher so.*

Die extremen, entgegengesetzten Pole stoßen zusammen und bilden dadurch eine rationale Ursache.[37] *Der Energiefluss im Körper verläuft in einem geschlossenen und geregelten System. Dieses darf nicht getrennt oder geöffnet werden, sonst entsteht Chaos (chin.* hùndùn 混沌*). Durch die Extreme und ihr Zusammentreffen und durch ihr gegenseitiges Einverleiben entsteht das* qì *(Energie). Durch Bewegung entstand und vermehrte sich Energie und bildete so die dualen Widersprüche und ihre Wechselwirkungen. Die Punkte spalteten (trennten) sich. So wurde der Anfang von Himmel und Erde gebildet. Die Entstehung des Universums und aller Dinge verläuft genauso wie die Entstehung eines Embryos im Mutterleib. Am Anfang entstand das Chaos, aus dem sich die Dinge herausbildeten. Durch Trennung in* yīn *und* yáng *(Gegensätze) bildeten sich das Universum und alle Dinge darin.*[38] *Man sagt dazu* hùndùn

---

[31] Dies ist die chinesische Sichtweise, welche beide Philosophien als miteinander verbunden betrachtet. In der Tat haben sich beide gegenseitig beeinflusst und ergänzt. Erst zusammen komplettieren sie die Kampfkunstkultur und stellen durch ihre Dualität eine Harmonie her.

[32] Meditieren wird hier im Sinne von Nachdenken verwendet.

[33] Herzbewusstsein wird auch als Herzmittelpunkt bezeichnet.

[34] Die Lebensenergie entspringt dem Mittelpunkt des Herzens. Es kommt aus dem unerklärbaren Inneren des Körpers, aus dem Unterbewussten und noch tieferliegenden Quellen. So wie die Dunkle Energie des Universums, die den meisten Platz darin einnimmt und alles in Bewegung hält, aber von der Wissenschaft bis heute nicht erklärt werden kann.

[35] Herz und Geist treiben das *qì* an, was zusammen körperliche Kräfte entstehen lässt. Also: Herz/Geist bewegt das *qì*, das *qì* setzt die Kraft frei.

[36] Die innere Kraft dominiert und bestimmt alles. Da alles vom Inneren her, vom Herzenswillen und vom inneren *qì*, erst in Bewegung versetzt werden kann.

[37] Damit wird nichts anderes ausgedrückt als die Idee des *yīn* und *yáng*, der Gegensätze, die erst zusammen einen Sinn ergeben. Alles setzt sich aus Dualitäten zusammen. Die Extreme berühren sich, und auf der Spitze verkehrt sich alles wieder in sein Gegenteil.

[38] Das hier dargestellte alte daoistische kosmologische Prinzip stellt offenkundig eine intuitive Vorwegnahme moderner Modelle der Physik, insbesondere des Urknallmodells und der Modelle der Entstehung von Galaxien und Gestirnen, dar.

chū kāi (混沌初開) – *das Chaos stand am Anfang. Das Chaos ist die Grundlage von allem, und nur das Chaos ist gerecht. Erst im Chaos ist alles wertfrei und natürlich. Die Ordnung entsteht erst aus dem Chaos.*

Die Ordnung beruht auf der Grundlage von Gegensätzen und Widersprüchen. Demzufolge kann die Ordnung niemals gerecht sein, weil es immer Benachteiligte gibt. In der menschlichen Gesellschaft werden die Regeln und die Ordnung durch das menschliche Bewusstsein geschaffen. Die Regeln basieren nicht auf Gerechtigkeit, sondern auf Kontrolle und Beeinflussung. Ziel der Regeln ist die Macht einer kleinen Gruppe und die Kontrolle und Unterdrückung von großen Gruppen. Nur im Chaos kann es absolute Gerechtigkeit geben, da im Chaos alles vom natürlichen Zufall abhängt. Allerdings führt das Chaos, auf die Spitze getrieben, wieder zur Entstehung von Ordnung und Regeln; dies stellt einen unaufhörlichen Kreislauf dar. So bedingen Chaos und Ordnung einander, da das Chaos ohne seinen Gegensatz, die Ordnung, nicht bestehen kann und die Ordnung nicht ohne ihren Gegensatz, das Chaos.

Im Chaos bildeten sich alle Dinge: Sinn und Wahrnehmung, Bewegung, Energie und Materie keimten auf, alles war zusammen in einem. Die Willenskraft ließ das qì *entstehen. Die Energie ließ die Kraft entstehen und setzte sie in Bewegung.* Yīn *und* yáng *ließen Trennungen entstehen. Es kam zu Unterteilungen und zu Einteilungen, und eine Ordnung kam ins Chaos. Bereits Dámó hat auf die Entstehung des einheitlichen zusammenhängenden Chaos und die sich daraus ergebenden formenden und trennenden Widersprüche und Gegensätze* (yīnyáng) *verwiesen und dies als Argumente vorgetragen.*

In der chinesischen Philosophie des Daoismus strebt man das Freie und Regellose an, die vollkommene Natürlichkeit. Das Durcheinander und das Strukturlose (das Chaos) gelten als Grundlage von allem. So, wie bei der Entstehung des Universum ein Chaos herrschte und noch nichts definiert war. Aus diesem Chaos heraus kam es zu Trennungen und dadurch zu Gesetzmäßigkeiten. Die Natur mit ihren Zyklen von Tag und Nacht, Jahreszeiten usw. bildete sich schließlich heraus. Für den Menschen und seine Entstehung sowie für seine Entwicklung gilt dasselbe.

Was die Kampfkünste betrifft, so gilt, dass eine gute, das heißt, effektive Kampfkunst frei und natürlich ist, sich aber auch an bestimmte Gesetzmäßigkeiten halten muss. Der Kampf ist zwar in erster Linie eine Form von

Chaos, aber immer auch gewissen Gesetzmäßigkeiten unterworfen.

Zusammenfassend lässt sich sagen, dass es in Xióng Dàomíngs Vorwort um den Ursprung allen Seins, die Entstehung des Universums geht, im Großen wie im Kleinen. Ebenso handelt dieser Abschnitt von der Trennung im Chaos und der Teilung des Ganzen in Gegensätze, die einander bedingen. Für den Menschen, seine Entstehung und seine Struktur gelten die gleichen Regeln wie für das Universum als Ganzes. Der Mensch ist selbst ein Universum.

Die Einleitung des Yàn Chí Gōng (Tafeln 3 bis 8)

Yán *ist ein Tuschestein. Er ist außen eckig und innen rund. Das Eckige und das Runde sind miteinander verwoben.*[39]

Es werden die fünf Richtungen (Orientierungspunkte) und die fünf Elemente (chin. wǔxíng 五行*) festgelegt. Aus dem Quadratischen wird das Runde geformt und umgekehrt.*

Nun entstehen die acht Trigramme (chin. bāguà 八卦*) aus den vier Hauptlinien, die jeweils geteilt werden, so dass sich vier weitere Linien ergeben.*[40] *Die acht Trigramme stehen für Feuer beziehungsweise Hitze oder Wärme, Wasser beziehungsweise Flüssigkeiten allgemein, Donner, Sumpf beziehungsweise Flüsse, die in die Tiefe gehen, Himmel, der in die Höhe geht, Erde beziehungsweise Boden, der zwischen Himmel und Tiefe liegt, Wind beziehungsweise Kälte sowie Berge. Darin entstehen die fünf Elemente: Wasser, Feuer, Holz, Metall und Erde. Diese bilden die Wurzel für den sich ständig wiederholenden Kreislauf der Veränderungsprozesse.*

Die fünf Orientierungspunkte im Raum sind: Norden, Süden, Westen, Osten und das Zentrum. Die fünf Elemente sind Metall, Holz, Wasser, Feuer und Erde. Die chinesische Fünf-Elemente-Theorie besagt, dass sich die Materie des Universums aus diesen Elementen zusammensetzt. Alle

---

[39] Durch das Vorhandensein des Eckigen und des Runden wird der Raum festgelegt. Der Raum ist eine primäre Grundlage für die Existenz aller Dinge.

[40] Hierfür werden acht Punkte miteinander verbunden. Diese Punkte entsprechen dem Norden, dem Süden, dem Westen, dem Osten, dem Nordosten, dem Nordwesten, dem Südosten und dem Südwesten.

Dinge und Erscheinungen im Universum sind von der Entwicklung, dem Verbinden und dem Verändern dieser fünf Elemente abhängig. Die Entwicklung und Veränderung dieser Elemente verläuft in einem endlosen Kreislauf. Auch alle Prozesse, die im menschlichen Körper ablaufen, sind durch den Wandel, die Zusammensetzung und die Veränderung der fünf Elemente gekennzeichnet und verlaufen genauso wie alles im Universum und der Natur.

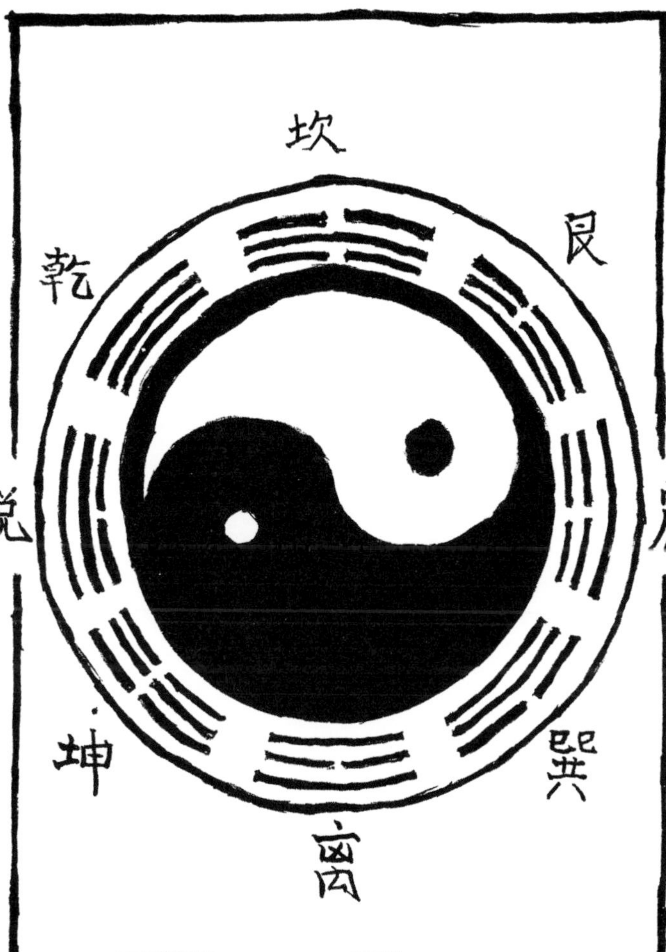

Abbildung: Die acht Trigramme. – Zeichnung von Meister Pān

Die folgende Gliederung, auf die sich der Text bezieht, veranschaulicht, wie aus daoistischer Sicht die fünf Elemente alle Dinge bilden und wie sich die Dinge aus den Elementen zusammensetzen.

a) 金---主西方 – Metall entspricht der Westrichtung.
木---主東方 – Holz entspricht der Ostrichtung.
水---主北方 – Wasser entspricht der Nordrichtung.
火---主南方 – Feuer entspricht der Südrichtung.
土---中央 – Erde entspricht dem Zentrum.

b) 金---燥 – Metall entspricht der Trockenheit.
木---風 – Holz entspricht dem Wind.
水---寒 – Wasser entspricht der Kälte.
火---暑 – Feuer entspricht der Wärme.
土---濕 – Erde entspricht der Feuchte.

c) 金---白色 – Metall entspricht der Farbe Weiß.
木---青色 – Holz entspricht der Farbe Blau.
水---黑色 – Wasser entspricht der Farbe Schwarz.
火---赤色 – Feuer entspricht der Farbe Rot.
土---黄色 – Erde entspricht der Farbe Gelb.

d) 金---皮, 鼻孔, 肺臟, 大腸 – Metall entspricht Haut, Nase, Lunge, Dickdarm.
木---筋, 眼睛, 肝, 膽 – Holz entspricht Sehnen, Augen, Leber, Gallenblase.
水---骨, 耳朵, 腎臟, 膀胱 – Wasser entspricht Knochen, Ohren, Nieren, Blase.
火---脈, 舌頭, 心臟, 小腸 – Feuer entspricht Puls, Zunge, Herz, Dünndarm.
土---肉, 嘴巴, 脾臟, 胃 – Erde entspricht Fleisch, Mund, Milz, Magen.

e) 金生水 – Aus Metall entsteht Wasser. – Wasser ist hier als Synonym für Flüssigkeit zu verstehen. Wird Metall erhitzt, schmilzt es. Aus der härtesten Substanz wird so die weichste.
水生木 – Aus Wasser entsteht Holz. – Auf Grundlage des Wassers bilden sich Bäume.
木生火 – Aus Holz entsteht Feuer.
火生土 – Aus Feuer entsteht Erde. – Feuer verwandelt das Holz in Asche, und daraus wird wiederum Erde.
土生金 – Aus Erde entsteht Metall. – Aus der Erde formt sich Metall, und der Kreislauf ist abgeschlossen, bzw. fängt hier wieder von vorn an.

Alle Prozesse bei der Entstehung des Universums, der Planeten und der Lebewesen (inklusive des natürlichen Zyklus des Lebens) hängen mit diesem Kreislauf der fünf Elemente zusammen. Da alles in einem Kreislauf abläuft und immer wiederkehrt, sich wandelt, neu bildet und wieder zerfällt, kann nichts im Universum verlorengehen. Die Daoisten hatten keine Angst vor dem Tod, weil der Tod in diesem Kreislauf kein Ende darstellt. Nichts geht zu Ende, sondern alles verändert lediglich seine Form.[41] Es kommt immer wieder zu Deformation und Metamorphose. Ein Mensch besteht aus Teilchen beziehungsweise den fünf Elementen. Diese Elemente und Teilchen können niemals verschwinden, sondern ändern nur ihre Form. Beim Menschen geschieht das durch die Geburt, das Altern und das Sterben, wobei das Sterben lediglich eine Formumwandlung im Kreislauf der Natur ist, genauso wie die Geburt.

Der Daoist Zhuāngzǐ hat das Thema Leben und Tod sehr tiefgründig untersucht. In der Zeit des Chaos und der Kriege, in der er lebte, mussten die Menschen sich tagtäglich mit dem Tod auseinandersetzen. Er kam zu der Erkenntnis, dass der Tod keinen Schrecken besaß, da er nur eine Verwandlung und kein absolutes Ende darstellte. Dies ist der Gegenstand der folgenden Geschichte über den Tod von Zhuāngzǐs Frau.

Zhuāngzǐ klopft auf Tonziegel

Als Zhuāngzǐs Frau gestorben war, besuchte sein Freund Hui Zi ihn, um sein Beileid zu bekunden. Er erwartete, Zhuāngzǐ in großer Trauer vorzufinden, doch musste er feststellen, dass Zhuāngzǐ fröhlich sang und dabei mit einem kleinen Holzhammer auf Tonziegeln eine Melodie spielte. Hui Zi sagte verständnislos: »Deine Frau ist an Altersschwäche gestorben, weil sie ihr Leben lang hart gearbeitet und sich um die Kinder gekümmert hat. Aber du bist nicht einmal traurig, sondern singst fröhlich vor dich hin. Du verhältst dich wirklich absonderlich.«

»Hör mir zu!«, erwiderte Zhuāngzǐ. »In dem Moment, als meine Frau gestorben war, war ich natürlich voller Trauer und Schmerz. Aber dann dachte ich, ursprünglich hat der Mensch ohnehin kein Leben, nicht einmal eine Form und auch keine Lebensenergie. Im zeitlosen natürlichen Prozess der Veränderungen entsteht plötzlich Lebensenergie, durch die weiteren Veränderungen

[41] Vgl. Energieerhaltungssatz der Physik.

der Lebensenergie entstehen Form und Struktur und dadurch die Körperbeschaffenheit. Durch diesen Wandel entsteht das Leben. Und im weiteren Lauf dieses Wandlungsprozesses ist meine Frau nun aus dem Leben geschieden, auf genauso natürliche Weise wie der Frühling sich in den Sommer verwandelt, der Sommer in den Herbst und der Herbst in den Winter. Sie ruht jetzt im Schlafzimmer der Natur. Wenn ich nun weinen oder laut klagen würde, verhielte ich mich wie jemand, der die Prozesse des Wandels in der Natur ignoriert. Deshalb habe ich aufgehört zu weinen. Die Bedeutung des Lebens besteht darin, von Augenblick zu Augenblick zu leben. Die Zeit der Kindheit als Kind zu verbringen, die Zeit des Erwachsenseins sein als Erwachsener und die Zeit des Alters als alter Mensch. Wenn es Zeit ist, geboren zu werden, so wird man geboren, ist die Zeit des Sterbens gekommen, so stirbt man.

Zhuāngzǐ verfügte auch, dass seine Schüler nach seinem Tod keine Bestattungszeremonie durchführen sollten. Er wusste, dass Leben nicht nur Fröhlichkeit und der Tod nicht nur Bitternis bedeutete. Nachdem ein Mensch gestorben ist, geht er in einem natürlichen Wandlungsprozess zurück zur Natur, und deshalb sollte es auch keine künstlichen Verabschiedungszeremonien geben. Zhuāngzǐ wollte, dass sein Körper von Vögeln und Insekten aufgefressen würde.[42]

Das System der Geburt und der Entwicklung des Lebens verläuft in einem endlosen Kreislauf. In diesem Kreislauf hängt alles miteinander zusammen. Nichts in diesem Kreislauf ist fest und von Bestand, alles kann sich jederzeit ändern, bleibt aber immer voneinander abhängig.

Diese Passage spielt unter anderem darauf an, dass die Erbgutweitergabe von Eltern zu Kindern ebenfalls gemäß dem allgemeinen System des Wandels erfolgt. Nur auf diese Weise ist Weiterentwicklung möglich.

Aus Hass beziehungsweise Feindschaft lässt sich Verbundenheit ableiten (huà chóu wèi qīn – 化仇為親).[43] – Dinge und Menschen, die man hasst, be-

---

[42] Ganz so, wie es heute noch in Tibet üblich ist.

[43] Interessanterweise lautet das Radikal für den Begriff für Hass, *chóu* (仇), *rén* (人), Mensch, und der zweite Bestandteil steht für die Zahl Neun (*jiǔ* 九). Die Neun steht für die Langfristigkeit. Das heißt, wenn Menschen langfristig (unter einem Dach) zusammenleben, können Hass und Feindschaft die Folge sein. Das Zeichen *chóu* kann auch als *qiú* gelesen und anders geschrieben werden (讎 oder 讐). – Das Radikal für das Zeichen *qīn* (親) lautet *jiàn* oder *xiàn* (見) und bedeutet sehen, erblicken oder treffen. Die antike Variante (亲) benutzte noch das Zeichen *mián* (宀), was Dach bedeutet und den Sinn noch besser erklärt.

deuten einem besonders viel. Was man hasst, von dem fühlt man sich angezogen. Menschen tun einander die schlimmsten Dinge an. Sie hassen sich, sind neidisch auf Leistungen, Status usw. und versuchen einander direkt und indirekt Schaden zuzufügen. Gleichzeitig ist man aber als Mensch ein Herdentier und von anderen Menschen abhängig. Der griechische Philosoph Diogenes von Sinope (ca. 405-320 v. u. Z.), dessen Philosophie der des Daoismus sehr ähnelt, beschrieb das so: »*Die Menschen haben sich in Städten beziehungsweise Staaten zusammengefunden, um sich vor Unrecht durch Fremde zu schützen und sich gegenseitig zu helfen. Dabei betreiben sie aber das Allerschlimmste, um sich gegenseitig Unrecht zu tun, gerade, als ob sie sich zu diesem Zwecke vereint hätten.*« Der deutsche Philosoph Arthur Schopenhauer (1788-1860) beschreibt dieses Phänomen mit seiner Geschichte der Stachelschweine. Diese müssen den richtigen Abstand finden, um sich gegenseitig zu wärmen, ohne sich dabei aber gegenseitig zu stechen. Sie sind voneinander abhängig und stellen gleichzeitig füreinander eine Gefahr dar. In China existiert die Ansicht, dass es keine wirkliche Freundschaft gibt, was man an der Erläuterung zum Zeichen *chóu* (siehe Fußnote 43) gut erkennen kann. Menschen können nach dieser Weltsicht lediglich eine Zweck-Nutzen-Beziehung haben. Sind Zweck und Nutzen zwischen zwei Menschen harmonisch, gibt es Freundschaft, sind sie es nicht, entsteht Feindschaft. Nach diesem Grundsatz werden in China Politik und Geschäfte gemacht, nach ihm funktioniert die Gesellschaft.

Die Dinge entstehen und bestehen auf Grundlage von Gegensätzen. Die gegensätzlichen Dinge ergänzen einander und existieren nur unter dieser Bedingung zusammen.

Alle Stoffe, Lebewesen und Kräfte wirken zusammen, fördern sich gegenseitig und nutzen einander. Nur so kann alles existieren.[44] *Dieses System der Existenz kann man nicht überwinden, und alles muss sich ihm unterordnen.*[45] *Beim Üben des inneren* gōng *gelten dieselben Grundlagen. Die Form des* qì *bildet sich aus Gegensätzen zwischen Rundem und Eckigem heraus. Das in-*

[44] Man bezeichnet diese Art des Zusammenwirkens heute als Synergie.

[45] Zwar hat der Mensch ein Bewusstsein und ein ichbezogenes Denken, aber er muss sich im Klaren darüber sein, dass er immer den Dualitäten der Natur unterworfen bleibt und sowohl abhängig von äußeren Gegensätzen ist als auch selbst aus Widersprüchen besteht, die ihrerseits von den äußeren Umständen abhängen.

nere Training ernährt das qì *und alle inneren Organe, das äußere Training die Muskelkraft. Das Prinzip des Kreislaufs im menschlichen Körper, mit seinen Gefäßen und inneren Organen, ist das gleiche wie das des Kreislaufs aller Existenz im Universum und in der Natur. Das* qì *wird entlang der Körperkanäle und Verbindungsgefäße zu allen inneren Organen geleitet (Kreislauf der Meridiane).*[46] *Dies geschieht in einem geschlossenen Kreislaufsystem von Körperkanälen.*[47] *Ist dieses Kreislaufsystem fließend und störungsfrei, fühlt sich der Organismus körperlich und geistig voll reicher Lebenskraft.*

Man muss beharrlich täglich üben, jahrzehntelang. Erst so erreicht man ein echtes Ergebnis.[48] *Ist man versiert und hat durch das Training tiefgreifende Ergebnisse und Fähigkeiten erreicht, geht das* qì *tief in den* dāntián *(Zinnoberfeld) hinein.*[49] *Der Bauch (als Körperzentrum, inklusive der Hüften) ist solide und stark. Man hat eine flexible Rückprallkraft.*[50] *Der Körper ist geschmeidig*

---

[46] Hier wird der Begriff *dǎoyǐn* (導引) verwendet. Dieser steht für ein Übungsprinzip, durch welches Energie durch den Körper geleitet wird. – Siehe S. 25

[47] Im Westen wurde der Blutkreislauf von William Harvey (1578-1657) entdeckt. Sowohl die Araber als auch die Chinesen kannten diese Kreislauf jedoch schon Hunderte Jahre früher.

[48] Genau das bedeutet *gōngfu*. Um signifikante Ergebnisse zu erreichen, muss man täglich üben. Mit jedem Tag verbessert man sich und macht Fortschritte. In China sagt man dazu auch: Ein Tag Training bedeutet einen Tag *Gōng*-Fortschritt. Ein Tag ohne Training bedeutet zehn Tage Leerheit (Rückschritt). Bei längeren Trainingspausen gehen die Früchte des vorherigen Trainings schneller verloren, als man sie bekommen hat. Die chinesischen *Gōng*-Trainingsmethoden sind auf Nachhaltigkeit und Langfristigkeit aufgebaut. Dies ist eine Lebens- und Trainingsphilosophie, die einen das ganze Leben begleitet.

[49] Das bedeutet, dass man durch das langfristige Training des *Yàn Chí Gōng* erreicht, dass das *qì* tief in den Körper zum *dāntián* sinkt. Auf physischer Ebene bedeutet es, dass der untere Teil des Körpers, das »Untergestell«, gestärkt wird, was in der chinesischen Medizin und in den chinesischen Kampfkünsten als essentiell für innere Stärke und robuste Gesundheit angesehen wird. Ist das »Untergestell« schwach und der obere Teil des Körpers wird übermäßig trainiert, verliert man das innere Gleichgewicht. Dies ist charakteristisch für viele Sportarten. Das Ergebnis solch unausgewogenen Trainings entspricht einem Baum, der zwar schwache Wurzeln hat, aber einen starken Stamm und schwere Äste.

[50] Das bedeutet, dass man seine Kraft einheitlich ausgeben und auch wieder zurücknehmen kann. Der Körper wird mit seinem Gewebe und seiner Muskulatur als eine in sich verwobene Einheit trainiert. Wenn man seine Kraft ausgibt, dann zieht sie sich auch wieder zurück, und man verliert nicht sein Gleichgewicht. Des Weiteren bekommt der Körper dadurch eine explosive Schnappkraft und kann Kraft sehr gut ausgeben. Das ist besonders für Kampfkünstler von größter Wichtigkeit.

zusammengeleimt.[51] *Der Mensch wird wie eine starke Brücke, auf der man Steine zertrümmern kann. Man muss tief in die Materie eindringen und sich mit ihr vertraut machen. Das beginnt mit dem ersten Schritt. Der Lernende muss sich selbst motivieren, sich selbst dazu bringen zu üben.*

Anmerkungen zum Training – Tafeln 9 bis 16

Der Inhalt von Tafel 9 bis 16 bezieht sich auf die darauffolgenden Trainingstafeln, welche die Übungen beschreiben. Aus diesem Grund wird ihr Inhalt in den folgenden Abschnitten in Form von Anmerkungen und Ergänzungen zu den Übungen in die Trainingstafeln eingebunden. Die zusammenhängende Übersetzung dieser und aller anderen Tafeln findet sich im letzten Teil dieses Buches.

Die Tafeln zu den Übungen – Tafeln 17 bis 19

Auf den Tafeln 17 bis 19 werden die drei Abschnitte und die dazugehörigen Trainingsübungen des *Yàn Chí Gōng* benannt. Die Übungen selbst werden, wie bereits weiter vorn angemerkt, im Manuskript nicht auf nachvollziehbare Weise beschrieben oder durch Abbildungen illustriert. Xióng Dàomíng vermittelte sie seinen Schülern durch direkten Unterricht. Er hat den Text zur Unterstützung der Weitergabe von *Yàn Chí Gōng* verfasst. Der chinesische Text enthält tiefgründige Bedeutungen und Inhalte, die durch eine unkommentierte Übersetzung nicht ausreichend klar und umfassend wiedergegeben werden könnten.

Geht es um das eigentliche Training, dann ist die chinesische Kampfkunst beziehungsweise die chinesische Medizin vollkommen pragmatisch. Es geht nur um das Ergebnis und den tatsächlichen fühl- und erkennbaren Nutzen. Philosophische und esoterische Betrachtungen gibt es in diesem

[51] Dieser Begriff spielt auf das Bindegewebe an, welches den Körper insgesamt zusammenhält und wie ein Klebstoff wirkt. Dieser Klebstoff muss elastisch und dehnbar sein, gleichzeitig aber auch stark und robust.

Zusammenhang nicht. Die kursiv gesetzten Textpassagen stellt auch hier die eigentliche Übersetzung der Tafeln dar. Der normalgedruckte Teil besteht aus Erläuterungen, die ich von meinem Lehrer und meinem *Gōngfu*-Bruder erhalten habe beziehungsweise auf eigenen Forschungen beruhen. Die Übungen selbst werden anhand von Fotos und Beschreibungen auf nachvollziehbare Weise vermittelt. Somit wird dem Leser verständlich, wie die Übungen aufgebaut sind und welche Wirkungen beziehungsweise welchen Nutzen sie haben, und er kann dies für sich selbst praktisch umsetzen.

Vorbemerkung zu den Übungen

Die innere Form legt die äußere Erscheinung fest. Die geistige und körperliche Entspannung sollte in den Alltag übernommen werden.

Generell müssen für sämtliche Übungen des *Yàn Chí Gōng* einige grundlegende Dinge beachtet werden:

Die Atmung: Der Mund soll geschlossen bleiben, und die Zunge drückt mit Kraft gegen den oberen Gaumen. Geatmet wird auf natürliche Weise durch die Nase. Die Atmung passt sich den Bewegungen an und umgekehrt. Beim *Yàn Chí Gōng* wird nichts erzwungen, sondern wir atmen so, wie es uns von der Natur aus mitgegeben wurde. Bei jenen Bewegungen, die sich nur schwer mit dem natürlichen Fluss vereinbaren lassen, achten Sie darauf, die Luft nicht anzuhalten oder zu pressen. Versuchen Sie, die Natürlichkeit soweit es Ihnen möglich ist zu erhalten.

Die Geisteshaltung: Beim Üben sollte der Geist ruhig und entspannt sein und frei von Gedanken. Man kann sich ein Bild vorstellen, das bei der Entspannung hilft, wie zum Beispiel einen menschenleeren Tempel in der Abgeschiedenheit der Natur. Im Herzen soll vollkommene Ruhe herrschen.

Im Sport ist es üblich sich anzustrengen, um auf ein Ziel hinzuarbeiten. Man sieht das am Gesichtsausdruck, der angespannt und gestresst wirkt. Man kann dies im Westen auch bei vielen *Tàijíquán*-Übenden bemerken. Selbst Leute, die sich als Meister ausgeben, sind auf Fotos oft so dargestellt. Daran kann man erkennen, dass der Geist des Menschen angespannt ist. Viele interpretieren das als Konzentration. Aber Anspannung und Konzentration sind zwei verschiedene Dinge. Konzentration hat Entspannung und Ruhe als Grundlage. Die Übungen des *Yàn Chí Gōng* spannen und entspannen den Körper und seine Organe, Muskeln, Bänder und Sehnen. Der Organismus wird von innen heraus gekräftigt. Bei korrekter Ausführung ist dies anstrengender, als nahezu alle bekannten sportlichen Übungen. Der Geist und das Herz bleiben dabei ruhig und entspannt, das Gesicht ist gelassen, egal wie angespannt der Körper ist. Auch der Atem bleibt stets gleichmäßig und wird nicht gepresst.[52]

Um den bestmöglichen Ablauf zu gewährleisten, führen Sie den *Yàn-Chí-Gōng*-Komplex barfuß auf weichem Boden aus. Sandstrand oder Waldboden eigenen sich am besten. Haben Sie hierfür keine Möglichkeit, wählen Sie Schuhwerk mit keiner allzu großen Haftung, damit Sie die Füße gleitend bewegen können. Alternativ können Sie auch in Strümpfen trainieren.

Der erste Teil des Yàn Chí Gōng – dìyīduàn 第一段

Yàn Chí Gōng *wird in drei Teile unterteilt. Der erste Teil nennt sich* jiàn pí gōng (健皮功) – *Schlüsselfunktionen der Haut und des Gewebes stärken und Haut und Gewebe gesund machen.*

Die Übungen des ersten Teils sind weitgehend statisch mit leichten Bewegungen im Stand. – Der erste Teil ist für nahezu jedermann gut geeignet. Der Leser kann sich passende Übungen für ein tägliches Training zusammenstellen.

Eröffnung (Fotos 48 und 49: Das *Yàn Chí Gōng* verwendet als Eröffnung dieselbe Bewegung, wie sie auch in anderen chinesischen Disziplinen üblich ist, zum Beispiel im *tàijíquán* (太極拳).

[52] Pressatmung ist generell ein schlimmer Fehler, der von den heutigen Kampfkunst- und *Qìgōng*-Übenden sehr häufig gemacht wird. Die Pressatmung verhindert das Fließen und damit die Gelassenheit, was sich in einem Kampf verheerend auswirken kann. Diese Form der Atmung ist ein Zeichen von Unerfahrenheit, Unqualifiziertheit und geringem technischen Niveau. Sie verleiht manchmal ein trügerisches Gefühl von Kraft, was einer der Gründe für die Anwendung in einigen Kampfschulen ist.

Man beginnt mit geschlossenen Füßen. Stehen Sie locker und in den Kniegelenken leicht gebeugt. Das Becken wird sanft nach vorn oben gekippt und der Kopf so aufgerichtet, dass sich die Halswirbelsäule streckt. Die Wirbelsäule soll lotrecht stehen. Das Gewicht des Körpers ist und bleibt während der Übungen zentriert. Setzen Sie nun langsam den linken Fuß eine Schulterbreite nach links. Beachten Sie, dass Sie sich hierbei mit Ihrem gesamten Körper bewegen. Es ist keine Einzelaktion des linken Beines. Setzen Sie Ihren Fuß mit den Zehenspitzen zuerst auf. Sie können die Arme locker seitlich am Körper hängen lassen. Atmen Sie ganz natürlich ein und aus. In der Regel wird Ihr Körper Ihnen sagen, wenn er sich unwohl fühlt. Im Zweifelsfall atmen Sie während der Körperanspannung aus und bei der Entspannung ein.

Die erste Bewegung: Training der Arme und Schultern

Man sinkt langsam und mit geradem Oberkörper in die Hocke. Dann erhebt man sich ebenso langsam. Beim Sinken atmet man auf natürliche Weise aus, beim Aufstehen atmet man ein. Der Mund bleibt geschlossen, die Zunge drückt gegen den Gaumen. Die Hüften werden angezogen, die Schultern gerundet und nach unten gezogen.

Ablauf (Fotos 50 bis 73): Die erste Bewegung enthält bereits zwei essentielle Punkte, die für den gesamten Komplex gültig bleiben. Das sind die Stellungen der Hüften und der Schultern bei aufrechtem Körper. Ehe Sie die folgenden Bewegungen ausführen, ziehen Sie also die Hüften nach oben. Gleichzeitig runden Sie die Schultern nach vorn und pressen sie abwärts. Dabei wird sich der Trapezmuskel am Hals nach oben wölben. Es ist wie das Spannen eines Bogens. Schultern und Hüften sind die Wurfarme, und die Bauchmuskulatur stellt die Sehne dar. Diese Haltung (chin. *gōngwèi* 弓位) ist typisch für einige Kampfkünste, da sie eine Grundspannung in den Körper bringt, ohne ihn zu verkrampfen. Wenn Sie diese Position korrekt einnehmen, kommen Sie während der Ausführung nicht außer Atem und könnten (theoretisch) nebenbei sogar reden.

Heben Sie die Arme locker in Schulterhöhe. Während Sie die oben geschilderte Grundhaltung einnehmen, drücken Sie die Arme bis zu ihrer natürlichen Bewegungsgrenze nach unten (Foto 51 – *gōngwèi*). Bauen Sie die Spannung hierbei langsam und gleichmäßig auf. Und lösen Sie selbige ebenso gleichmäßig, wenn es erforderlich wird. Das gilt prinzipiell für den gesamten Komplex, mit Ausnahme der Bewegungen, wo nur ein Teil des Körpers gespannt wird, während der andere Teil spannungsfrei bleibt.

Nachdem Sie in der beschriebenen Bogenhaltung eine Spannung aufgebaut haben, lösen Sie diese gleichmäßig auf, indem Sie Ihren Körper strecken. Dabei atmen Sie ein. Führen Sie die Arme zuerst nach oben und etwas nach hinten. Die Handflächen pressen symbolisch gegen den Himmel. Wenn Ihr Körper die maximale Streckung erreicht hat, führen Sie die Arme fächerförmig nach hinten, so dass auch die Brust- und Schultermuskulatur gedehnt wird (chin. *dǎkāi shànzi* 打開扇子).[53] Anschließend führen Sie die Arme zu den Seiten und bauen abermals die genannte Bogenspannung auf.

Sinken Sie nun langsam zu Boden, bis Sie sich in der *tāiwèi* (胎位) genannten Embryonalhaltung befinden. Achten Sie darauf, dass Sie so lotrecht wie möglich sinken, ohne dabei die Fersen vom Boden zu heben. Der Atem wird hierbei ganz natürlich aus den Lungen gedrückt. Versuchen Sie, das Gesäß so tief wie möglich zu bekommen und seien Sie nicht entmutigt, wenn Sie das Gleichgewicht verlieren oder auf Ihren Zehenballen stehen müssen. Sie werden sich mit der Zeit verbessern. Hören Sie auf Ihren Körper.

Erheben Sie sich aus der Embryonalhaltung, wobei Sie die Bogenspannung aufrechterhalten. Auch die Füße verändern ihre Position nicht. Die Schultern und Oberarme bleiben vorerst ebenfalls in ihrer natürlichen Spannung, doch die Unterarme und die Fäuste werden zur Brust hin angewinkelt. Die Hände sind mäßig fest geschlossen. Auf diese Weise wird die gesamte Außenseite der Arme und Hände gedehnt.

Kurz bevor Sie die Bogenhaltung vollendet haben, strecken Sie den linken Arm waagerecht nach vorn. Beachten Sie bitte, dass das Ellbogengelenk nicht ganz durchgedrückt wird. Der Arm dreht sich leicht einwärts, so dass die Daumenseite schräg nach unten zeigt. Legen Sie jetzt die rechte

---

[53] Chin.: den Fächer öffnen.

Hand auf die linke Schulter und schieben Sie sie ganz langsam auf dem Arm zur linken Hand. Während des Vorgangs üben Sie zweierlei Druck aus. Einmal pressen Sie die Hand während der Schubbewegung stark auf den linken Arm. Gleichzeitig ziehen Sie ebenfalls die linke Körperseite bogenförmig zusammen. Wenn die rechte Hand an der linken Faust angelangt ist, öffnen Sie diese und führen die Druckbewegung über die Fingerspitzen hinaus fort. Danach entspannen Sie Ihren Körper. Der erste Teil der ersten Übung ist beendet.

Der zweite Teil beginnt abermals mit der Bogenhaltung und dem Absinken in die *tāiwèi.* Führen Sie dann die Spannungsübung mit dem rechten Arm aus. Nachdem Sie sich kurz entspannt haben, ist der zweite Teil der ersten Übung beendet.

Anmerkung: Sie können jeden Übungsteil und jeden Einzelaspekt mehrmals wiederholen.

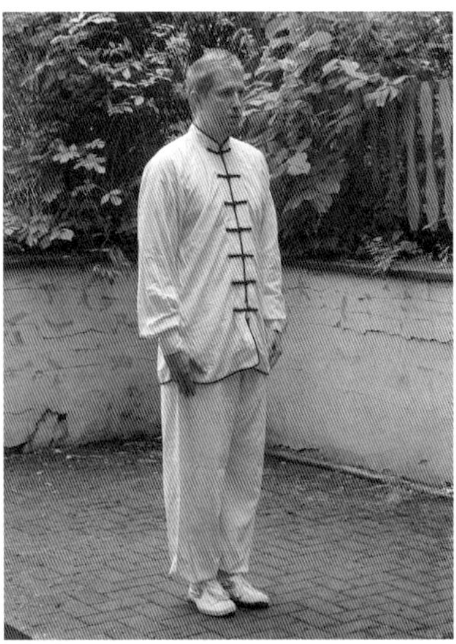

Foto 48

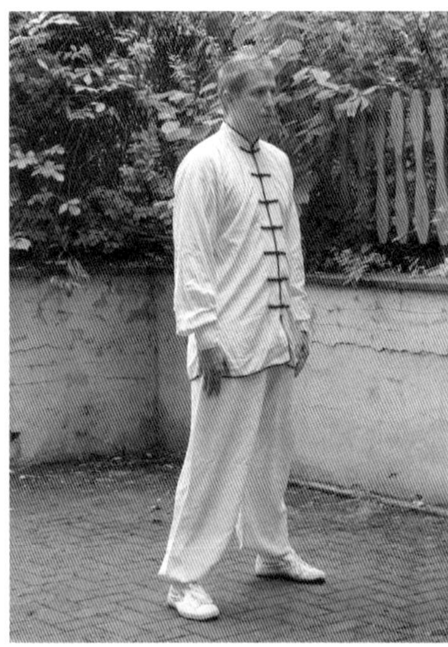

Foto 49

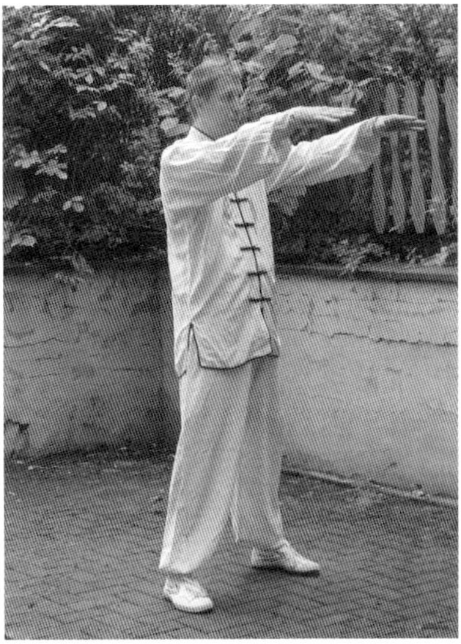
Foto 50

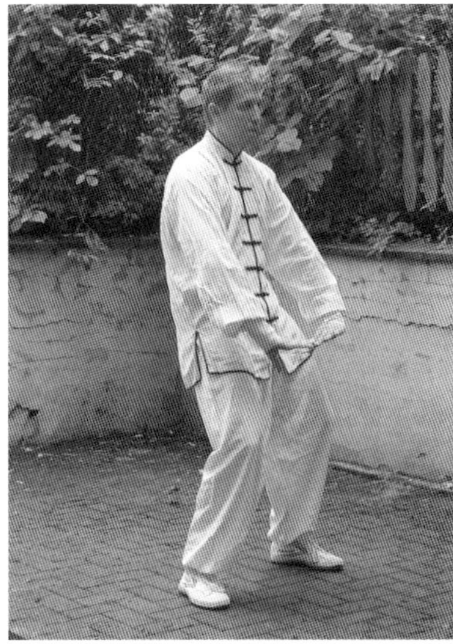
Foto 51

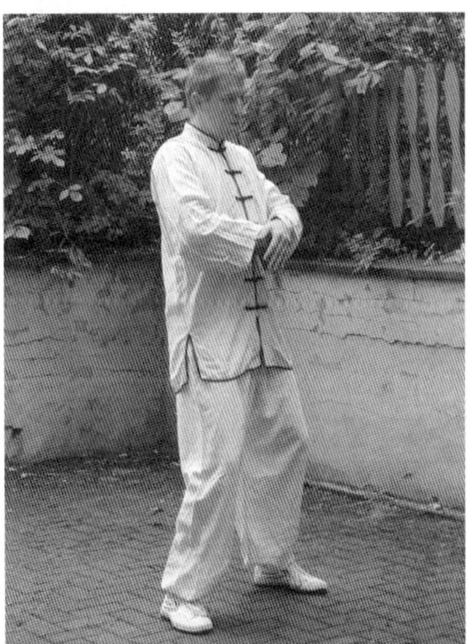
Foto 52

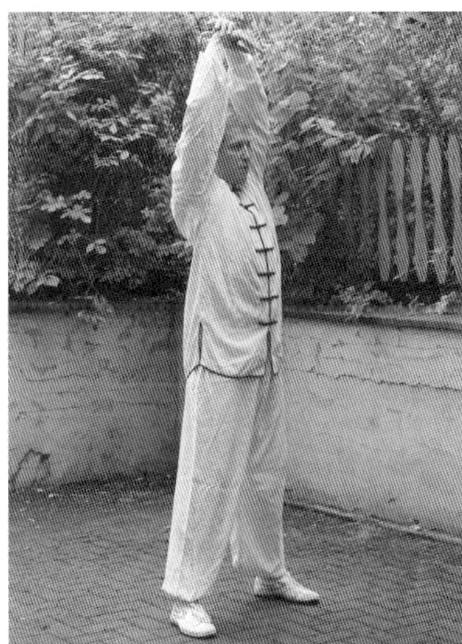
Foto 53

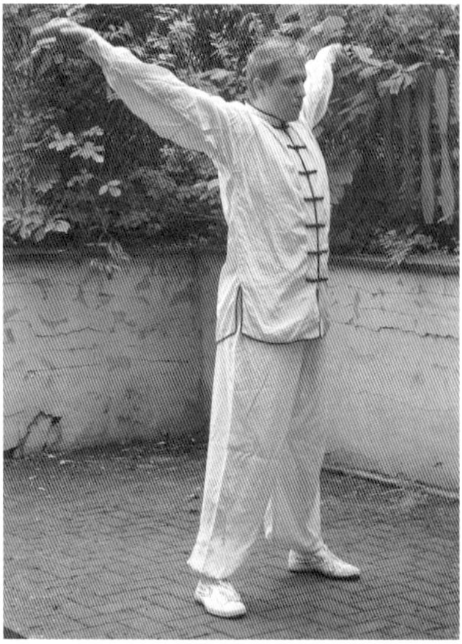

Foto 54

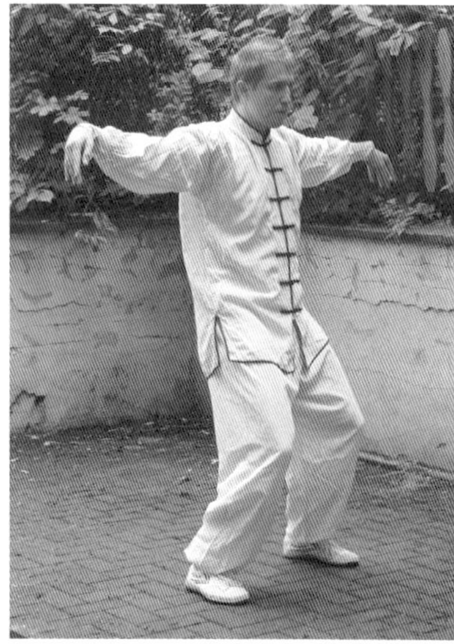

Foto 55

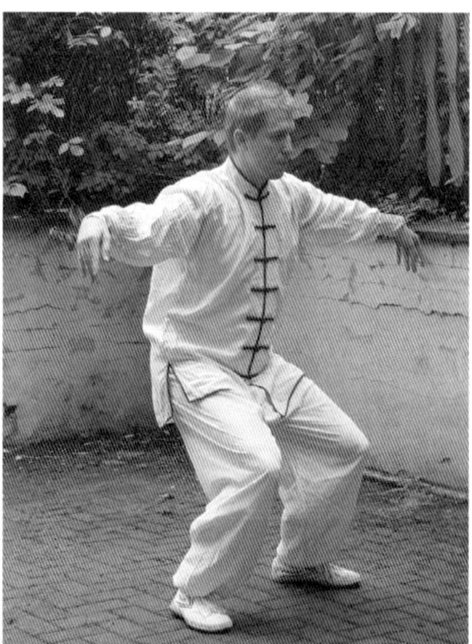

Foto 56

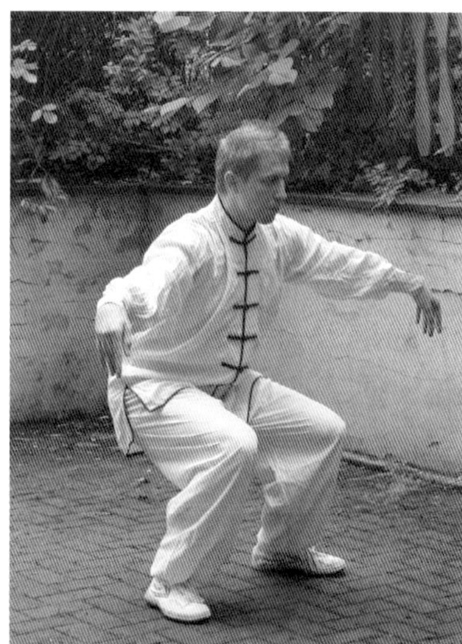

Foto 57

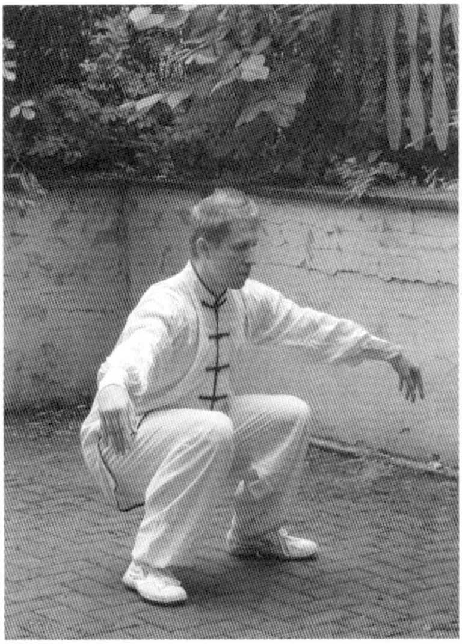

Foto 58

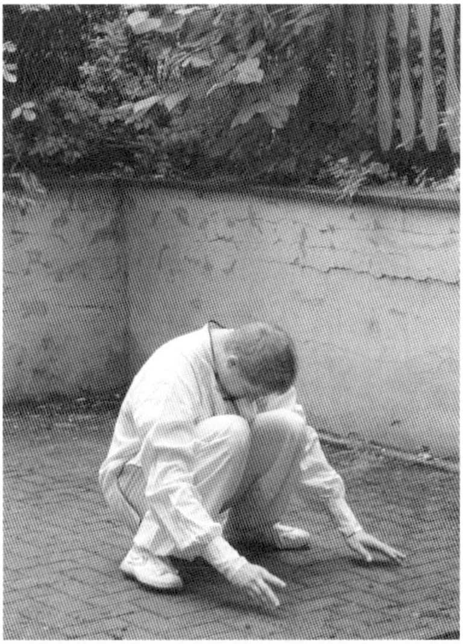

Foto 59

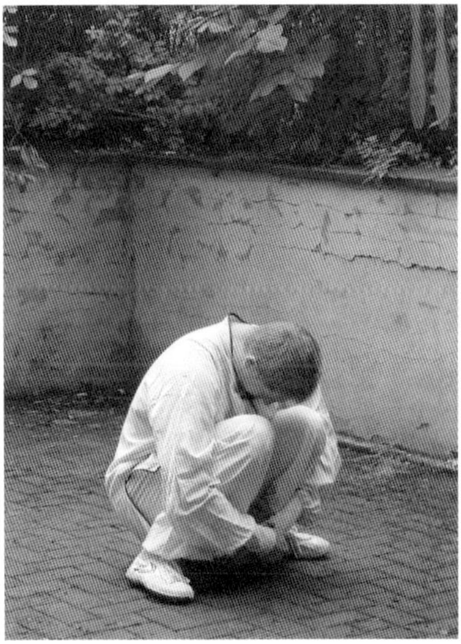

Foto 60

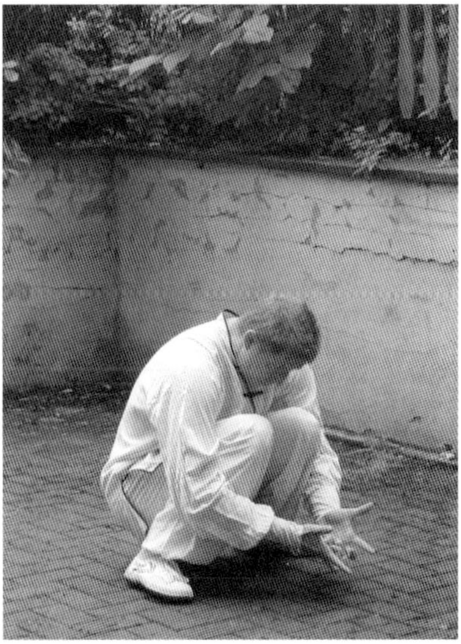

Foto 61

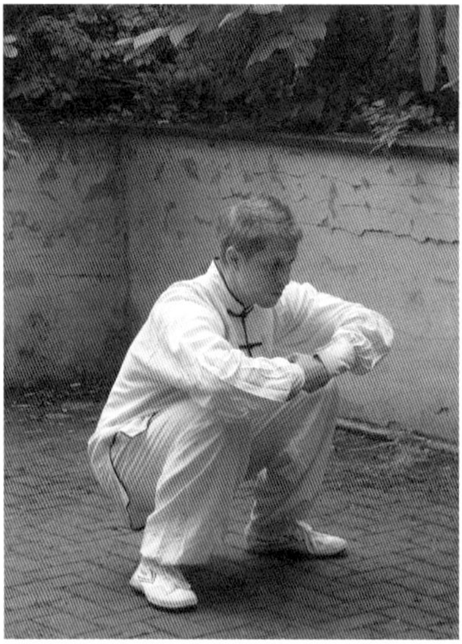

Foto 62

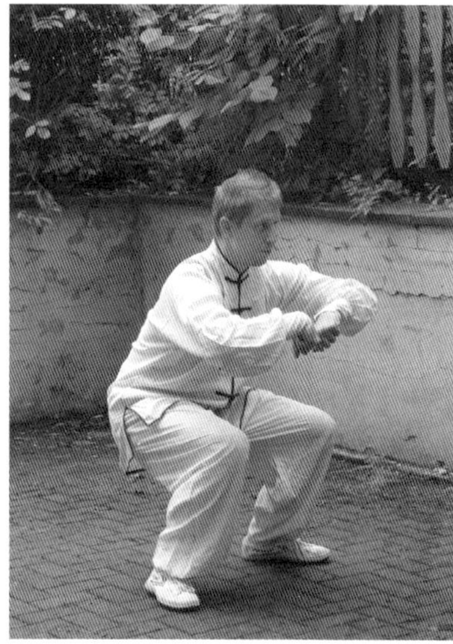

Foto 63

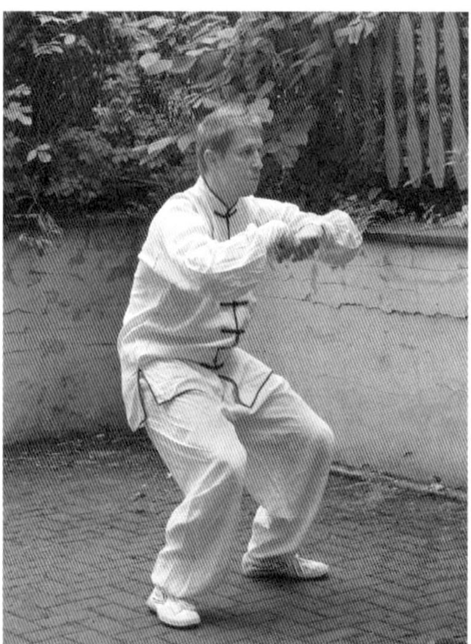

Foto 64

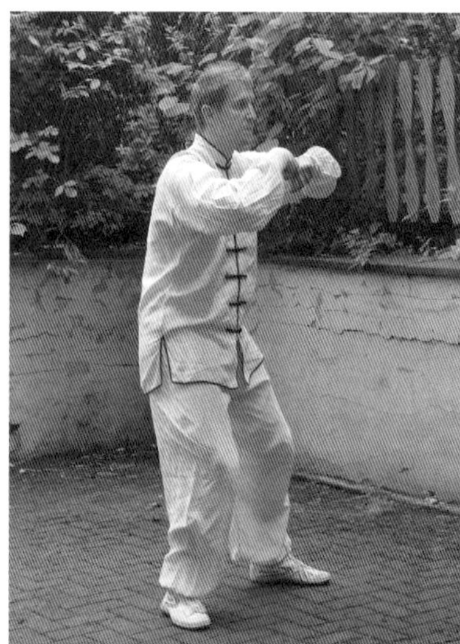

Foto 65

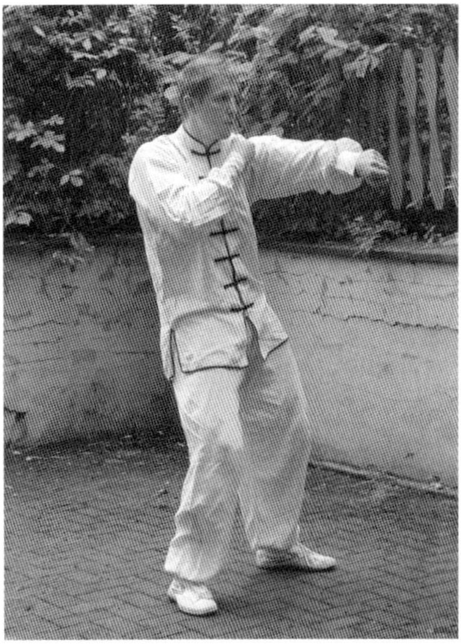
Foto 66

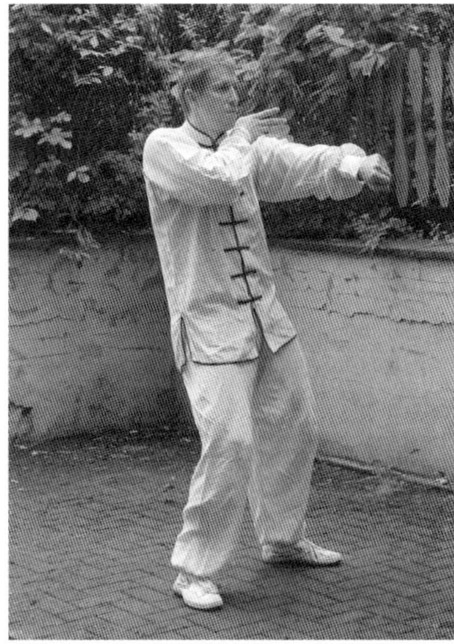
Foto 67

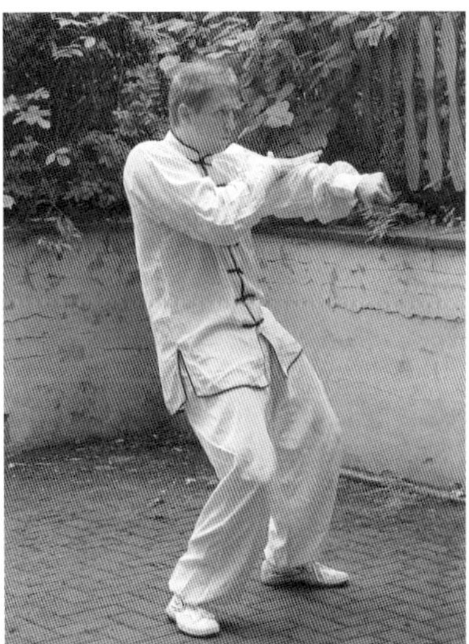
Foto 68

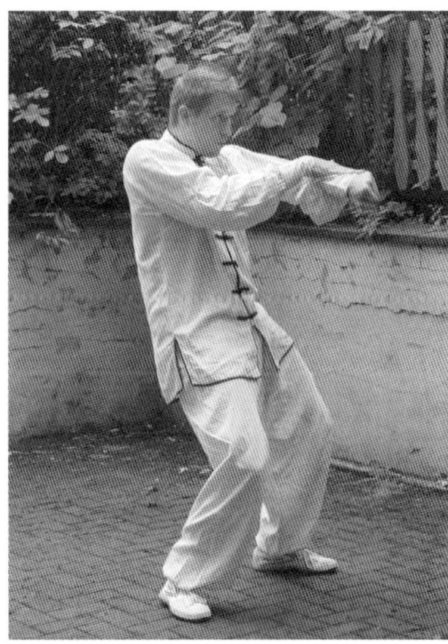
Foto 69

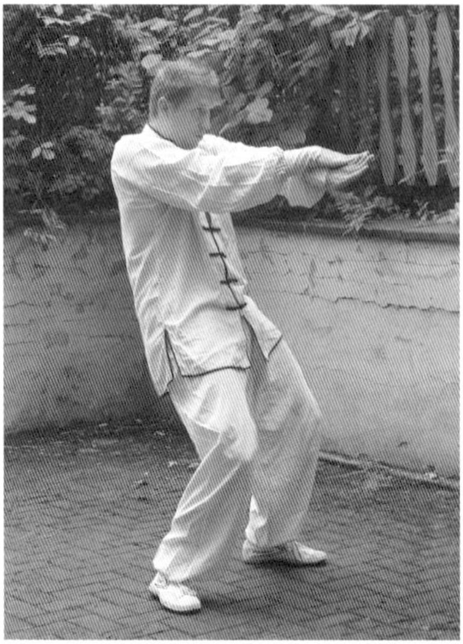

Foto 70

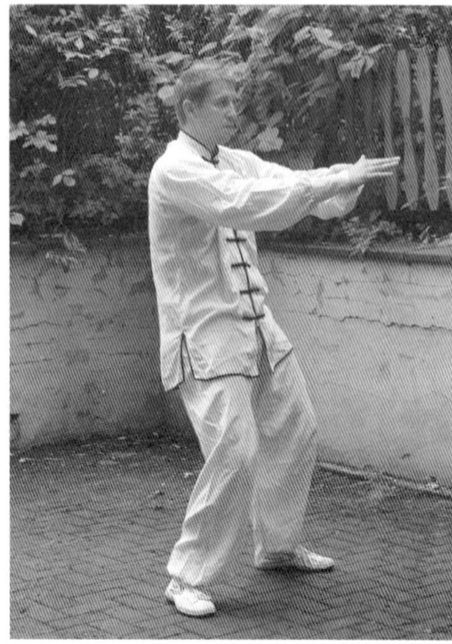

Foto 71

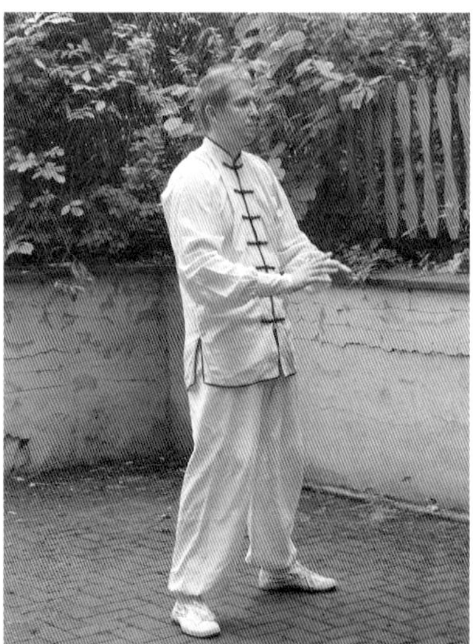

Foto 72

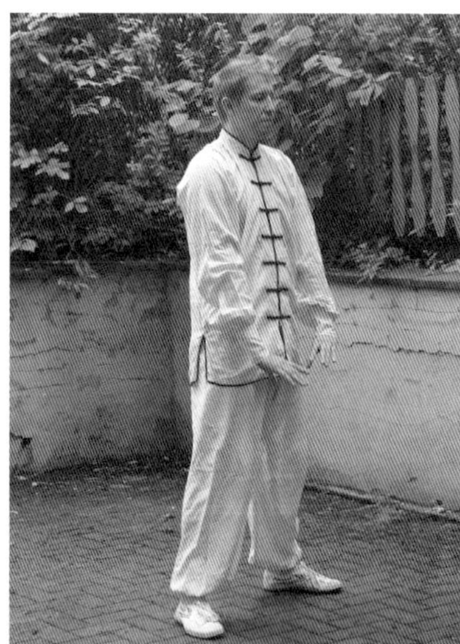

Foto 73

Kommentar: Entlang der Schlagkraftlinie drückt und schiebt man die andere Hand am Ende der Übung entlang des eingedrehten, ausgestreckten Arms. Wichtig ist das Eindrehen des Armes. Auf den gedrehten Arm wird dann Druck ausgeübt. Dadurch entsteht eine innere Stärkung des gesamten Gewebes und aller Sehnen, wie es nur durch diese Art des isometrischen Trainings möglich ist.

Diese Art von Drehungen der Gelenke und Gliedmaßen ist typisch für gute (*Qì-*)*Gōng*-Übungen, da dadurch das gesamte Gewebe und alle Fasern und Blutgefäße vollkommen durchgezogen werden. So funktioniert der Blutfluss reibungslos, und keine Krankheit kann sich ansetzen. Auf diese Art kann man auch die Fähigkeit der maximalen Kraftausgabe des Körpers erlangen. Durch die Drehung wird eine starke äußere Spannung aufgebaut, die wiederum eine innere Spannung zur Folge hat. Diese Art des Drehens ist bei allen folgenden Bewegungen ähnlich. Sie hat neben der Stärkung des gesamten Gewebes auch einen reinigenden Effekt. Natürliche und künstliche Schadstoffe gelangen über die Nahrung und die Atemluft in unseren Organismus. Das können wir nicht verhindern. Egal, wie sauber die Umwelt ist, Schmutz wird sich immer ansetzen. Wird solcher Schmutz nicht beseitigt, setzt er sich im Körper fest und führt vielleicht sogar zur Bildung von Tumoren. Durch das sehr langsame Üben dieser Bewegung beginnt der Körper zu schwitzen und scheidet die Schadstoffe wieder aus. Durch die Drehbewegung werden nicht nur das gesamte Gewebe, die Adern, Faszien, Gelenke und Muskeln gestärkt, sondern es kommt auch zu einem Effekt des »Auswringens«. Dadurch wird zudem erreicht, dass die Muskeln straff bleiben und nicht zu stark »aufquellen«. Wenn Muskeln sich durch Krafttraining und Nahrungsmittelzusätze unkontrolliert vergrößern, drücken sie auf die Gefäße im Körper und stören dadurch den Fluss des *qì* erheblich. Die Folge sind oft chronische Krankheiten. Dieses »Auswringen« sollte für Sie so alltäglich werden wie die Nahrungsaufnahme.

Durch die entsprechende Körperhaltung entsteht eine natürliche Spannung. Die Hüften werden angehoben, die Schultern nach unten gezogen. So entsteht bei natürlicher Atmung eine ebenso natürliche Presskraft. Für Kampfkünstler ist es in diesem Zusammenhang interessant, dass der Körper dadurch in der Lage ist, auch harte Schläge zu absorbieren. Das ist lediglich eine Frage der korrekten Spannung und der entsprechenden

Positionierung. Auf keinen Fall sollten Sie das Ergebnis durch Anhalten des Atems erzwingen, wie man es bei den Vorführungen der falschen *Shàolín*-Mönche[54] sehen kann. Das ist ungesund und kein Ausdruck wirklicher Abhärtung. Für einen Kampf auf Leben und Tod kann diese Art der Spannung verheerend sein. Das gleiche Prinzip gilt übrigens auch im weltweit bekannten chinesischen Trainings- und Kampfsystem *tàijíquán* (太极拳). Auch hier sollte der Körper eine natürliche Spannung haben, während seine Bewegungen natürlich und fließend erscheinen. Wie ein gespannter Bogen mit aufgelegtem Pfeil, der die Energie speichert und bei Bedarf seinen tödlichen Gruß aussendet.

Nehmerfähigkeiten sind für einen Kampf genauso wichtig wie Schlagstärke. Wer austeilen kann, muss auch einstecken können. Wenn es um eine lebendige Kampfkunst geht, wird der Gegner sich bewegen, ausweichen und natürlich auch zurückschlagen. Auch erfahrene Straßenkämpfer wissen, wie wichtig das Wegstecken von Schlägen ist, denn sie kämpfen gegen echte Gegner. Nur wenn man gute Nehmerfähigkeiten besitzt, kann man im Kampf locker bleiben. Diese Lockerheit ist wiederum die Voraussetzung dafür, dass man sich schnell und flexibel bewegen kann, um Angriffe abzuwehren oder ihnen auszuweichen.

Durch diese Übung des *Yàn Chí Gōng* verleiht man seinem Körper die Fähigkeit, jederzeit eine starke Spannung aufzubauen, um harte Angriffe absorbieren zu können, und das bei jeder nötigen Bewegung. Deswegen ist das *Yàn Chí Gōng* letztendlich eine dynamische Kunst. Die herkömmlichen *Qìgōng*-Übungen funktionieren nur im Stand und würden in einer realistischen, dynamischen Kampfsituation wenig Vorteile bringen.[55]

Des Weiteren wird durch die Körperhaltung mit angehobenen Hüften und gesenkten Schultern erreicht, dass der Rücken und damit das

---

[54] Die orangegewandeten Männer, die im Namen des berühmten *Shàolín*-Klosters durch die Welt reisen, sind keine echten Mönche. Es sind Artisten, die eine gute Show bieten. Wenn man mit nüchternem Auge ihre Leistungen mit denen anderer Akrobaten vergleicht, wird man erkennen, dass, abgesehen vom unterschiedlichen Programm, keine Unterschiede in der grundsätzlichen Bewegungsart existieren. Sieht man sich allerdings zum Vergleich Vorführungen echter Kampfkünstler an, wird die relative Kraftlosigkeit der meisten Akrobaten sofort auffallen.

[55] Fairerweise muss aber angemerkt werden, dass sich die modernen *Gōng*-Arten als reine Gesundheitsübungen verstehen und gar nicht für den Kampf bestimmt sind.

gesamte Rückengewebe gedehnt wird. Das Ergebnis ist eine elastische Stärke.

Die Embryonalhaltung (*Tāiwèi*-Haltung) zieht den *dāntián* nach oben und führt zu einer tiefen Bauchatmung. Die *Tāiwèi*-Haltung ist damit eine Übung zur natürlichen Atemregulierung. In der chinesischen Massagekunst erreicht man das, indem man dem Patienten die Haut am Rücken von der Mitte aus mit beiden Händen auseinanderzieht. Das Training dieser Haltung hat jedoch einen wesentlich tieferen Effekt, da es den Körper auf aktive Weise stärkt.

Die zweite Bewegung: Training der Brust und des Schulter-Rücken-Bereichs

Ablauf (Fotos 74 bis 78: Die beiden Teile der zweiten Übung ähneln den beiden vorhergehenden. Sie beginnen mit *gōngwèi* und *dǎkāi shànzi*. Der Unterschied ist, dass Sie die pressende Hand nun nicht auf den anderen Arm legen, sondern darunter. Strecken Sie den linken Arm in der üblichen Weise aus und legen Sie die rechte Hand in die linke Achselhöhle. Nun schieben Sie die Hand unter großem Druck bis zur linken Hand und üben Sie gleichzeitig mit Ihrem linken Arm einen Gegendruck aus. Sie beenden die Übung in der Bogenhaltung. Danach entspannen Sie sich. – Die Fotografien stellen lediglich jene Sequenz der zweiten Übung des ersten Teils dar, die verschieden ist von der entsprechenden Sequenz der ersten Übung. Die anderen Bewegungen sind identisch mit denen der ersten Übung.

Kommentar: Die Schultern sind ein wichtiger Teil bei der Kraftausgabe, zum Beispiel bei Schlägen und Wurftechniken, da sie für die effektive Kraftübertragung vom Rücken in die Arme verantwortlich sind. Das kann man sehr gut bei Gorillas beobachten, die über ihren Rücken eine enorme Kraft in die Arme übertragen können und die furchterregende Kämpfer sind.

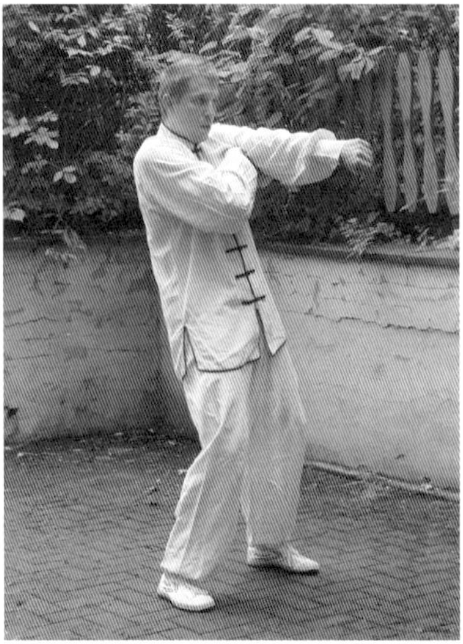

Foto 74

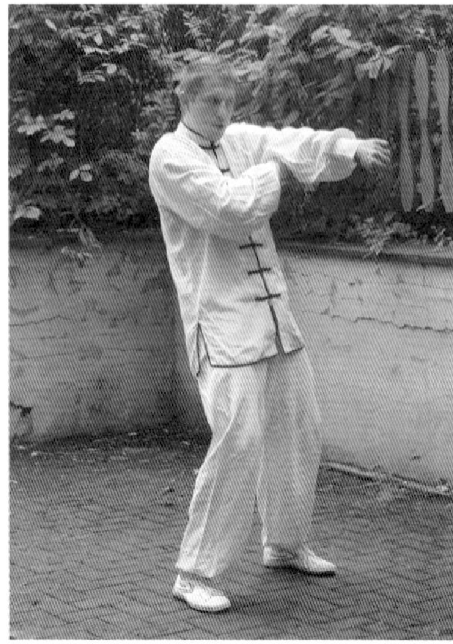

Foto 75

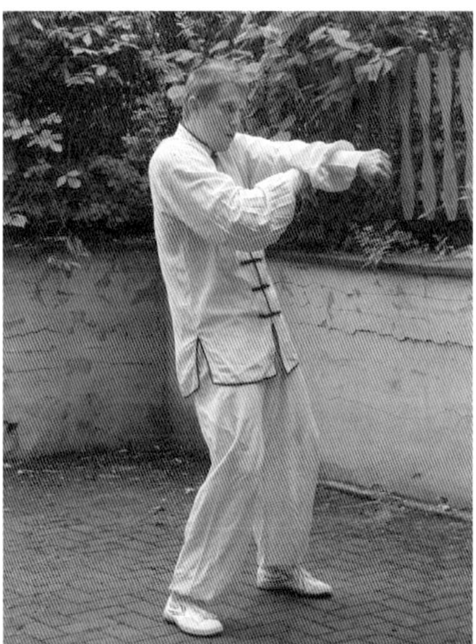

Foto 76

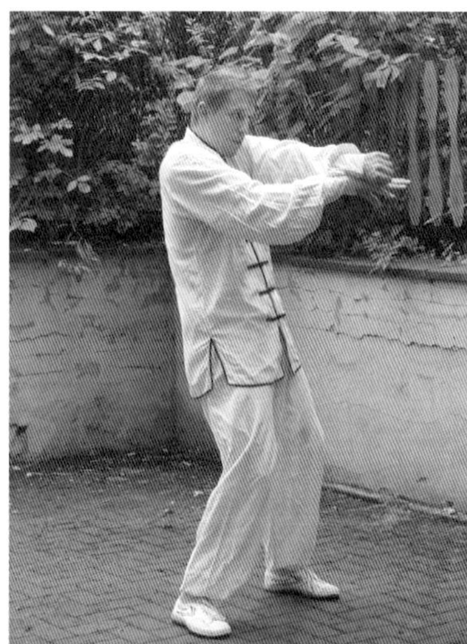

Foto 77

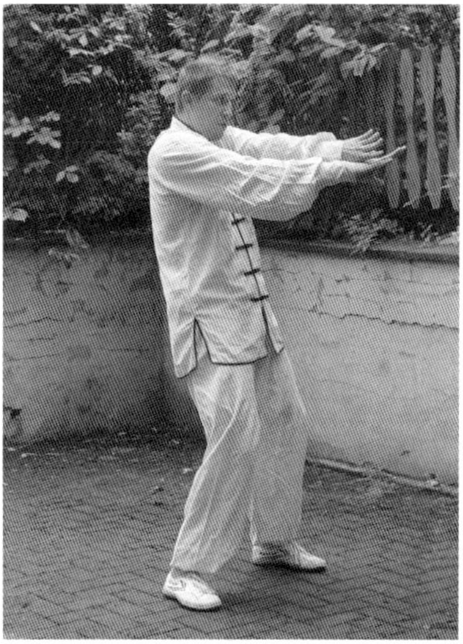

Foto 78

Die dritte Bewegung: Training von Brust und Bauch

Ablauf (Fotos 79 bis 112): Die dritte Bewegung beginnt wiederum mit der Bogenhaltung. Führen Sie die Eröffnungsschritte wie oben beschrieben aus. Anschließend richten Sie sich langsam auf und strecken Ihren Körper (*dăkāi shànzi*). Auch dieser Schritt entspricht jenem aus der ersten Übung.

Danach drehen Sie sich nach links und verlagern Sie Ihr Gewicht auf den rechten Fuß. Nehmen Sie Ihr gesamtes Gewicht von Ihrem linken Bein. Halten Sie dabei die linke Körperseite spannungsfrei, während die rechte Seite die Bogenspannung aufrechterhält. Das ist etwas gewöhnungsbedürftig, doch Sie werden es nach einigen Versuchen schaffen.

Sinken Sie nun wie bei der ersten Bewegung abwärts. Setzen Sie dabei das linke Bein nur sanft auf oder entlasten Sie es vollkommen, so dass es knapp über dem Boden hängt (chin. *guàtuǐ* 挂腿).[56] Sinken Sie bis ganz in die Embryonalhaltung nieder, die in diesem Fall *guàtuǐ tāiwèi* (挂腿 胎位) genannt wird. Anfangs werden Sie vielleicht Schwierigkeiten haben, tief in die Hocke

[56] Auch *yītiáotuǐ tāiwèi* (一條腿 胎位) genannt.

zu gehen oder die Kraft vollkommen aus einem Bein zu nehmen. Lassen Sie sich hierdurch nicht entmutigen. Wir beschreiben die Idealstellung, nach der Sie sich richten können, und die zu erreichen dem Übenden nach anfänglichen Schwierigkeiten mit der Zeit immer leichter fallen wird. Sie gehen zunächst einfach so tief, wie es Ihnen möglich ist. Halten Sie sich dabei dennoch an einige Punkte, z. B. den Oberkörper bogenförmig zu spannen, aber keinen Buckel zu machen. Lassen Sie sich Zeit bei der Ausführung. Der Erfolg wird sich rasch einstellen.

In der *guàtuǐ tāiwèi* bleibt die Bogenspannung erhalten. Die Hüften sind auch in der Hocke aufwärts und die Schultern abwärts gerichtet. Der Effekt, die Dehnung der Rückseite, stellt auch bei diesem Schritt eine feste Größe dar.

Erheben Sie sich aus der Embryonalhaltung, wobei Sie die Bogenspannung aufrechterhalten. Auch die Füße verändern ihre Position kaum. Allerdings soll auch beim Aufrichten das Gewicht vollkommen aus dem linken Bein genommen werden. Sie erheben sich also nur durch die Kraft ihres rechten Beines. Machen Sie sich keine Sorgen, wenn es nicht auf Anhieb klappt. Nehmen Sie vielleicht für den Anfang einen niedrigen Schemel zu Hilfe und üben Sie, ohne vollständig in die Hocke zu gehen. Die Schultern und Oberarme bleiben vorerst ebenfalls in ihrer natürlichen Spannung.

Wenn Sie sich aus dem *guàtuǐ tāiwèi* erhoben haben, drehen Sie die Arme so, als ob Sie ein größeres Gefäß zu ihren Schultern anheben würden, um daraus zu trinken. Dann werden die Hände mäßig fest geschlossen und wie bei der ersten Übung gerundet, um eine Spannung aufzubauen. Das Herz soll derart in den Körper einsinken, dass Sie es spüren können. Nun pressen Sie die Knöchel der Fäuste auf die Brust und ziehen Sie unter großer Spannung die Fäuste bis zum Unterbauch. Auf Höhe der Leisten öffnen Sie die Hände, nehmen die Spannung aus den Armen und heben diese parallel und locker gestreckt nach schräg oben. Gleichzeitig verlagern Sie das Gewicht auf das (linke) vordere Bein, bis Sie in einer halben Bogenstellung stehen (chin. *bàn gōngbù* 半弓步). Zusammen mit den Armen strecken Sie nun Ihren Körper schräg nach vorn, etwa in einem Winkel von 30 bis 40 Grad. Drücken Sie den hinteren (rechten) Fuß gegen den Boden, so dass die ganze Rückseite gespannt wird. Gleichzeitig drehen

Sie die Handflächen nach außen. Sie stemmen die Hände mit aller Kraft gegen ein imaginäres Hindernis (chin. *tuī yánshí* 推岩石). Halten Sie nur kurz die Spannung und lösen Sie diese dann gleichmäßig auf.

Nachdem Sie die Spannung aufgelöst haben, kehren Sie in die Bogenhaltung zurück. Führen Sie die linke Hand auf den Rücken, so dass sie mit dem Handrücken auf der rechten Niere zu liegen kommt. Die rechte Hand liegt mit der Handkante knapp unter dem Schlüsselbein. Nun ziehen Sie die Hände unter großer Spannung gegenläufig über den Körper. Die linke Hand reibt von der linken Niere zur rechten Niere. Die rechte Hand zieht vom linken Schlüsselbein über die Milz zur Leber. Gleichzeitig mit dem Zug der Hände drehen Sie den Körper, bis Sie Ihre Stellung in der Bogenhaltung zentriert haben. Beides, das Reiben des Körpers und das Zentrieren Ihrer Stellung, schließt gleichzeitig ab. Nachdem Sie den *gōngwèi* erreicht haben, lösen Sie die Spannung auf.

Wiederholen Sie den gesamten Ablauf auch auf der anderen Seite. Beginnen Sie mit *gōngwèi* und *dǎkāi shànzi*. Lassen Sie sich Zeit und berücksichtigen Sie Ihre Möglichkeiten. Atmen Sie natürlich und pressen Sie weder die Luft noch halten Sie sie an.

Kommentar: Der Bauch und die Bauchmuskeln sowie das dortige Bindegewebe bilden einen wichtigen Stützfaktor für den menschlichen Körper. Sie erzeugen eine ausgleichende Kraft für die Stärkung des Rückens. Deswegen müssen auch diese Bereiche gut trainiert werden. Die Ausprägung des gesamten Gewebes hat die üblichen Ziele: Elastizität und Kraft. Die Selbstmassage ist in die gesamte Übung integriert. Selbstmassage (chin. *zìwǒ ànmó* 自我按摩 oder *zìwǒ tuīná* 自我推拿) ist eine sehr alte Technik in China. Sie lässt sich bereits in den über 2000 Jahre alten Vorläufern des heutigen *qìgōng* (z. B. *dǎoyǐn*, *tǔnà* und *liàndān*) nachweisen. Bei der Selbstmassage reibt man beispielsweise entlang des Bauch- oder des Rückengewebes. Dabei wird das Gewebe geschmeidig und gleichzeitig gestrafft. Man stärkt damit die Muskeln, die Haut und auch die inneren Organe. Im *Yàn Chí Gōng* sind solche Bewegungen in vielen Stellen enthalten.

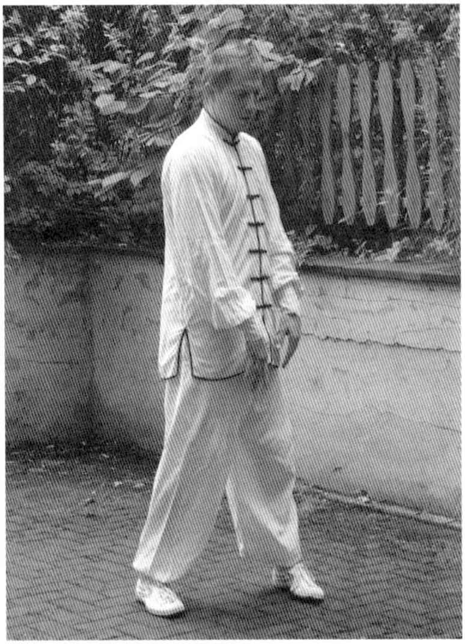

Foto 79

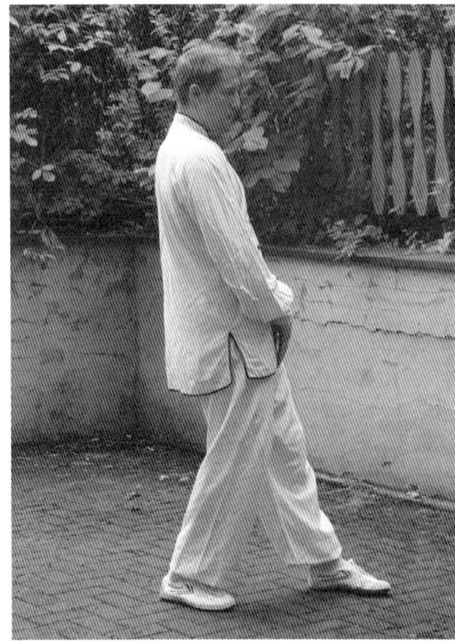

Foto 80

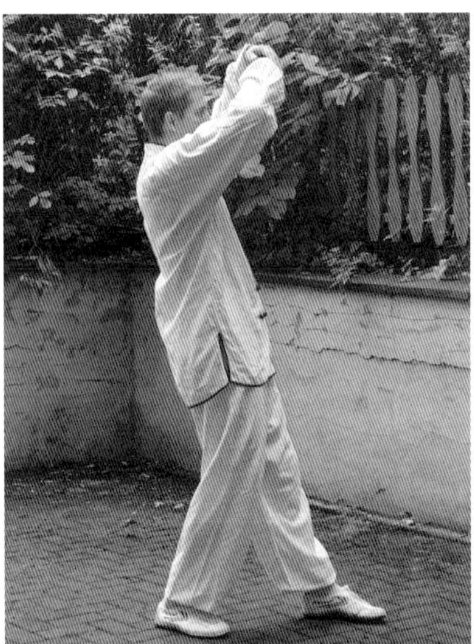

Foto 81

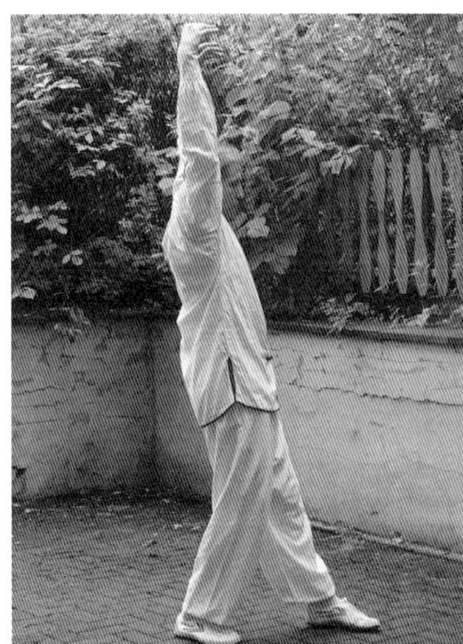

Foto 82

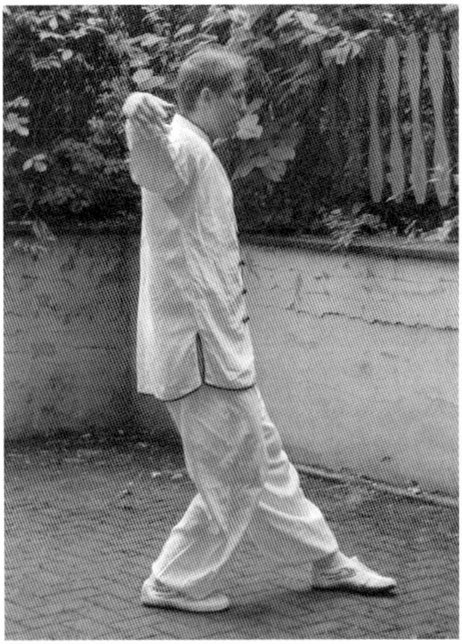
Foto 83

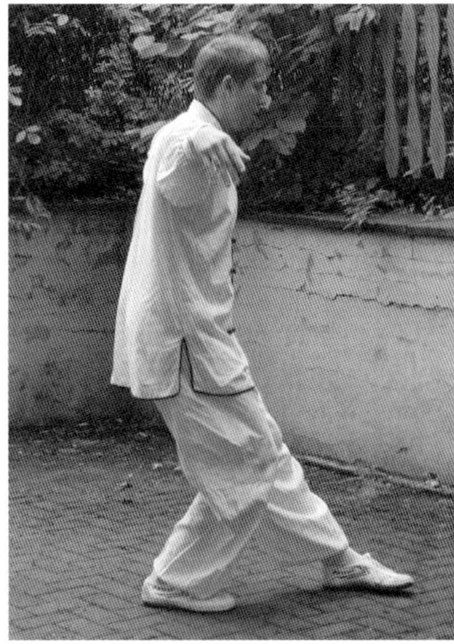
Foto 84

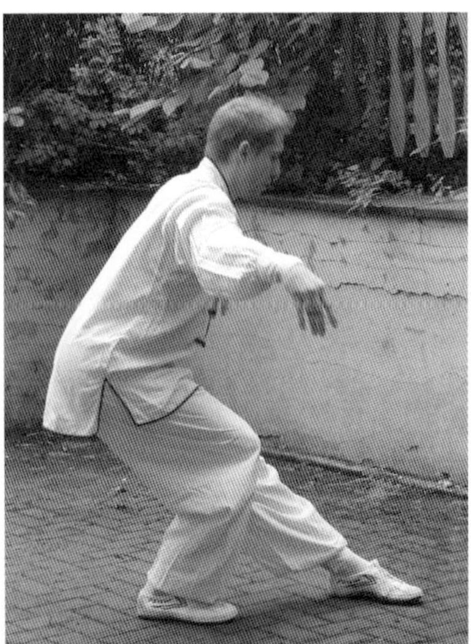
Foto 85

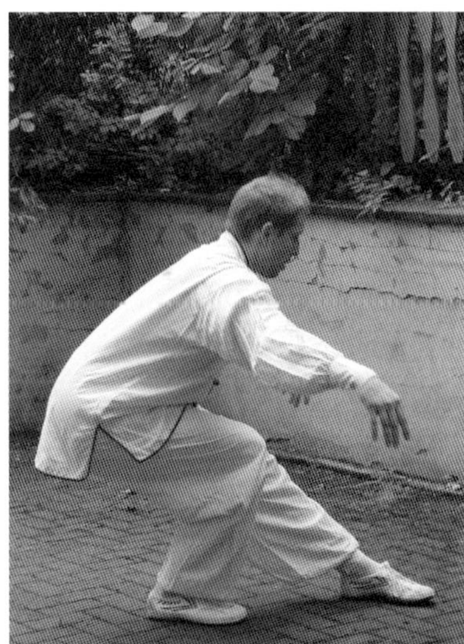
Foto 86

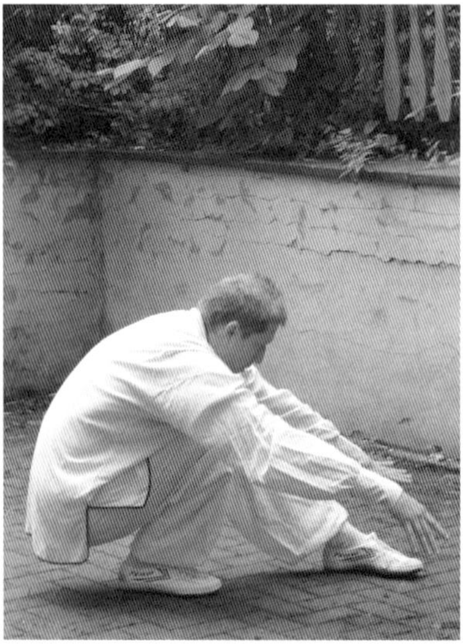
Foto 87

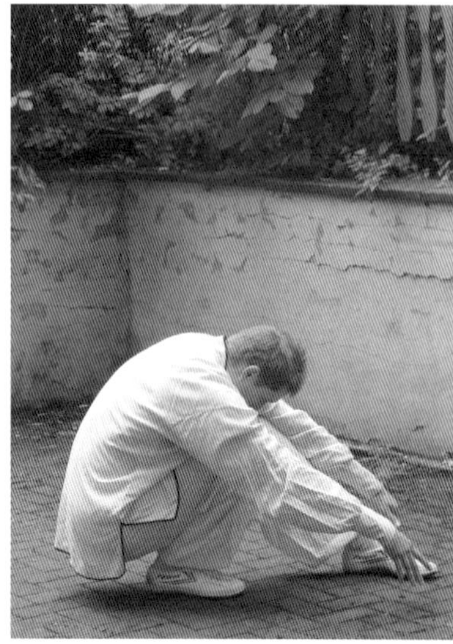
Foto 88

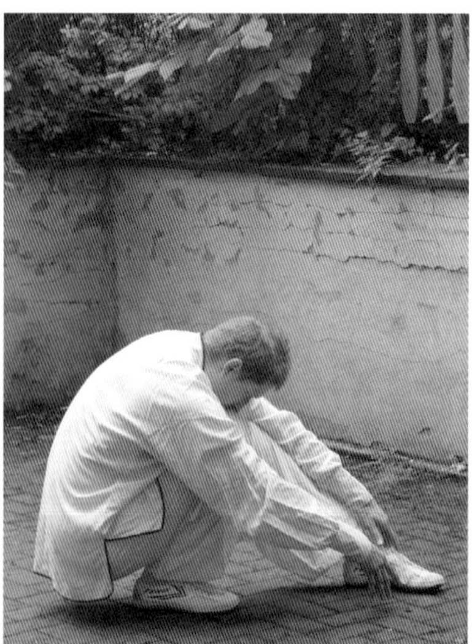
Foto 89

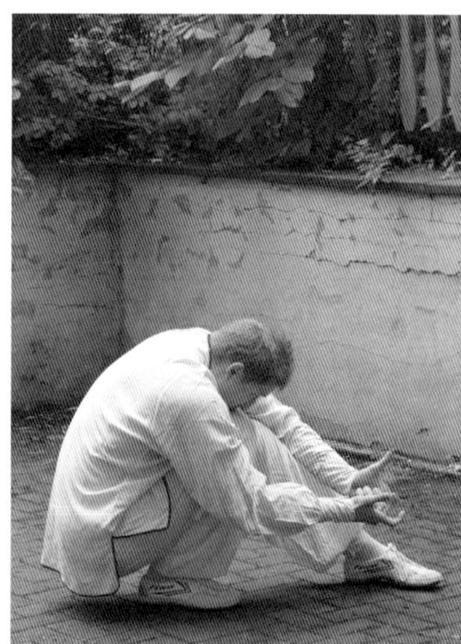
Foto 90

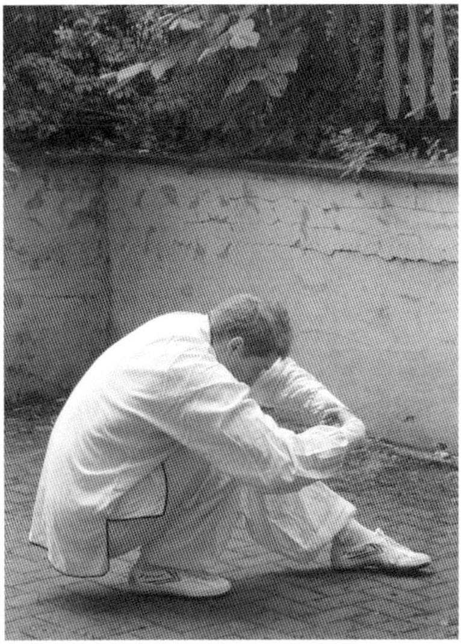
Foto 91

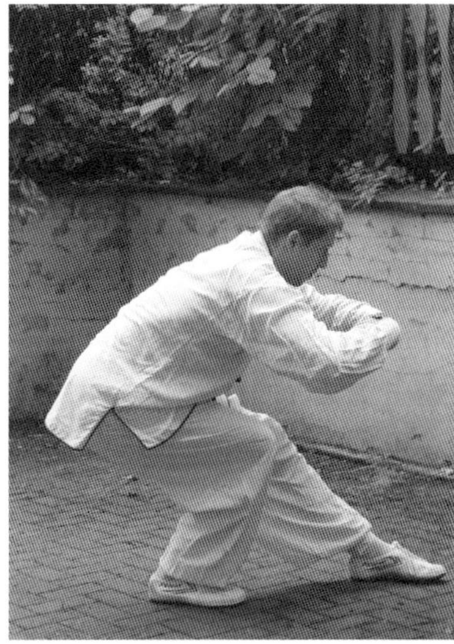
Foto 92

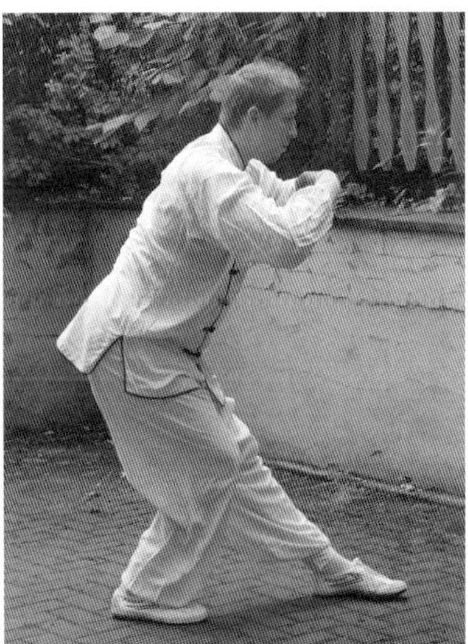
Foto 93

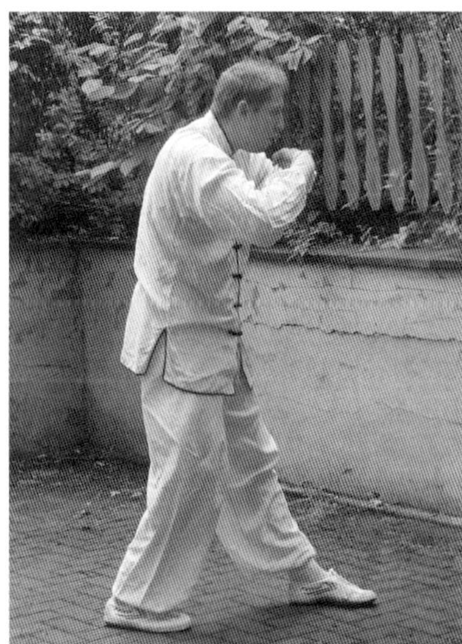
Foto 94

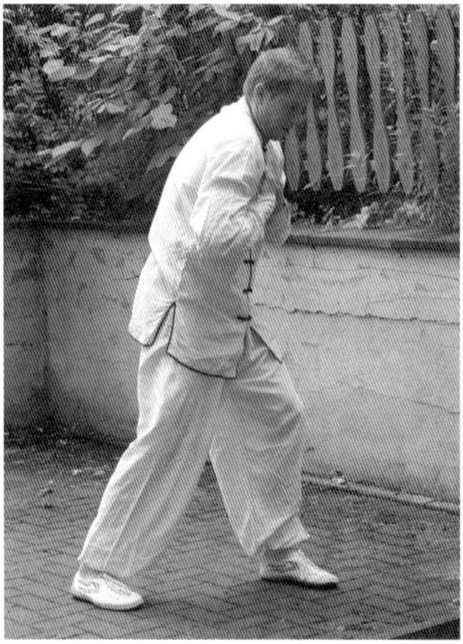
Foto 95

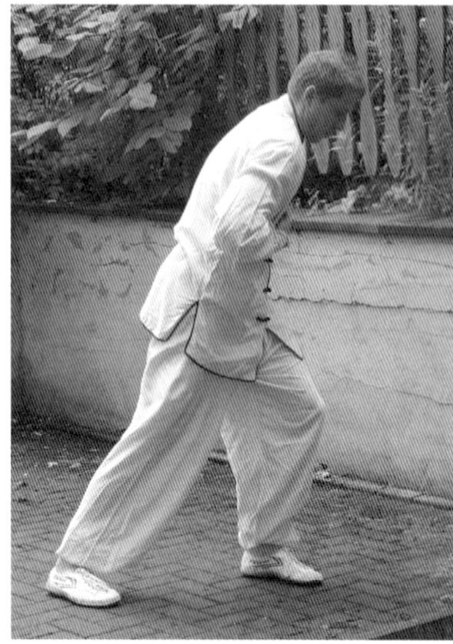
Foto 96

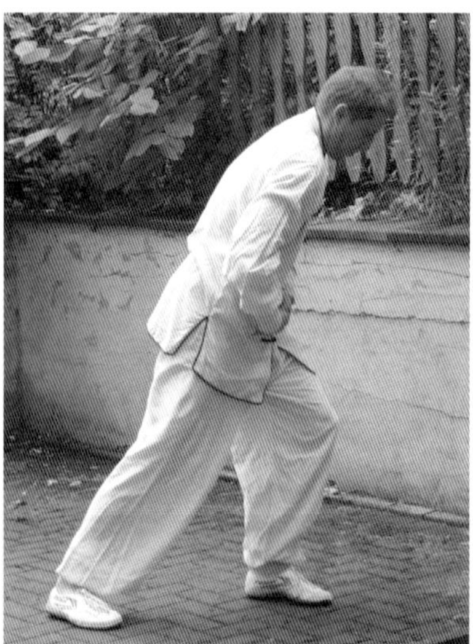
Foto 97

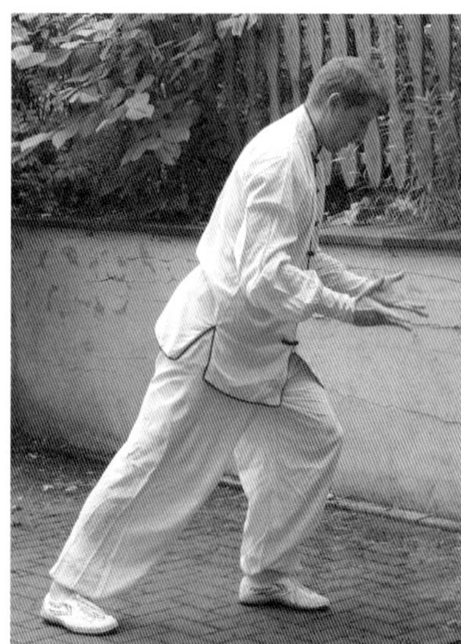
Foto 98

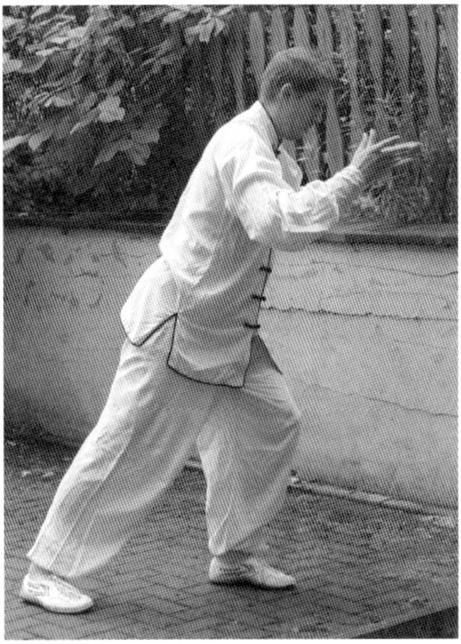
Foto 99

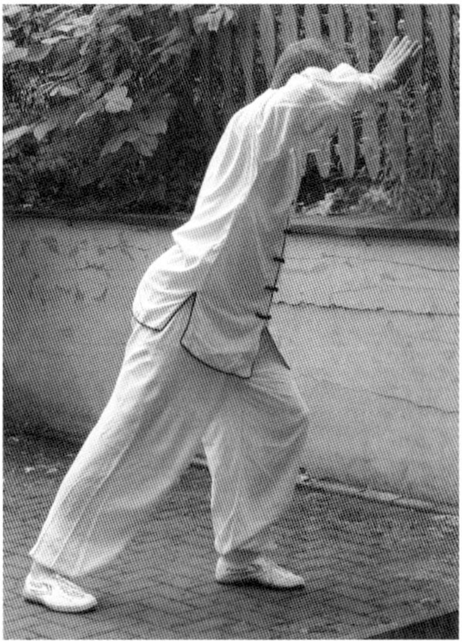
Foto 100

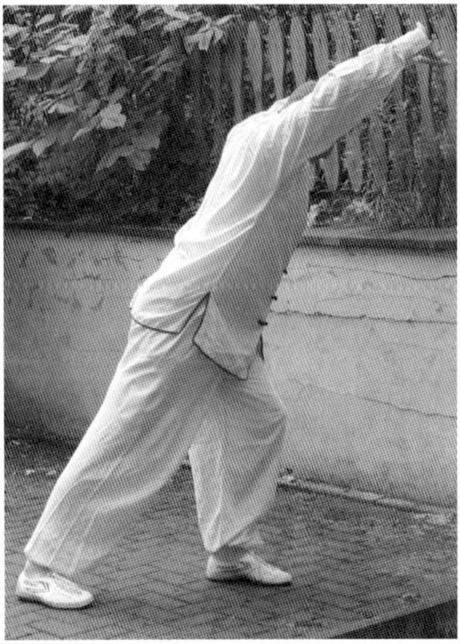
Foto 101

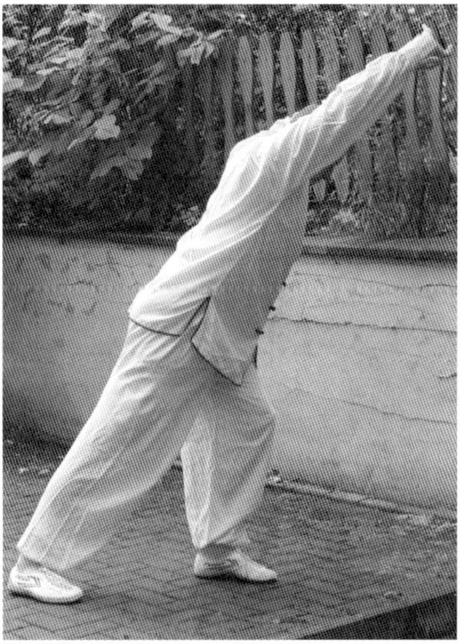
Foto 102

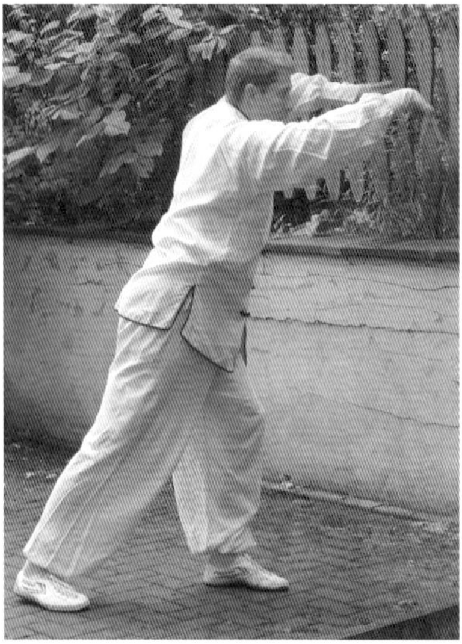
Foto 103

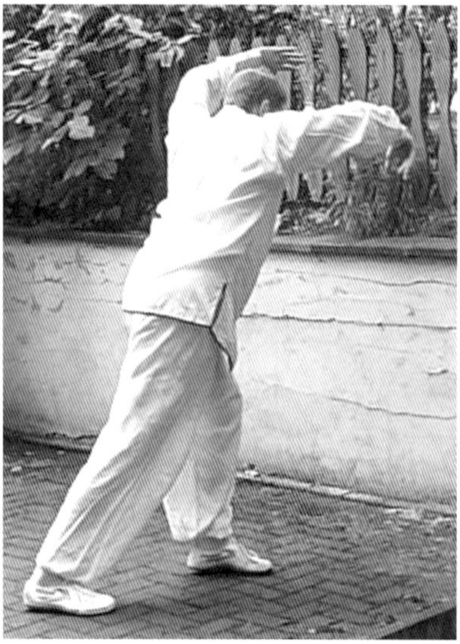
Foto 104

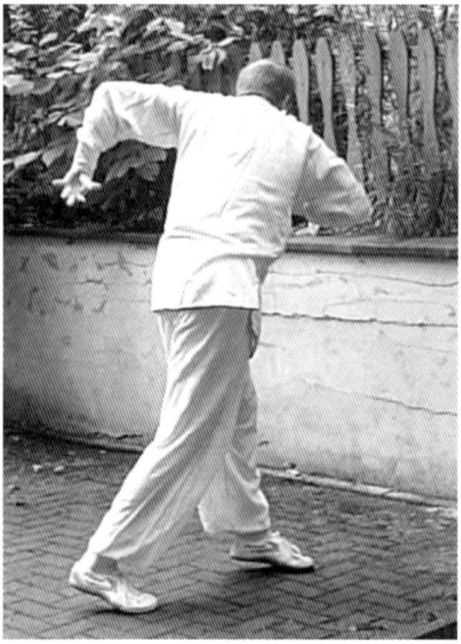
Foto 105

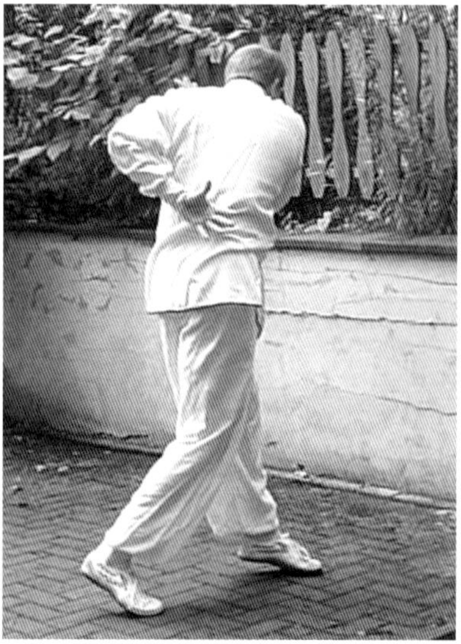
Foto 106

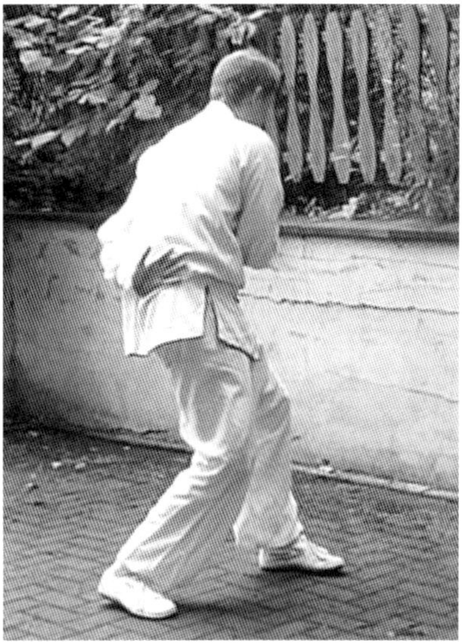
Foto 107

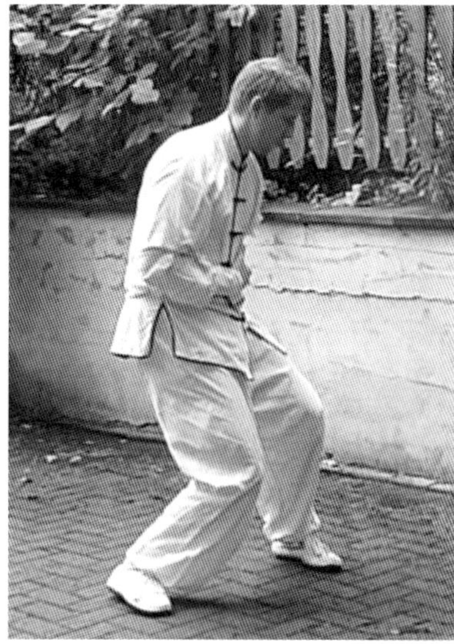
Foto 108

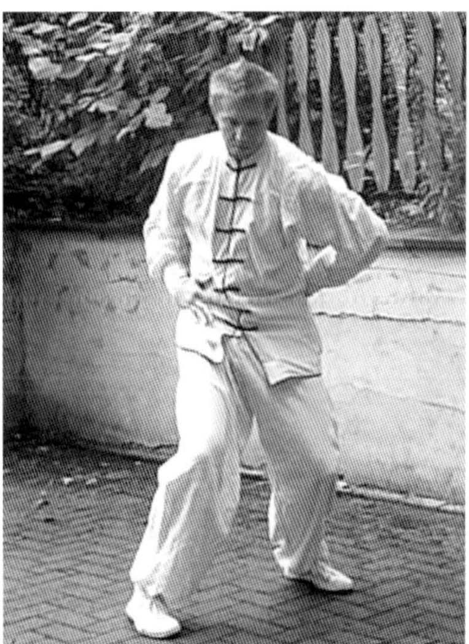
Foto 109

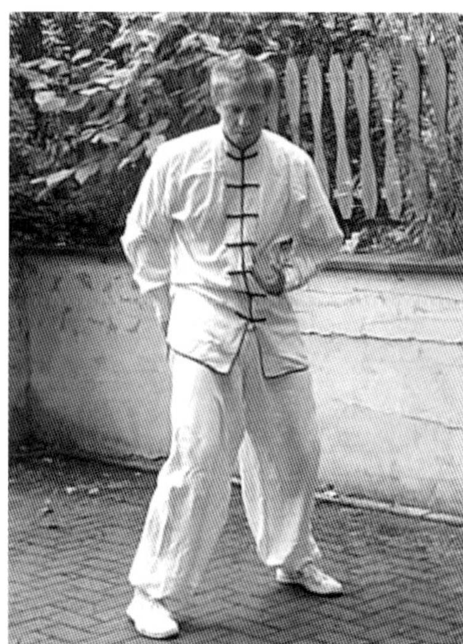
Foto 110

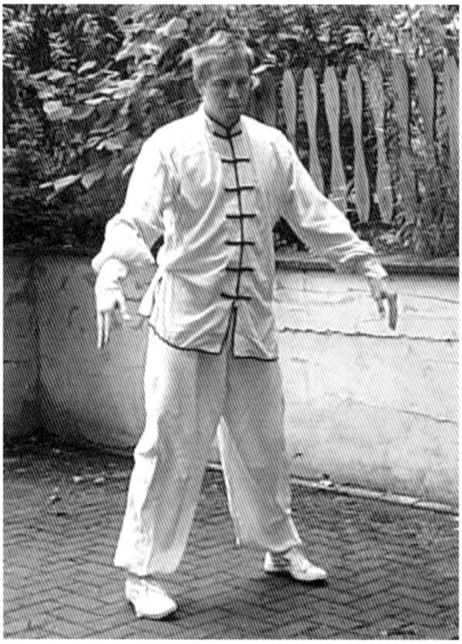
Foto 111

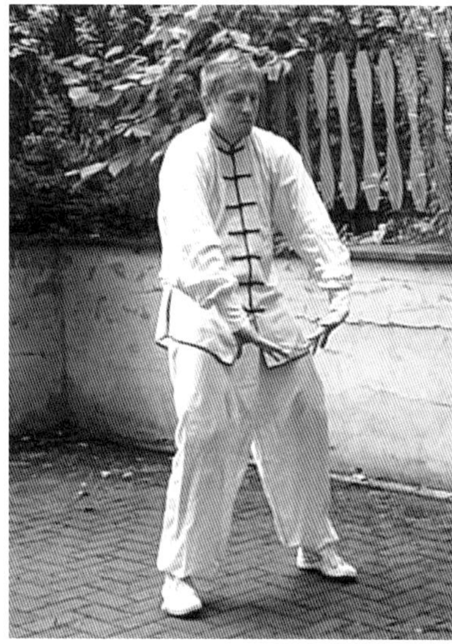
Foto 112

Die vierte Bewegung: Training von Hüfte und Taille

Ablauf (Fotos 113 bis 122): Die vierte Übung beginnt ebenfalls mit der Eröffnung durch *gōngwèi* und *dǎkāi shànzi.* Anschließend legt man beide Hände lose auf die Leisten. Der Körper wird nun gerade gestreckt, so wie man es lange beim Militär lehrte – »Brust raus, Bauch rein«. Die Schultern bleiben allerdings gesenkt.

Während der Bauch eingezogen wird, drücken Sie das Gesäß nach außen. Gleichzeitig neigen Sie den Oberkörper so gerade wie möglich nach vorn, bis er etwa im Winkel von 130 bis 140 Grad abwärts zeigt. Die Hände und Arme arbeiten parallel zur Körperbewegung. Von den Leisten werden die Handrücken unter Spannung an den Innenseiten der Beine nach unten gedrückt, bis die Fußknöchel erreicht sind.

Mit dem Erreichen des Neigungswinkels des Oberkörpers schieben Sie die Hände weiter über den Boden, als ob Sie Erde mit Ihnen ausschaufeln wollten. Die Beine sind während des gesamten Vorganges gestreckt. Die Füße bleiben dabei mit der Sohle am Boden. Wichtig ist unbedingt, die Lendenwirbelsäule mit in diese Dehnung einzubeziehen, sonst erreicht die

Übung nicht ihre vollständige Wirkung. Beginnen Sie jedoch langsam. Lassen Sie anfangs die Beine in den Kniegelenken leicht angewinkelt oder neigen Sie Ihren Körper nur im rechten Winkel beziehungsweise soweit Sie es ohne Probleme schaffen. Steigern Sie sich allmählich, bis die gesamte Rückenpartie gedehnt wird.

Nachdem Sie symbolisch Erde geschaufelt haben, heben Sie, während Sie sich aufrichten, sowohl den Kopf in den Nacken als auch die Arme vom Boden gleichmäßig an. Sie können sich während dieses Vorgangs nochmals besonders strecken.

Schließen Sie diese Übung mit der bekannten Bogenhaltung ab und entspannen Sie sich anschließend.

Kommentar: Die vierte Übung des *Yàn Chí Gōng* hat zwei wesentliche Auswirkungen. Zum einen strafft sie das gesamte Bindegewebe und zum anderen erhöht sie die Flexibilität des Iliosakralgelenks.

Wenn wir lange vor dem Computer oder dem Fernseher sitzen, nehmen wir früher oder später eine zusammengekrümmte Körperhaltung ein. Der gesamte Körper zieht sich zusammen. Man wird steif und unflexibel. Nach einer Weile fühlt man sich unwohl, und man möchte aus dieser Haltung ausbrechen. Über einen längeren Zeitraum hinweg stellen sich verschiedene Symptome ein, wie Rücken- oder Nackenbeschwerden, Kurzsichtigkeit[57] und auch Kurzatmigkeit. Besonders unser Vitalzentrum, die Hüftgegend, rostet ein. Der Bereich der Hüften und der Taille ist eine besonders wichtige Region des Körpers. Etliche Verbindungsbahnen und Nervenstränge verlaufen dort. Außerdem ist es der Ort der Verbindung zwischen Oberkörper und unterem Körperbereich. Sitzen macht auf Dauer krank.[58] Der Körper wird gestaucht, was den

---

[57] Lange Arbeit im Sitzen verspannt das Bindegewebe. Das macht sich sogar in den Augen bemerkbar. Nach einer Weile kann man einen pulsierenden Schmerz spüren, oder die Sicht verschwimmt. Das liegt nicht nur am Bildschirm, sondern auch am Tunnelblick. Das Bindegewebe versteift sich. Da es mit sämtlichen Nerven des Körpers vernetzt ist, bekommen das auch die Augen zu spüren.

[58] Das haben viele wissenschaftliche Untersuchungen ergeben. Besser ist es, sich ab und zu auszustrecken oder zumindest eine bequemere Haltung einzunehmen, damit der Körper sich von den einseitigen Belastungen erholen kann.

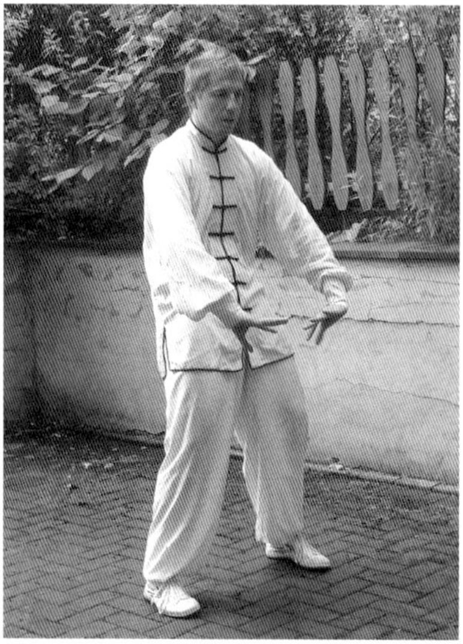

Foto 113

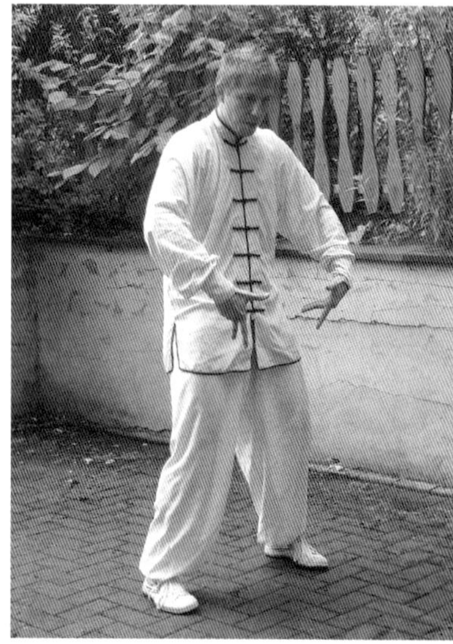

Foto 114

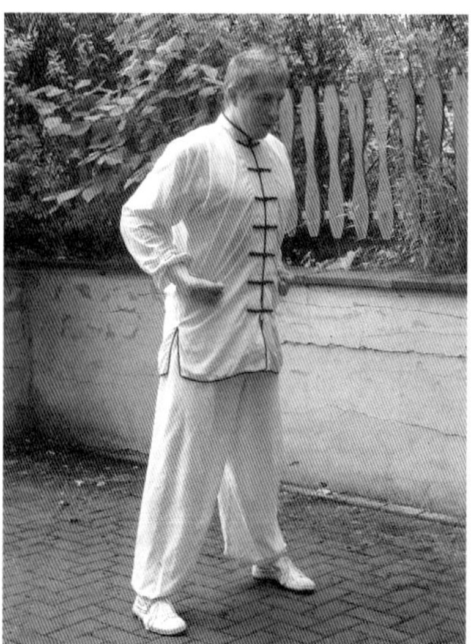

Foto 115

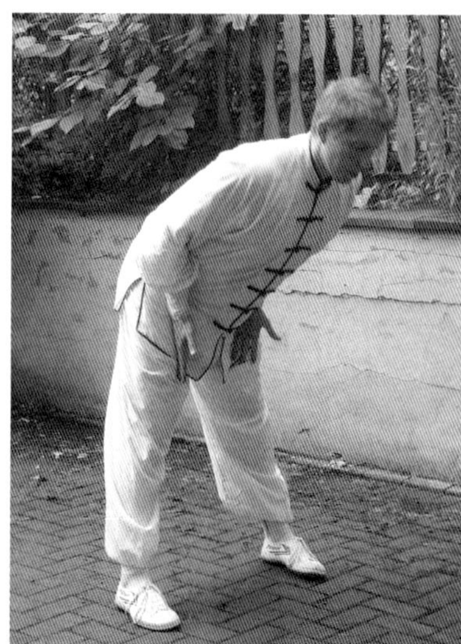

Foto 116

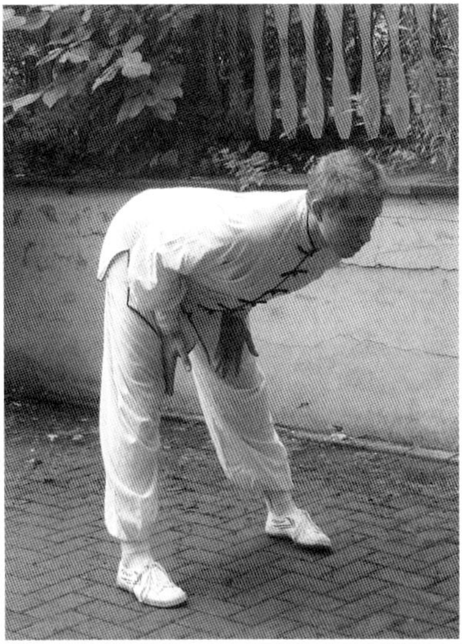

Foto 117

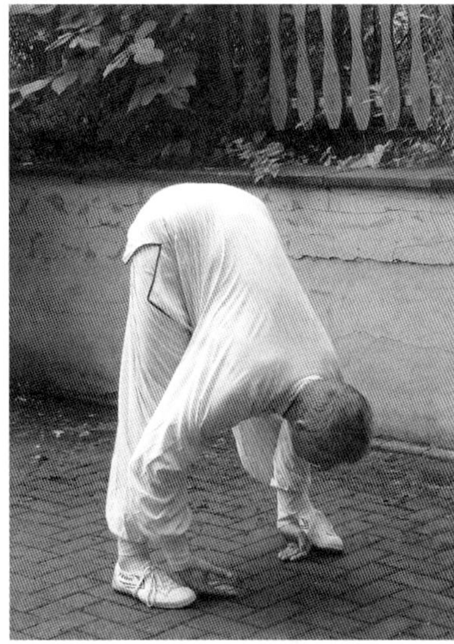

Foto 118

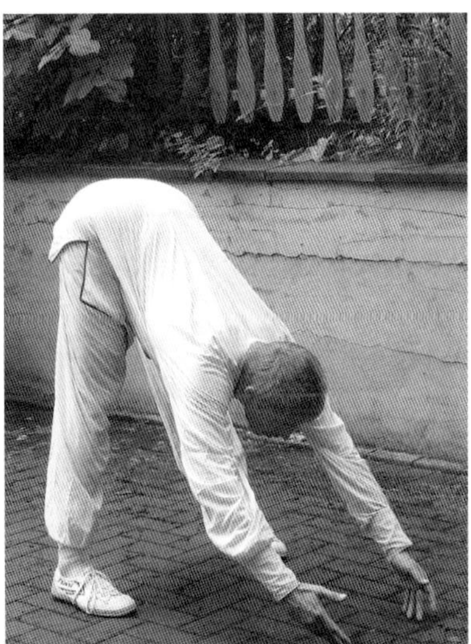

Foto 119

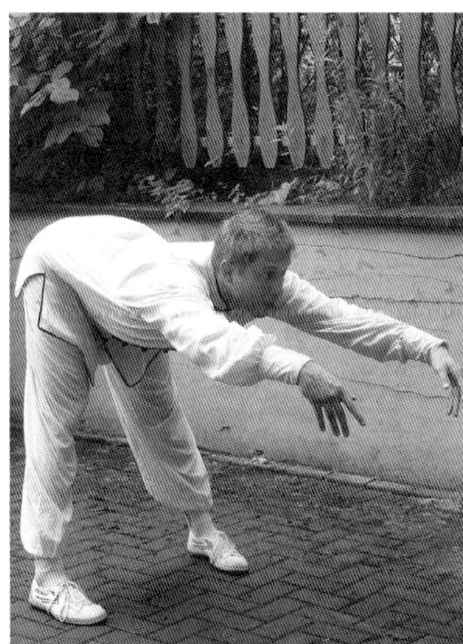

Foto 120

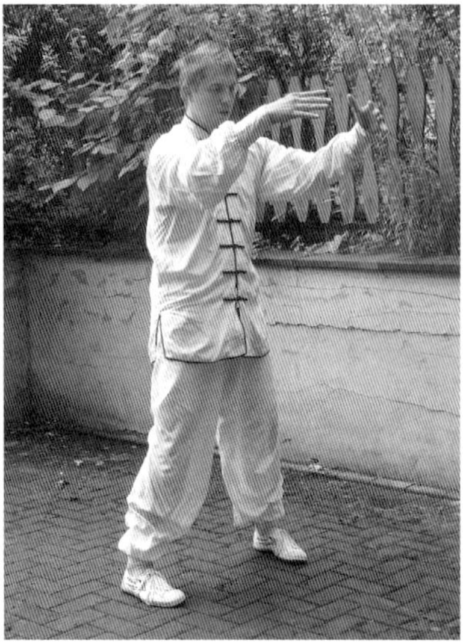
Foto 121

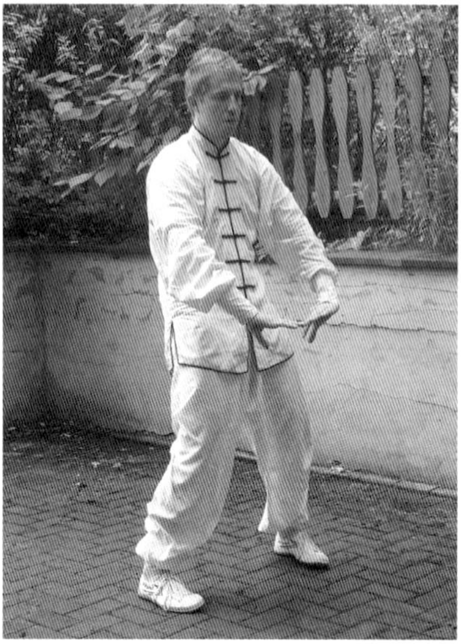
Foto 122

Fluss in den Gefäßen hemmt. Doch Stillstand bedeutet Abbau. Das Gewebe im Rücken verklebt, die Nerven, die im Gewebe vernetzt sind, werden gequetscht, der Energiefluss wird unterbrochen. Einseitige Tätigkeiten können die Situation noch verschlimmern. Haltungsschäden und chronische Schmerzen können die Folge sein. Ziel soll es sein, unseren Organismus zu »entknittern«, zu entfalten und langzuziehen, so dass alle Sehnen, Gewebeteile, Adern und Fasern wieder ihre Arbeit aufnehmen können. Durch die *Yàn-Chí-Gōng*-Dehnung, welche ebenfalls ein hervorragendes Krafttraining ist, bekommt der Körper seine flexible und lebendige Kraft zurück. Diese *Yàn-Chí-Gōng*-Übung kann und sollte auch im Büro oder nach langem Sitzen durchgeführt werden. Sie befreit Ihren Körper, während sie ihn gleichzeitig stärkt.

Das netzartige Bindegewebe wird bei der Übung vollständig entfaltet. Ein ganz ähnlicher Effekt wird auch durch die Akupunktur zu erreichen versucht, indem man Nadeln direkt ins Bindegewebe sticht. Auch die traditionelle Massage ist nichts weiter als eine Dehnung auf diese Art. Durch das Drücken der Faszien und das Ziehen entlang des Gewebes soll sich dieses entflechten und somit entspannt und wieder elastisch gemacht werden. Bemerkt man eine harte und verklebte Stelle, hält man den Druck an dieser Stelle aufrecht, bis diese sich auflöst.[59] In der chinesischen Massage gibt es die Technik, das Gewebe »aus dem Körper zu ziehen«. Natürlich ist das nur sinnbildlich zu verstehen, aber bei dieser Technik entsteht tatsächlich ein deutliches Zuggefühl. Diese Massageart erfordert eine jahrelange Ausbildung in chinesischer Massagemedizin. Das Gute an dieser Massagetechnik ist, dass dadurch auch Nerven-, Blut- und Lymphbahnen positiv beeinflusst werden, da sie alle mit dem Bindegewebe vernetzt sind.

In der Kampfkunst gibt es Techniken zur Zerstörung des Bindegewebes. Dieses wird angegriffen, indem man durch Griffe oder Schläge mit der Knöchelfaust die Struktur aufbricht und beschädigt. Wenn man das beherrscht, verliert der Angegriffene seine Stabilität und fällt in sich zusammen wie ein Kartenhaus im Wind.

Eine der gefürchtetsten Sportverletzungen ist der Muskelfaserriss. Besonders im Fußball, in der Leichtathletik oder auch beim *taekwondo* tritt er häufig auf. Der Riss entsteht nach einer starken Belastung. Es kommt zur Verletzung des Muskelgewebes. Im Gegensatz zur Muskelzerrung lässt sich eine Strukturveränderung mit Zerstörung von Muskelzellen und eine Einblutung erkennen. Wenn wir vom Muskelfaserriss sprechen, so sind viele Muskelfasern gerissen, meist ein ganzes Muskelfaserbündel. Der Riss einer oder weniger Fasern wirkt sich nicht spürbar auf die Leistungsfähigkeit aus. So etwas ist bei jedem normalen Training üblich. Durch richtiges Gewebetraining und die Stärkung der Gewebebündel kann man dem Muskelfaserriss vorbeugen. Dazu muss das Bindegewebe (Faszien), welches die Muskeln umhüllt, straff und flexibel sein. Auch die Gelenke im ganzen Körper müssen gut beweglich sein, besonders an zentralen Stellen – dies betrifft insbesondere die Iliosakralgelenke. Dazu braucht man Übungen, die das Bindegewebe gemeinsam mit den Muskeln und den Gelenken trainieren.

Mit den *Yàn-Chí-Gōng*-Übungen und speziell mit dieser vierten Bewegung erreichen Sie zusätzlich zur einheitlichen Streckung des kompletten Bindegewebes (Faszien – siehe auch Seite 141) und zur Stärkung der Muskeln auch einen positiven Effekt auf die Iliosakralgelenke. Das ist die Verbindung zwischen dem Kreuz- und dem Darmbein. Die Iliosakralge-

[59] So verfährt man auch bei der sogenannten Triggerpunkt-Behandlung.

lenke sind straff und wenig beweglich und besitzen eine enge Gelenkhöhle. Deshalb kann es hier sehr leicht zu Verrenkungen und Brüchen kommen, verursacht durch Stürze, ruckartige Bewegungen oder ähnliches. Problematisch in diesem Zusammenhang ist auch, dass man in solch einem Fall zwar Schmerzen empfindet, diese aber nicht genau lokalisieren kann, so dass die Ursache oft im Dunkeln bleibt.

Eine gute Beschaffenheit der Iliosakralgelenke ist nicht zuletzt deswegen besonders wichtig, weil es sich genau im Zentrum des Körper befindet und damit im Zentrum der Lebensenergie. Die vierte Bewegung des *Yàn Chí Gōng* führt dazu, die Beweglichkeit und Geschmeidigkeit der Iliosakralgelenke zu erhöhen. Dadurch kommt es nicht mehr so leicht zu Verrenkungen und Brüchen. Der Körper wird bei der Übung genau in der Mitte zusammengeklappt, wodurch das Iliosakralgelenk sich zwangsläufig bewegt. Daraus resultiert ein Trainingseffekt, den man auf andere Weise kaum erreichen kann. Die Beweglichkeit des Körpers wird somit insgesamt erhöht.

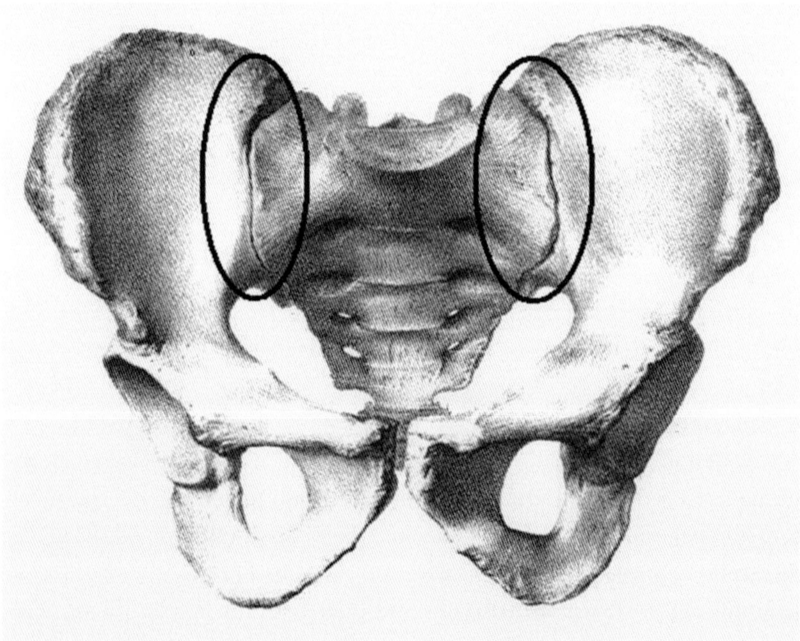

Foto 123: Die Iliosakralgelenke (durch Ovale gekennzeichnet).

Die fünfte Bewegung: Training großer Beinteil, links-rechts

Ablauf (Fotos 124 bis 138): Die fünfte Übung ähnelt der dritten. Sie beginnt ebenfalls mit der Eröffnung durch *gōngwèi* und *dǎkāi shànzi.* Anders als bei der dritten Übung drehen Sie sich nicht ein. Sie bleiben nach vorn ausgerichtet und in Ihrer Haltung so zentriert wie möglich. Sie nehmen lediglich das Gewicht und die Kraft aus der rechten Seite.

Wie bei den vorhergehenden Techniken sinken Sie, so langsam es Ihnen möglich ist, in die *guàtuǐ tāiwèi.* Halten Sie dabei Ihren Oberkörper aufrecht. Auch hier werden Sie vielleicht anfangs nicht bis ganz nach unten sinken können, ohne die Körperhaltung zu verändern. Wählen Sie für sich die am besten erreichbare Tiefe aus. Besser ist es, mit mäßig gebeugten Beinen die Haltung korrekt auszuführen, als »irgendwie« in die Hocke zu gelangen.

Nachdem Sie die *guàtuǐ tāiwèi* eingenommen haben, können Sie einige Augenblicke in dieser Position verharren. Vergewissern Sie sich, dass wirklich nur die linke Seite unter Spannung steht und die rechte Körperseite vollkommen locker und unverkrampft ist.

Erheben Sie sich langsam aus der Embryonalhaltung, wobei Sie die Bogenspannung aufrechterhalten. Auch das freie Bein sollte nicht zappeln oder die Position verändern. Die Schultern und Oberarme bleiben vorerst ebenfalls in ihrer natürlichen Spannung, doch die Unterarme und die Fäuste werden zur Brust hin angewinkelt. Die Hände sind mäßig fest geschlossen. Auf diese Weise wird die gesamte Außenseite der Arme und Hände gedehnt.

Sobald Sie sich aufgerichtet haben, kehren Sie in die Bogenhaltung zurück. Gleichzeitig verteilen Sie Ihr Gewicht gleichmäßig auf beide Beine und lösen die Spannung kurz auf. Führen Sie anschließend wie bei Übung 3 die linke Hand auf den Rücken, so dass sie mit dem Handrücken auf der rechten Niere zu liegen kommt. Die rechte Hand liegt mit der Handkante knapp unter dem Schlüsselbein. Nun ziehen Sie die Hände unter großer Spannung gegenläufig über den Körper. Die linke Hand reibt von der linken Niere zur rechten Niere. Die rechte Hand zieht vom linken Schlüsselbein über die Milz zur Leber. Gleichzeitig mit dem Zug der Hände drehen Sie den Körper, bis Sie Ihre Stellung in der Bogenhaltung zentriert haben.

Beides, das Reiben des Körpers und das Zentrieren der Stellung, schließt gleichzeitig ab. Nachdem Sie den *gōngwèi* erreicht haben, lösen Sie die Spannung auf.

Wiederholen Sie den gesamten Ablauf auch auf der anderen Seite. Beginnen Sie mit *gōngwèi* und *dǎkāi shànzi.* Lassen Sie sich auch hierbei Zeit. Atmen Sie auf natürliche Weise und pressen Sie weder die Luft noch halten Sie diese an.

Kommentar: Bei dieser Übung ist die Körperhälfte, auf der man auf einem Bein nach unten und wieder nach oben geht, vollkommen von innen heraus gespannt. Die andere Hälfte ist dagegen vollkommen locker. Es ist leicht, seinen Körper als Ganzes entweder anzuspannen oder zu entspannen. Aber hier wird eine Situation geschaffen, bei der beides gleichzeitig geschieht. Dadurch erreicht man ein sehr gutes Koordinationsvermögen und ein hervorragendes Gefühl für den Körper. Die Nerven im Bindegewebe werden optimal konditioniert.

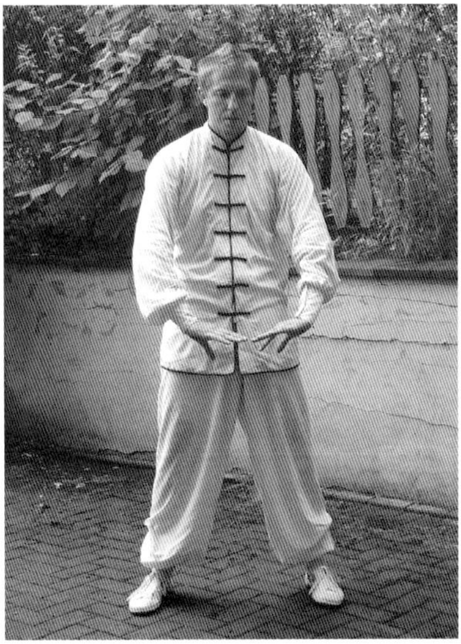

Foto 124

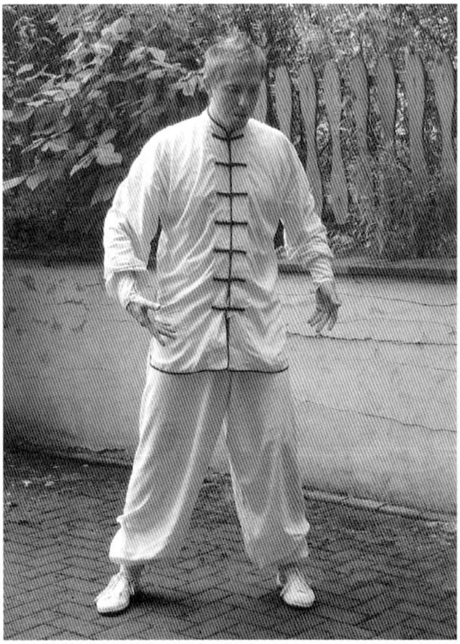

Foto 125

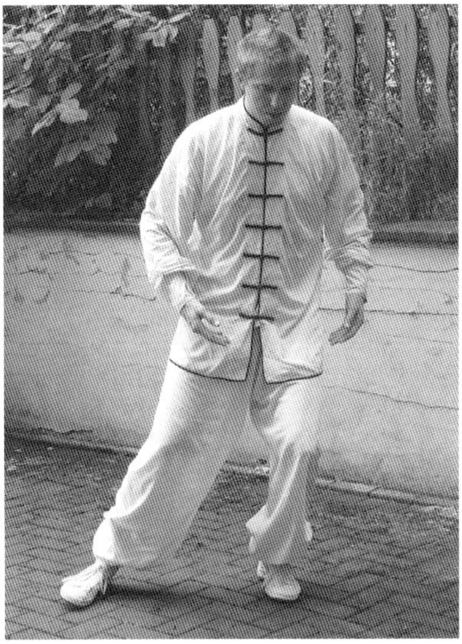

Foto 126

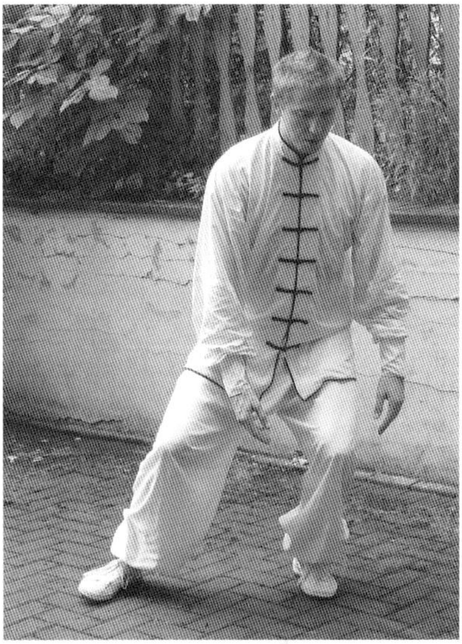

Foto 127

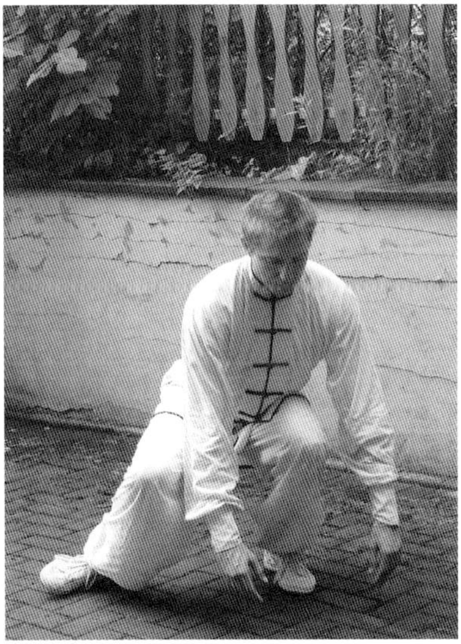

Foto 128

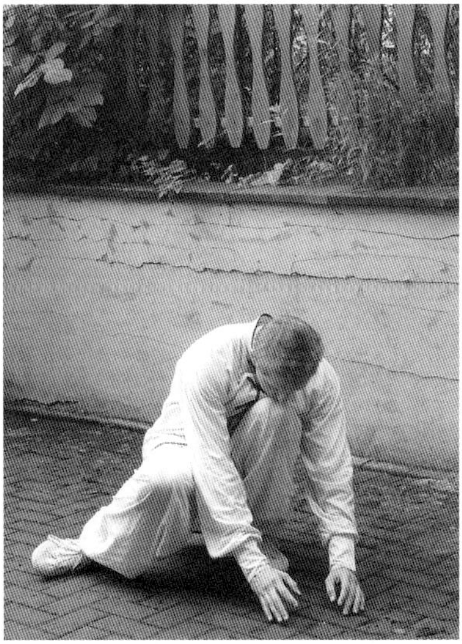

Foto 129

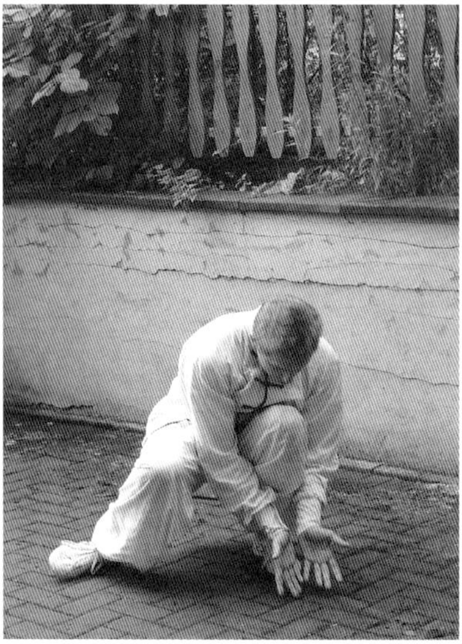

Foto 130

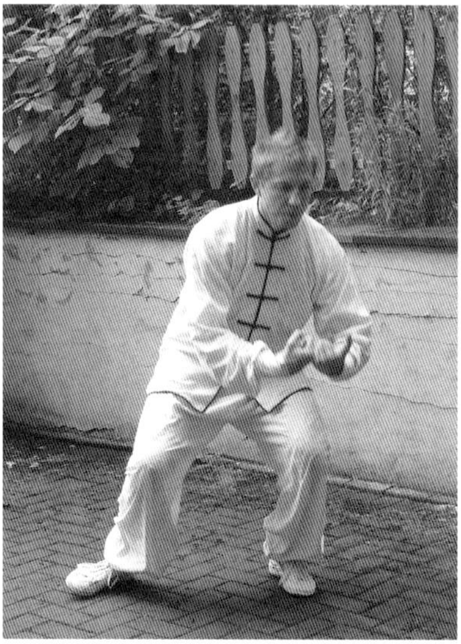

Foto 131

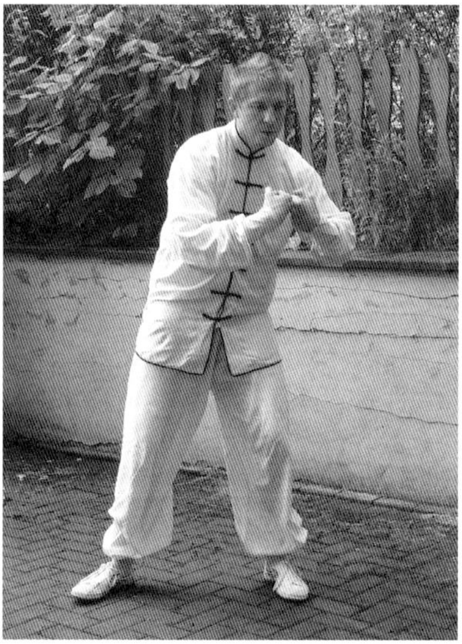

Foto 132

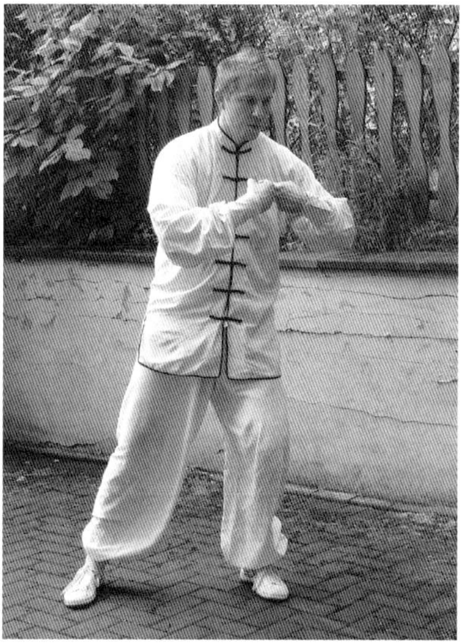

Foto 133

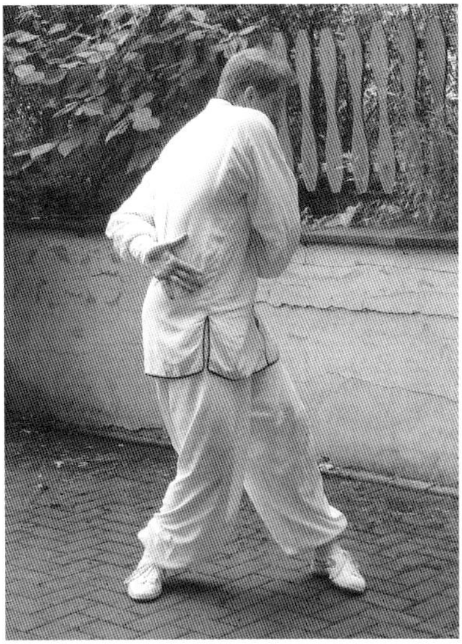
Foto 134

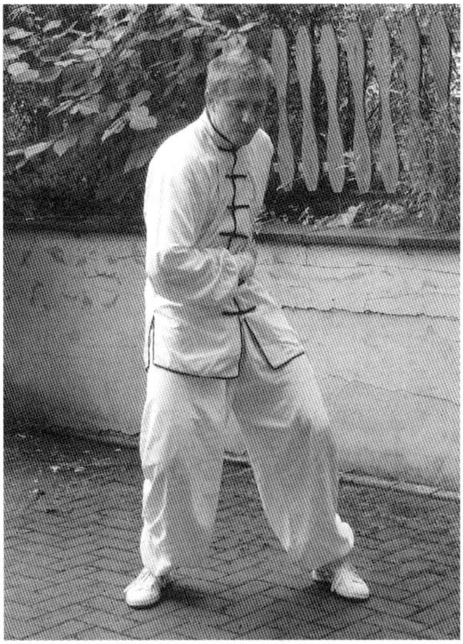
Foto 135

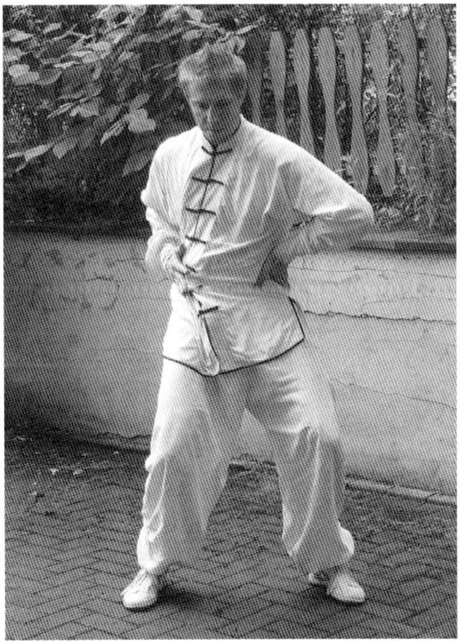
Foto 136

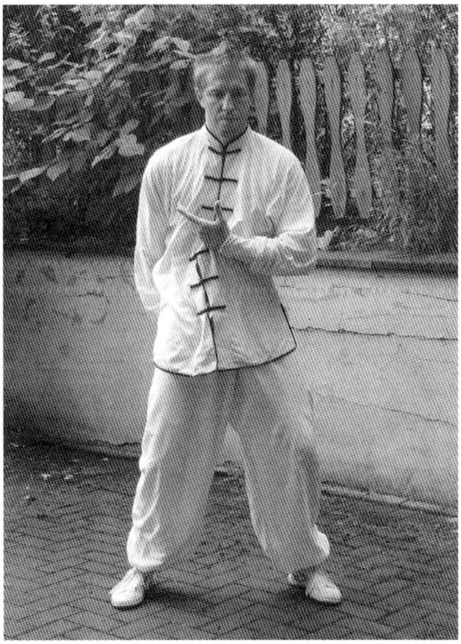
Foto 137

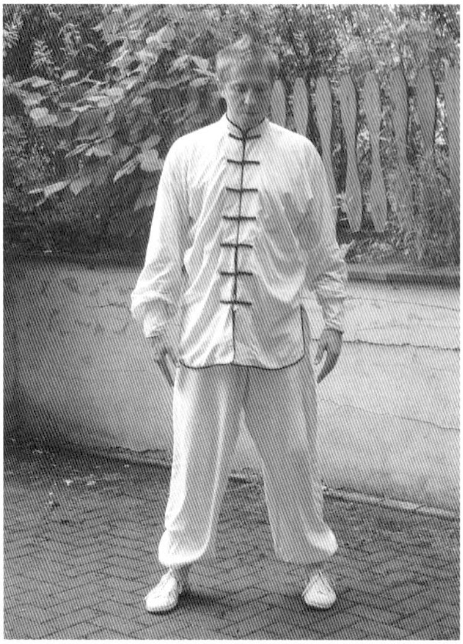

Foto 138

Die sechste Bewegung: Training großer Beinteil, äußerer Teil

Ablauf (Fotos 139 bis 156): Die sechste und siebente Übung sind sich sehr ähnlich. Sie gleichen in der ersten Hälfte der ersten und zweiten Übung. Sie beginnen mit der Eröffnung durch *gōngwèi* und *dǎkāi shànzi.* Bleiben Sie nach vorn ausgerichtet und in Ihrer Haltung so zentriert wie möglich.

Noch in der Bogenhaltung legen Sie beide Hände mit dem Handrücken auf die Nieren. Sinken Sie nun langsam zu Boden, bis Sie sich in der *tāiwèi* befinden. Gleichzeitig schieben Sie die Handrücken unter Druck an der Rückseite des Unterkörpers mit abwärts.[60]

Achten Sie darauf, dass Sie so lotrecht wie möglich sinken, ohne dabei die Fersen vom Boden zu heben. Führen Sie die gesamte Bewegung koordiniert und gleichmäßig aus. Beim Absinken wird der Atem ganz natürlich aus den Lungen gedrückt. Versuchen Sie das Gesäß so tief wie möglich zu

[60] Optional können Sie auch die Hände von den Nieren an der Außenseite der Beine abwärts führen. Das ist etwas einfacher.

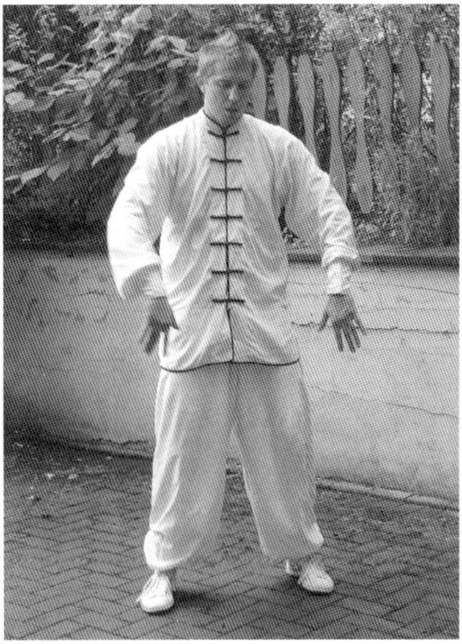

Foto 139

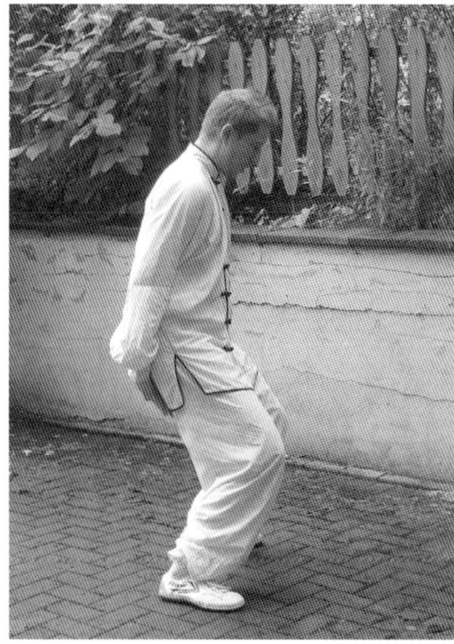

Foto 140

bekommen. Die Fersen zu berühren wäre optimal. Setzen Sie sich anfangs realistische Ziele und steigern Sie sich nach und nach.

Wenn Sie in der Embryonalhaltung angelangt sind, nehmen Sie die Spannung aus den Armen und lassen Sie die Hände locker auf dem Boden aufliegen. Erheben Sie sich nun langsam und gleichmäßig aus der *tāiwèi*, wobei Sie die Bogenspannung aufrechterhalten. Auch die Füße verändern ihre Position nicht. Die Schultern und Oberarme bleiben vorerst ebenfalls in ihrer natürlichen Spannung, doch die Unterarme und die Fäuste werden zur Brust hin angewinkelt. Die Hände sind mäßig fest geschlossen. Zuletzt richten Sie sich auf und entspannen sich.

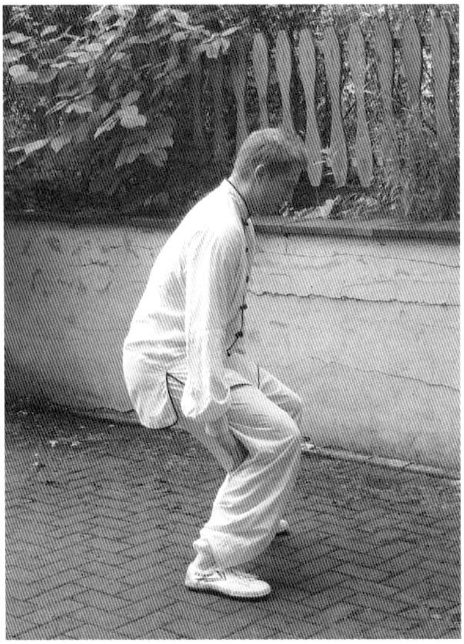

Foto 141

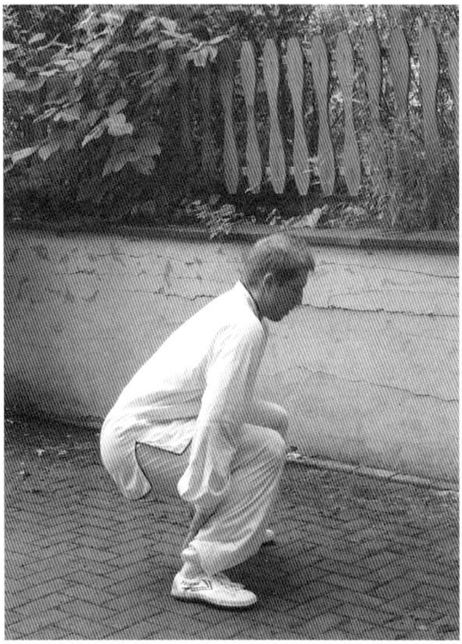

Foto 142

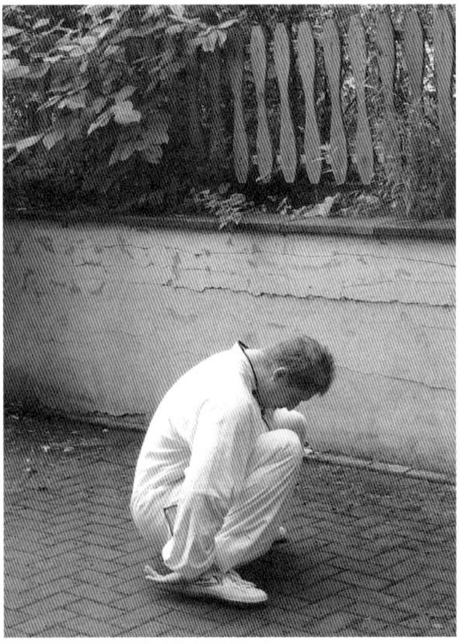

Foto 143

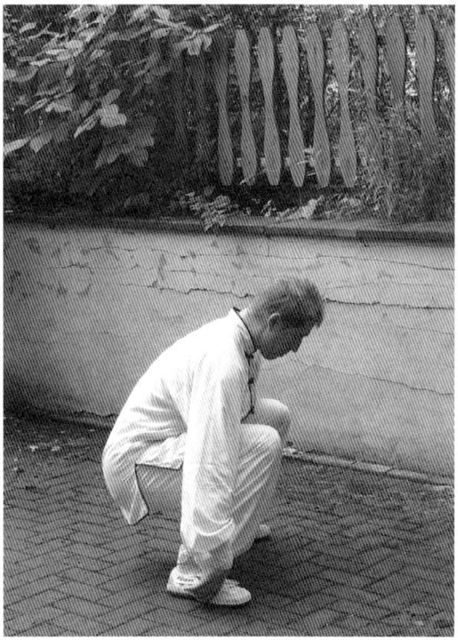

Foto 144

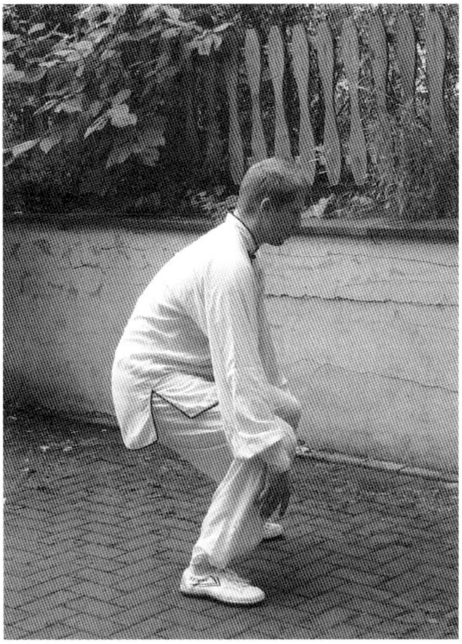

Foto 145

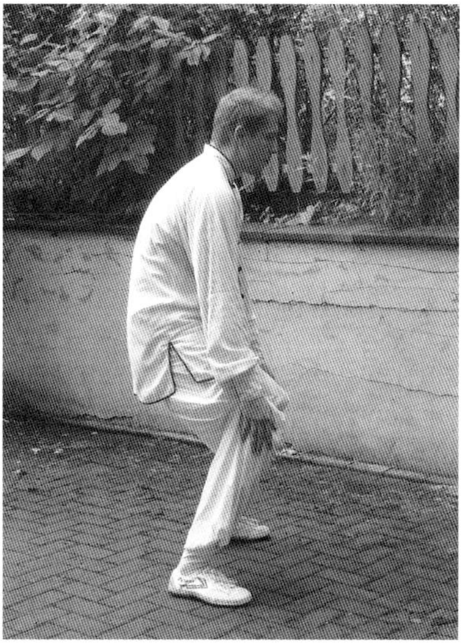

Foto 146

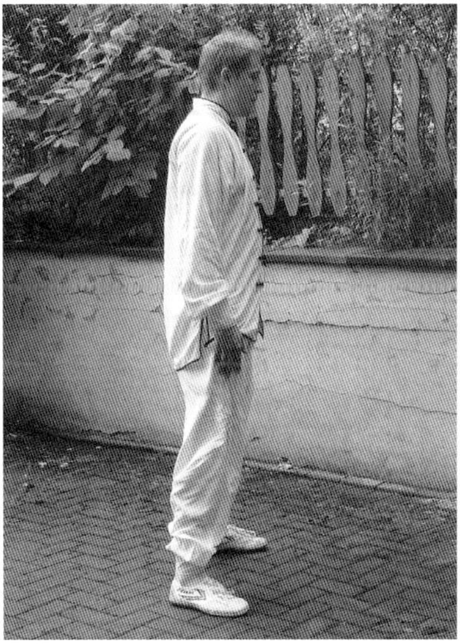

Foto 147

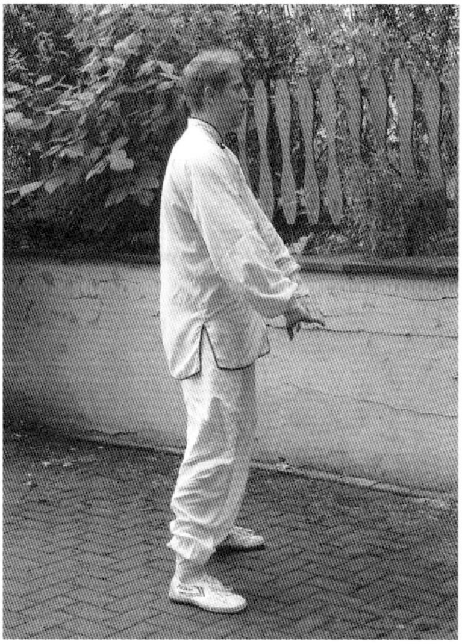

Foto 148

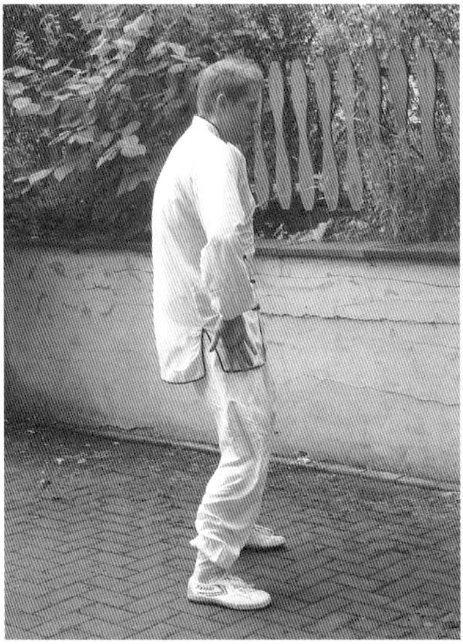
Foto 149

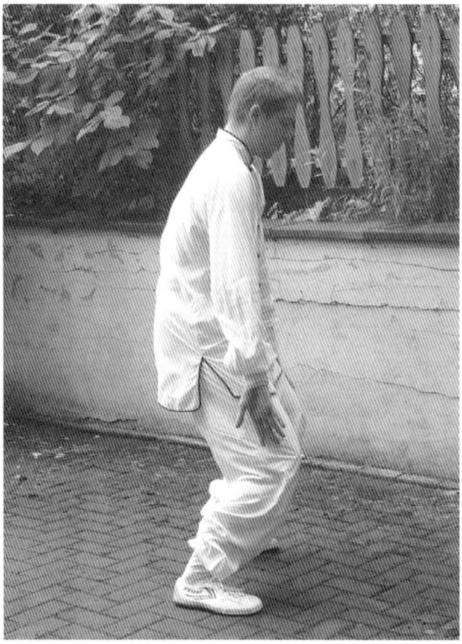
Foto 150

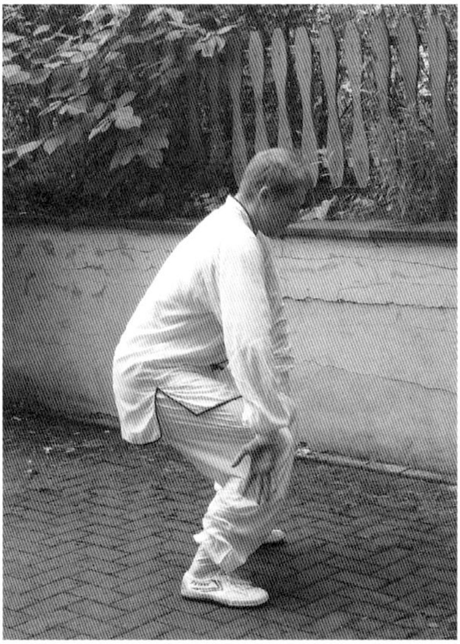
Foto 151

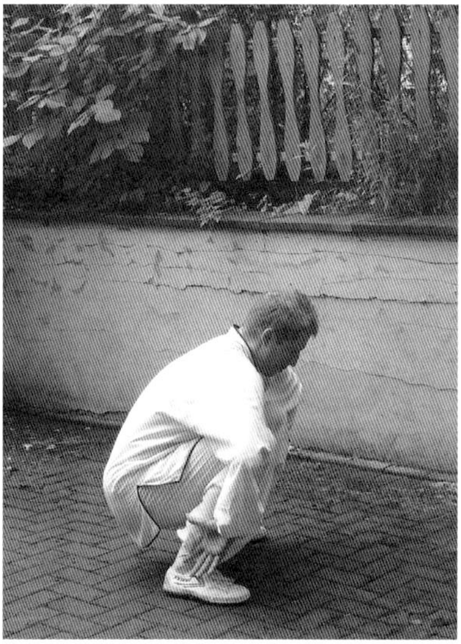
Foto 152

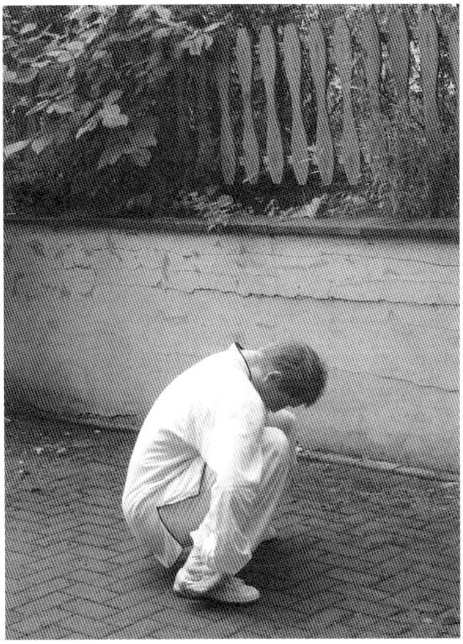
Foto 153

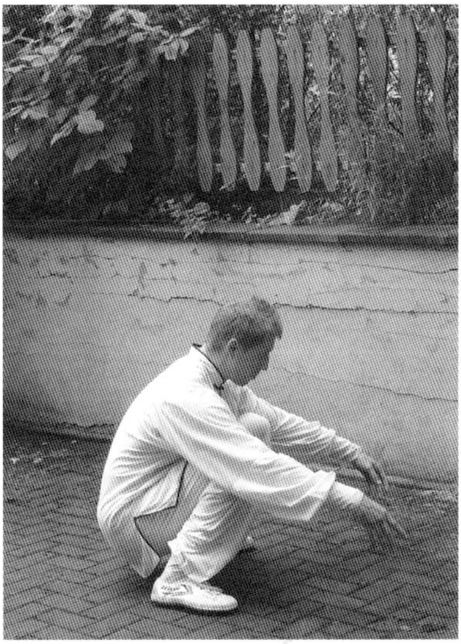
Foto 154

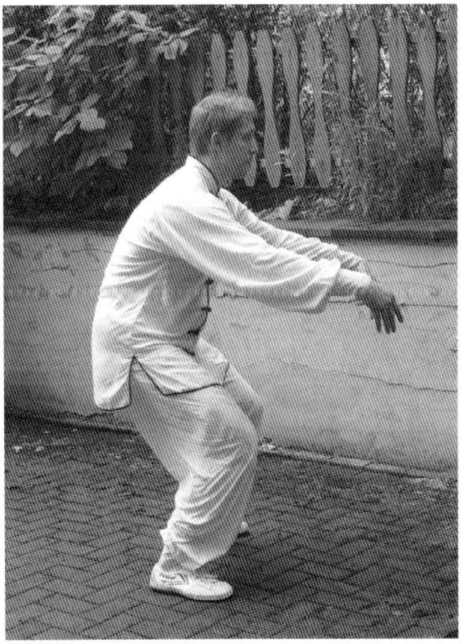
Foto 155

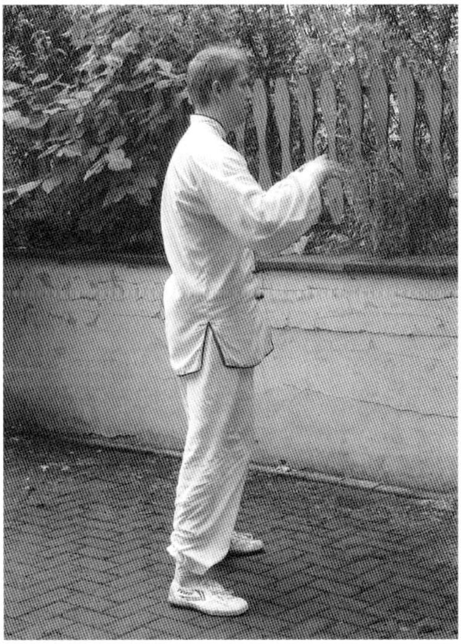
Foto 156

Die siebente Bewegung: Training großer Beinteil, innerer Teil

Ablauf (Fotos 157 bis 169): Die siebente Übung ist der vorhergehenden sehr ähnlich. Sie beginnt mit der Eröffnung durch *gōngwèi* und *dăkāi shànzi*. Bleiben Sie nach vorn ausgerichtet und in Ihrer Haltung so zentriert wie möglich.

Diesmal legen Sie beide Hände mit den Handkanten auf die Leistengegend. Sinken Sie nun langsam zu Boden, bis Sie sich in der *tāiwèi* befinden. Gleichzeitig schieben Sie die Handrücken unter Druck an der Innenseite der Beine abwärts.

Achten Sie darauf, dass Sie so lotrecht wie möglich sinken, ohne dabei die Fersen vom Boden zu heben. Führen Sie die gesamte Bewegung koordiniert und gleichmäßig aus.

Wenn Sie in der Embryonalhaltung angelangt sind, nehmen Sie die Spannung aus den Armen und lassen Sie diese locker auf dem Boden aufliegen. Erheben Sie sich nun langsam und gleichmäßig aus der *tāiwèi*, wobei Sie die Bogenspannung aufrechterhalten. Auch die Füße verändern ihre Position nicht. Die Schultern und Oberarme bleiben vorerst ebenfalls in ihrer natürlichen Spannung, doch die Unterarme und die Fäuste werden zur Brust hin angewinkelt. Die Hände sind mäßig fest geschlossen. Zuletzt richten Sie sich auf und entspannen sich.

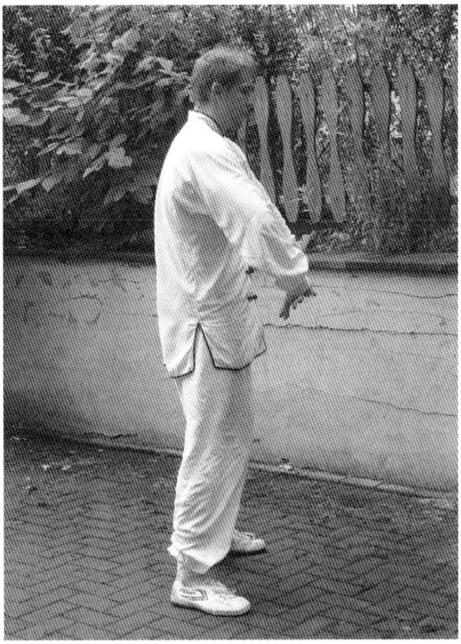

Foto 157

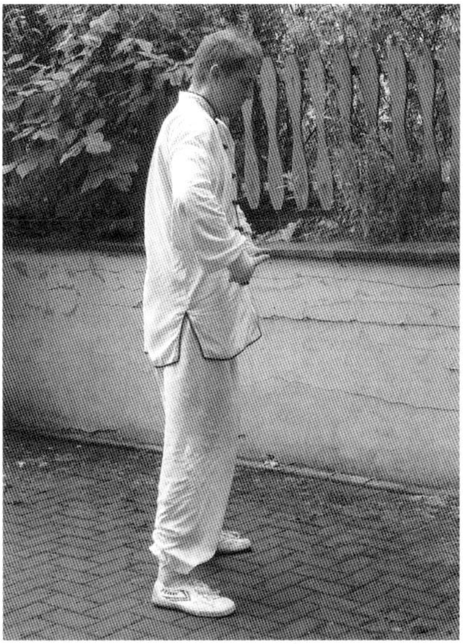

Foto 158

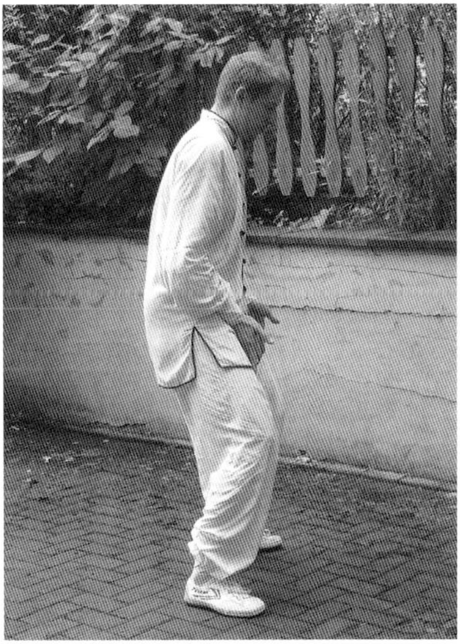

Foto 159

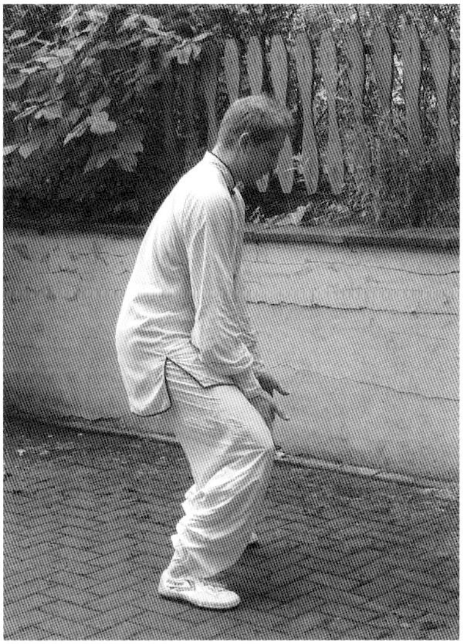

Foto 160

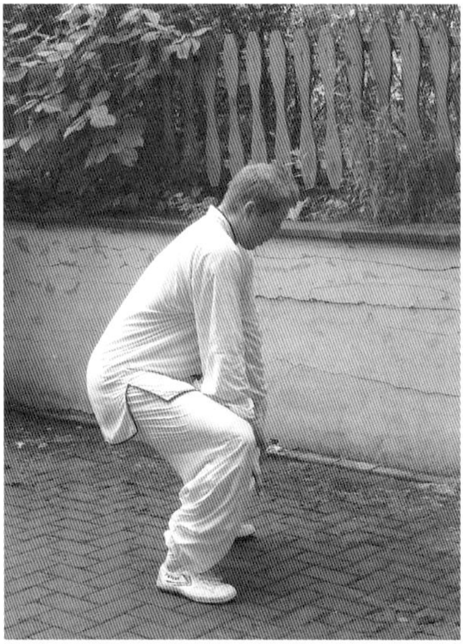
Foto 161

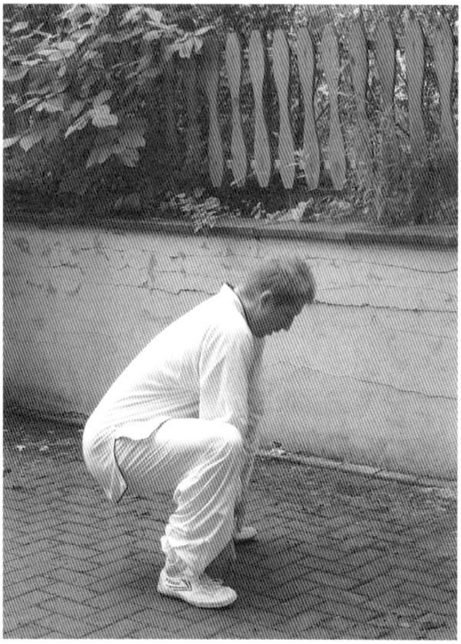
Foto 162

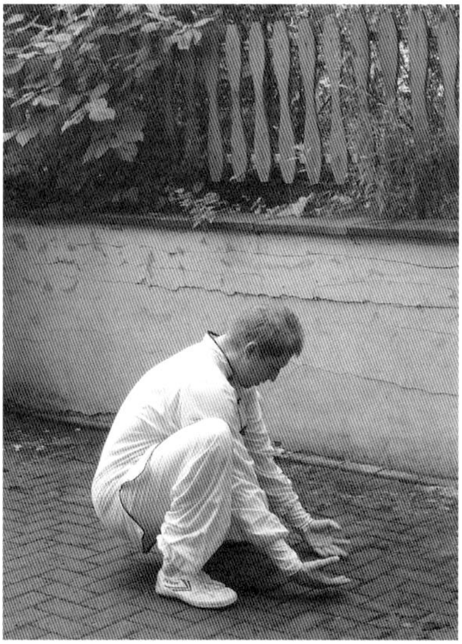
Foto 163

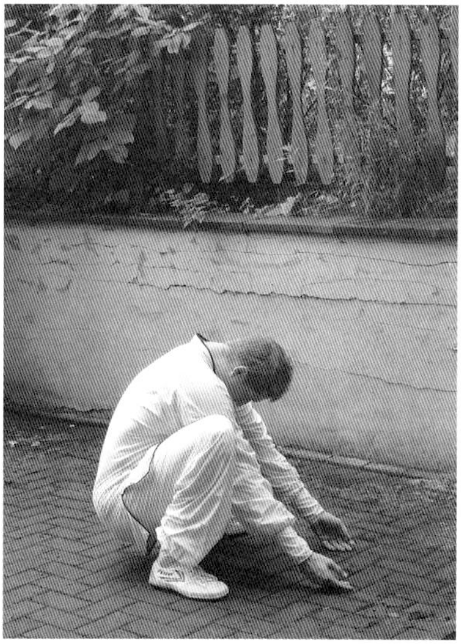
Foto 164

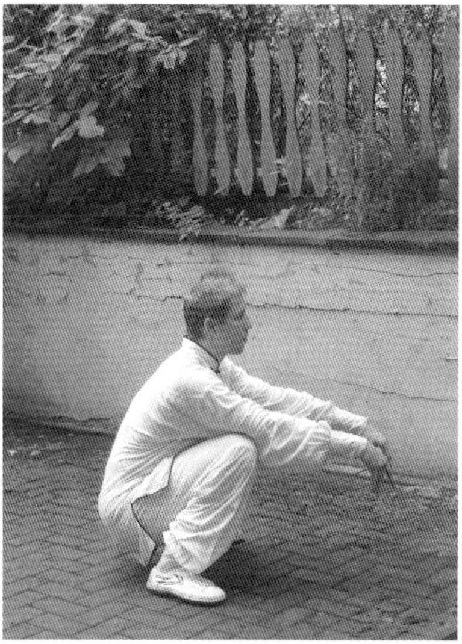

Foto 165

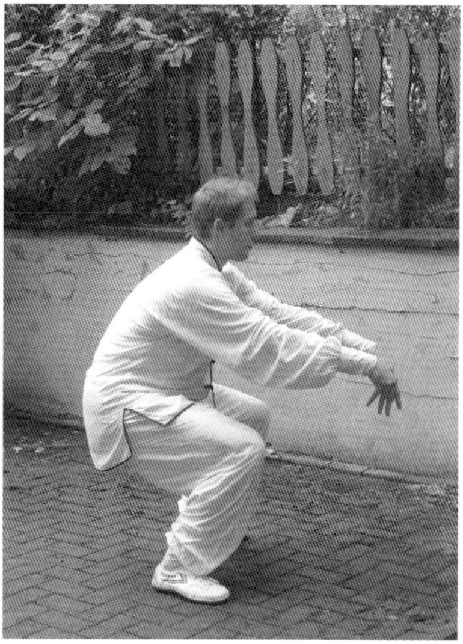

Foto 166

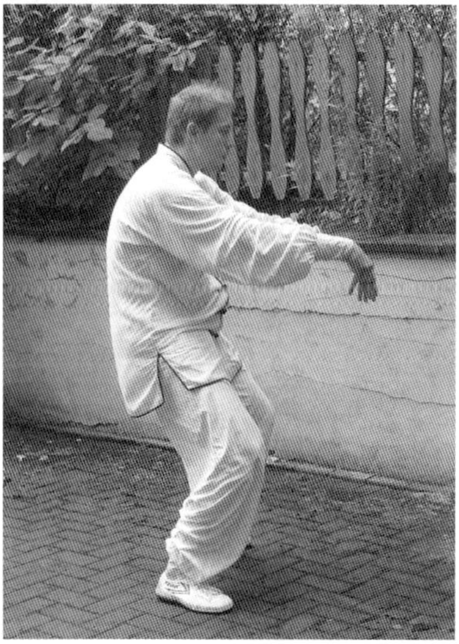

Foto 167

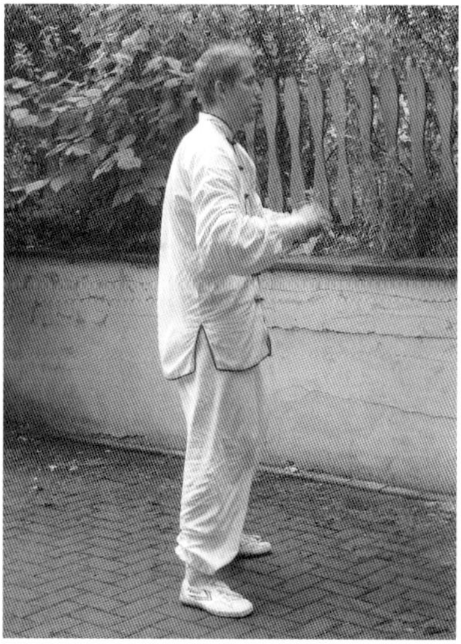

Foto 168

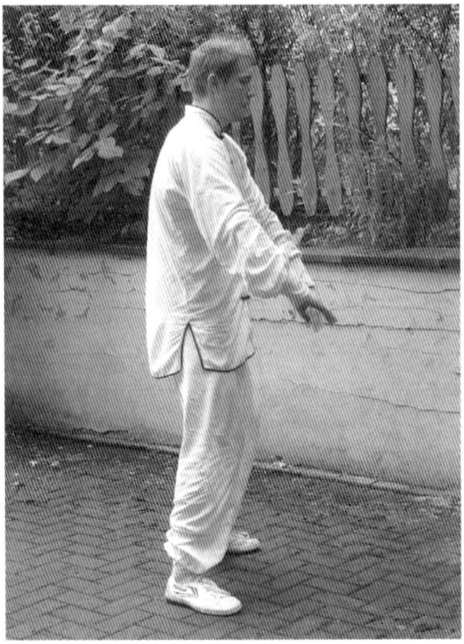

Foto 169

Verschiedene gesundheitliche Aspekte des Trainings

Durch das betont langsame Sinken in die Embryonalhaltung wird das »Untergestell« gestärkt, was nicht nur für das Kämpfen wichtig ist, sondern auch für die Gesundheit. Das langsame Sinken erzeugt einen Druck- und Zugeffekt in den Gefäßen. Erst staut sich die Flüssigkeit, dann werden die Bahnen freigegeben, wobei der Fluss die Ablagerungen mit sich reißt. Es ist so, also ob man die Schleusen einer Talsperre betätigt. Dieser Vorgang wirkt stark reinigend und ist sehr gesund. Durch das Zusammenkauern wird auch eine Druckmassage auf die Lymphknoten[61] in der

[61] Lymphknoten (lat. *nodus lymphoideus*) gehören zum Abwehrsystem des Organismus und sind eine »Filterstation« für Gewebswasser (Lymphe bzw. Lymphflüssigkeit). Sie gehören zu einem komplexen System. Jeder Lymphknoten sammelt und filtert das Gewebewasser einer Körperregion. Man findet Lymphsysteme bei allen Säugetieren und bei Vögeln. Neben dem Blutkreislauf ist es das wichtigste Transportsystem im menschlichen Körper. Es transportiert Nähr- und Abfallstoffen und hilft bei der Krankheitsbekämpfung, indem es Krankheitserreger wie Bakterien und Fremdkörper in die Knoten befördert und dort unschädlich macht.

Leistengegend ausgeübt. Aufgabe der Lymphgefäße ist es, die im Gewebe aufgenommene Lymphflüssigkeit wieder dem Blutkreislauf zuzuführen. Mit den Bewegungen des *Yàn Chí Gōng* wird genau dieses System gestärkt und befreit, so dass alles fließen kann.

In der chinesischen Massage, die als sekundäre Behandlungsmethode der chinesischen Medizin gilt – die primäre Behandlungs- und Heilmethode sind alte und effektive Übungen wie das *Yàn Chí Gōng* –, gibt es eine Druckmassage auf die verschiedenen Lymphgefäße und Lymphknoten. Man staut und quetscht den Fluss dort kurzzeitig. Dann löst man den Stau, und der Fluss fließt stark und frei durch die Bahnen. Man sollte dies nicht selbst ausprobieren, da ein falsches Stimulieren von Lymphknoten zu nachhaltigen Schädigungen führen kann. Nur gut ausgebildete Masseure können den gewünschten Effekt erzielen. – Die Übungen des *Yàn Chí Gōng* stimulieren das Lymphsystem hingegen automatisch auf die richtige Weise.

Über das allgemeine Ziel der Übungen schreibt Xióng Dàomíng: *Der menschliche Körper sollte ein straffes, elastisches und einheitliches Gewebe sein, bei dem jede Sehne und jedes Band bis in die letzte Faser gedehnt ist. Das Blut kann dann auch im Alter frei bis in die Spitzen der Gliedmaßen fließen.*

Und über die Gruppe der Übungen 1 bis 7, die den ersten Teil des *Yàn Chí Gōng* ausmachen, schreibt er: *Es geht darum, die Schlüsselfunktionen der Haut und des Gewebes zu stärken und Haut und Gewebe gesund zu machen. Der Nutzen dieser Übung sind das Stärken der Knochen und das Ernähren der Haut und des Muskelgewebes. Der erste Teil des* Yàn Chí Gōng *verhindert ein Schwinden und Verkalken der Knochen und hält das gesamte Knochensystem und den Bewegungsapparat gesund und stark, so dass man auch Schläge aushalten kann.*

Interessant an diesem Text ist die Tatsache, dass der Körper als einheitliches *Gewebe* betrachtet wird, das es zu dehnen, zu stärken und zu ernähren gilt. Was die Wissenschaft im Westen heute erst langsam versteht, ist in China schon seit langem bekannt. Die wirkliche Kraft kommt aus dem Bindegewebe (den Faszien). Besonders augenfällig wird dies bei Tieren, die viel springen, wie Springmäuse, Gazellen, Känguruhs. Diese erreichen manchmal unglaubliche Höhen und Weiten, die sich durch Muskelkraft allein nicht erklären lassen. Diese Tiere speichern die für den Sprung erforderliche Energie in ihren Sehnen und Bändern. Die Muskeln geben den Impuls, die-

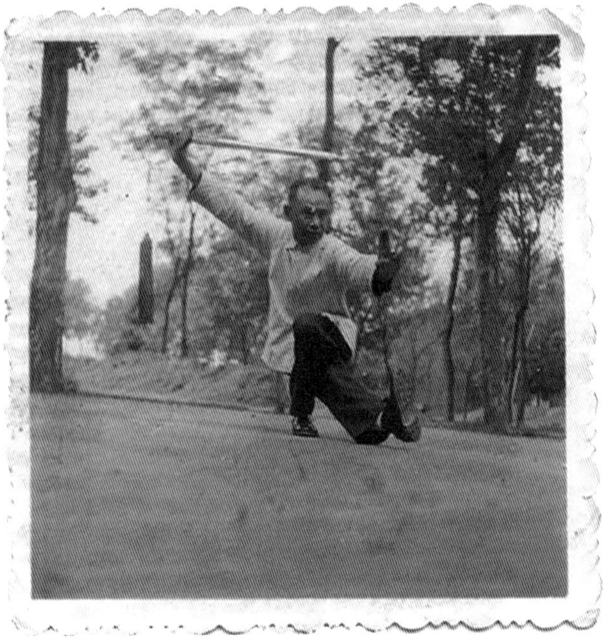

Foto 170: Xióng Dàomíng in der Stellung *wòyú.*

se Kraft freizugeben. Nur so sind diese Leistungen zu erreichen. Auch Katzen sind geschmeidig und schnell, weil sie mit ihrem Bindegewebe arbeiten, und Frösche springen so hoch, weil ihr Gewebe stark ist. Alle wildlebenden Tiere sind uns – zumindest relativ betrachtet – körperlich überlegen, weil ihre Bindegewebe besser trainiert sind. Wir Menschen verlieren durch unsere Lebensweise viel von unseren Fähigkeiten. Dies kann nur durch ein regelmäßiges Training des Bindegewebes kompensiert werden.

Die Stellung *wòyú* (臥魚)[62], welche der Großmeister Xióng Dàomíng auf Foto 170 ausführt, kann ein Mensch ohne trainierte, geschmeidige Faszien unmöglich einnehmen, schon gar nicht in vorgerücktem Alter. Man kann gut erkennen, dass der Meister ein sehr sehniger Mann war und keine großen Muskelpakete besaß. Die chinesischen Meister haben schon vor langer

[62] Über die Stellung bzw. Bewegung *(w)òyú* haben wir im Buch »Wu« schon einiges geschrieben. Ergänzend möchten wir anfügen, dass *wòyú* »schlafender oder liegender Fisch« bedeutet. Das ist nicht nur eine Technik der Kampfkunst, sondern ebenfalls eine Figur der klassischen chinesischen Oper. Dort wird die Figur auch *wòyún* (臥雲) – schlafende Wolke – genannt.

Zeit verstanden, dass die Faszien der entscheidende Kraftleiter sind.

Durch die Übungen des *Yàn Chí Gōng* wird die Dermis[63] gestärkt und gesund erhalten. In der Dermis sind die Blut- und Lymphgefäße eingebettet. Die Haarwurzeln, Hautdrüsen und Sinnesrezeptoren befinden sich ebenfalls direkt innerhalb der Dermis. Auch Abwehrzellen[64] sind in ihr enthalten. Die elastischen Fasern, aus denen sie besteht, sind für die Geschmeidigkeit und Anpassungsfähigkeit der Haut verantwortlich. Im Alter lässt ihre Elastizität stark nach. Außerdem bewirkt die Spannung der Faserbündel, dass bei Verletzungen der Haut die Wundränder auseinander klaffen. Bei alten Menschen sieht man in der Haut oft sogenannte Besenreiser. Die Haut trocknet aus, und das Transportsystem funktioniert nach und nach immer schlechter. Doch selbst bei jüngeren Menschen, die auf ungesunde Weise leben, lässt sich so etwas oft beobachten.

Über die Haut scheiden wir »Abfallprodukte« des Körpers aus (Schweiß), und ein – wenn auch sehr geringer – Teil der Atmung erfolgt über sie. Je gesünder unsere Haut ist, desto besser werden wir uns fühlen. Zudem wird durch die Übungen des *Yàn Chí Gōng* die Haut weich und straff; auch die besten Hautpflegeprodukte können ein solches Ergebnis auf Dauer nicht bewirken. Meister des *wŭshù*, wie beispielsweise mein Lehrer Li Zhènghuá, bewahren sich bis in Alter eine elastische, gesunde und jugendlich wirkende Haut, starke Sehnen und Adern. Ihre Blutgefäße sind vollkommen intakt. Das liegt keineswegs an einer günstigen Veranlagung, sondern liegt einzig und allein an den richtigen Trainingsmethoden.

Im Westen hat sich dem Alter gegenüber ein gewisser Fatalismus durchgesetzt. Der Arzt Christoph Wilhelm Hufeland[65] sagte einst: »*Das Alter ist nichts für Feiglinge.*« Das ist wahr, vor allem, wenn man mit zunehmendem Alter immer gebrechlicher und hilfloser wird. Hufeland sagte aber auch: »*Die Kunst, das Leben zu verlängern, ist, es nicht zu verkürzen.*« Und eines der besten Mittel zu diesem Zweck ist das Training des *Yàn Chí Gōng*.

---

[63] Dermis: Eine Hautschicht, die auch Lederhaut genannt wird.

[64] Zu den Abwehrzellen zählen Makrophagen, Lymphozyten, Plasmazellen, Mastzellen, Granulozyten, Monozyten und auch Bindegewebe bildende Zellen (Fibroblasten).

[65] Hufeland (1762-1836) war nicht nur als Arzt recht berühmt. Er betrachtete sich auch als Volkserzieher und galt als ein Reformator des Gesundheitswesens. Zu seinen Patienten gehörten neben J. W. Goethe und F. Schiller auch J. G. Herder und C. M. Wieland.

Neben etlichen dem modernen Leben geschuldeten Hauterkrankungen leiden viele Menschen an Knochenschwund und an Gicht. Dies liegt unter anderem an fehlender Bewegung und an Übergewicht, aber ebenso an nicht den Bedürfnissen des Körpers angepasstem Training.

Sind die Blutgefäße in guter Verfassung, wird der Körper auf optimale Weise versorgt. Sind Gewebe und Muskeln geschmeidig, sind wir zu großen körperlichen Leistungen in der Lage. Alles in unserem Körper ist abhängig von allem, und alle Teile korrespondieren miteinander. Im Grunde funktionieren wir im Kleinen wie unser Planet im Großen. So ist beispielsweise das Klima auf der Erde ein System, in dem alles mit allem zusammenwirkt, in dem selbst kleine Veränderungen eines Teilsystems bedeutende Auswirkungen auf das Gesamtsystem zur Folge haben können. Wenn man das versteht, begreift man, dass das Separieren eines Teils das Ganze aus dem Gleichgewicht bringen wird. Daraus folgt, dass beim Training kein Körperteil bevorzugt oder benachteiligt werden darf. Nur so erhält man ein einheitliches, harmonisch zusammenwirkendes Ganzes.

Auf die Kampfkunst bezogen bedeutet das, dass die Kraft in einem solchen optimal trainierten und aufeinander abgestimmten System im Falle eines Kampfes bestmöglich auf den Gegner übertragen werden kann. Unter diesem Aspekt versteht man auch, dass ein Zuviel an Muskelmasse einen Nachteil bedeutet, denn allzu stark entwickelte Muskeln können die Gefäße und Verbindungskanäle regelrecht abdrücken.

Daoistische Sexualkunde

Im alten Daoismus galt auch die Masturbation des Mannes als stärkende und heilende Selbstmassage. Allerdings nur, wenn der Samenerguss verhindert wird und das Sperma (chin. *jīng* 精)[66] im Körper bleibt.

[66] *Jīng* ist nicht eigentlich das Sperma. Es ist eine energetische Substanz, die vor allem im Samen enthalten ist und sich verbraucht. Daher rieten die Daoisten, die Ejakulation zu vermeiden. Allerdings kann das *jīng* auch durch den Beischlaf genährt werden. Mann und Frau erzeugen durch ihr Liebesspiel Energie, die der Mann in *qì* umwandeln kann. Auch hier gilt allerdings, dass er seinen Samen zurückhält. Um als Mann an die kostbare Essenz gelangen zu können, muss auch die Frau Vergnügen dabei empfinden.

Sperma ist ein Urquell des Lebens. Dieser Urflüssigkeit entspringt das Leben, und in ihr steckt die meiste Energie (*qì*). Sperma ist eine der wichtigsten Vitalenergien der Lebewesen. Rennpferde sind, solange sie aktiv am Wettkampf teilnehmen müssen, Jungfrauen. Man gibt ihnen keine Möglichkeit für die Paarung. Nur so können sie die notwendige Energie im Körper behalten. Durch die Ausgabe des Spermas geht Energie verloren. Leistungssportler können durch ein ausschweifendes Sexleben ihre Leistung beeinträchtigen.

Geht der Samen verloren, verliert der Körper sein *qì*. Um die Energie des Spermas zu bekommen, muss es durch sexuellen Anreiz in Bewegung gesetzt werden. Hält man das Sperma dabei im Körper, nährt und stärkt diese Energieform den Körper. Die daoistische Lehre geht davon aus, dass durch das Behalten des Samens dessen Energie zurück in das Körperinnere bis in den Hinterkopf fließt und so den ganzen den Organismus ernährt. Hält man das Sperma zurück, kann man Hunderte Male onanieren oder sich mit einer Frau sexuell vergnügen, ohne dass es schädlich ist.[67] Im Gegenteil, es wird für den Mann sogar mit jedem Mal vorteilhafter, da die Gesundheit und die Kraft sich mehren.

Der Sexualakt stellt die Vereinigung von Mann und Frau, die Vereinigung von *yīn* und *yáng* dar. Aufgrund der sexuellen Erregung beim Verkehr entsteht eine grundlegende sexuelle Energie (*jīng*). Die energetischen Flüssigkeiten von Mann und Frau, welche durch deren Sexualität freigesetzt werden, beinhalten die stärkste Kraft. Aus daoistischer Sicht ist es also für den Mann sehr wichtig, eine Jungfrau zu bekommen, weil deren Flüssigkeit rein, die Quelle also frisch ist.

Sex mit vielen Jungfrauen galt im Daoismus als Jungbrunnen, als Möglichkeit, sein Leben zu verlängern bis hin zur Unsterblichkeit. Im Daoismus wird der Geschlechtsverkehr zwischen Mann und Frau als Kampf angesehen. Es geht im Grunde darum, dass der Mann die Energie der Frau stiehlt und seine eigene zurückhält.[68] Der Frau hingegen geht es beim Sexualakt

---

[67] Vorausgesetzt, man masturbiert nicht nur die Eichel. Nach der daoistischen Gesundheitslehre ist die Eichel mit dem Herzen verbunden, und man schädigt dieses durch die Stimulation. Die Massage des ganzen Penis (ohne Ejakulation) sorgt jedoch für einen Ausgleich, ohne negative Folgen.

[68] Der chinesische Diktator Mao Zedong (1896-1976) glaubte sehr stark daran. Er hatte

darum, das Sperma des Mannes zu bekommen. Interessant in diesem Zusammenhang ist das Schriftzeichen für den Begriff »gut« – *hǎo* (好). Dieses setzt sich aus den Zeichen *nǚ* (女), Frau, und *zi* (子), Kind, zusammen. Die Kombination aus Frau und Kind wird also als etwas Gutes angesehen.

Im chinesischen Daoismus gibt es mehrere Schriften zu gesundheitsfördernden Sexualpraktiken. Fast alle betonen die Wichtigkeit der Disziplin des Mannes, den Samen zurückzuhalten, es nicht zum Erguss kommen zu lassen. Der Samenerguss findet zwar manchmal unkontrolliert im Schlaf statt, doch durch die richtige Schlafposition kann dies verhindert werden. Somit kann die Lebensenergie im Körper verbleiben und diesen ernähren.

Dass es nicht zum Samenverlust kommt, kann sowohl bei Masturbation als auch beim Geschlechtsakt durch eine entsprechenden Körperhaltung erreicht werden. Es ist im Grunde dieselbe eingezogene Position, wie sie beim *Yàn Chí Gōng* in vielen Übungen vorkommt. Der Bauch wird eingezogen, die Brust gerundet, die Schultern werden nach unten gedrückt und die Hüften angehoben. Laut daoistischer Legende sollen Meister früher durch die hier beschriebenen Sexualpraktiken die Unsterblichkeit erreicht haben.

Die Rolle des Körperfetts

Interessant ist auch die Rolle des Körperfetts. Im *Yàn Chí Gōng* trainiert man den Körper und dessen Gewebe auf ausgewogene Weise, so auch das Fettgewebe. Das Fettgewebe ist eine an verschiedenen Stellen des Körpers auftretende Form des Bindegewebes, das aus Fettzellen (*Adipozyten*) aufgebaut ist. Es hat drei grundlegende Funktionen:

1. Speicher- oder Depotfett: Lipide sind energiereiche Verbindungen. Durch den hohen Fettanteil des Körpers hat der Mensch Reserven, um bis zu 40 Tage ohne Nahrungszufuhr auszukommen. Damit ist es ein wichtiger Energiespeicher, auf den der Körper bei Nahrungsmangel zurückgreifen kann.

---

einen persönlichen Sekretär nur für diese Aufgabe, welcher ihm junge Frauen und Jungfrauen (meist aus armen Bauernfamilien) zuführte. Er führte damit eine alte chinesische Herrschertradition fort.

2. Isolierfett: Da Fett ein schlechterer Wärmeleiter als andere Gewebe ist, schützt vor allem auch das Fett (Speckschicht) in der Unterhaut (subkutanes Fett) vor zu schnellem Wärmeverlust.

3. Baufett: Fettgewebe dient an bestimmten Stellen auch als mechanischer Schutz in Form eines druckelastischen Polsters (Fettpolster), so unter der Fußsohle, an Gelenken und am Gesäß, sowie als Organlager, so im Nierenlager, bei den Herzkranzgefäßen und unter dem Augapfel. Das Baufett wird im Fall von Nahrungsmangel immer erst als letzte Reserve mobilisiert. Ein Kennzeichen dafür, dass diese Reserve angegriffen wurde, sind die tiefen, eingefallenen Augen von lange hungernden Menschen.

Ein Mensch ohne Fett ist nicht gesund.[69] Als Bruce Lee nach einen Zusammenbruch ins Krankenhaus kam, erschrak der untersuchende Arzt. Lee hatte so gut wie kein Körperfett, und seine Muskeln waren komplett durchtrainiert. Durch den Mangel an Fett besaß sein Körper wenig Widerstandskraft gegenüber Krankheit. Bruce Lee starb jung, weil er verschlissen und übertrainiert war.

Viele Menschen halten es heute für erstrebenswert, so wenig Fett wie möglich am Leibe zu haben. Doch schon die römischen Gladiatoren, die während 600 Jahren im alten Rom blutige Schaukämpfe ausführten, wussten es besser. Sie legten großen Wert auf ein gewisses Fettpolster. Weniger als Reserve für eine mögliche Hungerzeit, sondern um einen Schutz vor Verletzungen zu besitzen. Fettpolster kann Schläge und Hiebe dämpfen. Bei Kämpfen mit Schwertern kann so ein Polster den Unterschied zwischen Leben und Tod bedeuten. Primär hat Fett natürlich die Funktion, den Organismus bei Bedarf mit Energie zu versorgen.

Im Zusammenhang mit unserem Verhältnis zum Körperfett passt der chinesische Spruch *wùjíbìfǎn* (物極必反) – »Auf die Spitze getrieben, verkehrt sich alles in sein Gegenteil« sehr gut. Xióng Dàomíng erläuterte diesen Gedanken mit den folgenden Worten: *Aus guten Dingen entstehen schlechte,*

---

[69] Abgesehen davon, dass wohl kaum ein Naturvolk dem westlichen Schönheitsideal des übertrieben schlanken Menschen entspricht, sind die meisten der noch in ihrem ursprünglichen natürlichen Umfeld lebenden Menschen, wie zum Beispiel Amazonasindianer, körperlich in bedeutend besserer Verfassung als viele Vertreter des westlichen Kulturkreises. Auch eine Reihe guter Kämpfer, vor allem Ringer, können sich trotz etlicher Kilogramm mehr auf ihren Rippen schnell und kraftvoll bewegen und erfreuen sich bester Gesundheit.

aus schlechten Dingen wiederum gute. Deswegen muss man körperlich, geistig, tatsächlich in allen Dingen des Lebens, eine Balance halten. Absolute Schnelligkeit verkehrt sich auf der Spitze in absolute Langsamkeit. Langsamkeit hingegen kann den Körper unerhört schnell werden lassen. Keine Situation, kein Zustand, in dem man sich befinden kann, ist nur gut oder nur schlecht.

Jīn – ein komplexer Begriff

Yàn Chí Gōng ist eine alte, tiefgründige Trainingswissenschaft und stammt direkt aus der Quelle der chinesischen Medizin und Kampfkunst. In der Tafel zum ersten Teil des *Yàn Chí Gōng* taucht das Zeichen *jīn* (筋[70]) auf. Ein sehr wichtiger Trainingseffekt, der durch die Übungen des *Yàn Chí Gōng* erreicht wird, ist das Stärken des *jīn*. *Jīn* ist ein universeller und ein essentieller Begriff in der chinesischen Medizin und Kampfkunst. Wörtlich wird *jīn* mit Sehne, aber auch mit Muskel und Ader ins Deutsche übersetzt. In der westlichen Vorstellung und werden diese drei Dinge deutlich voneinander unterschieden. Ganz anders sieht man das in der traditionellen chinesischen Kultur. Das Zeichen *jīn* unterscheidet sie nicht, da die Zusammengehörigkeit von Sehnen, Adern und Muskeln die Bedeutung ihrer trennenden Merkmale überwiegt. *Jīn* steht letztendlich für das gesamte Gewebe, das den Körper durchdringt und in allen Organen, Gefäßen und Körperteilen verankert ist. Es ist das zusammenhaltende Element des Organismus und verantwortlich für den Energie- und Kraftfluss. Dieser Begriff vereint in sich Muskelgewebe, Bindegewebe, Gelenkgewebe, Sehnen, Adern und sämtliche Transportbahnen für den *Qì*-Fluss, die Meridiane. All das ist miteinander

[70] Interessanterweise ist das Radikal für das Zeichen *jīn* das Zeichen *zhú* (竹), was »Bambus« bedeutet. Weitere Bestandteile des Zeichens *jīn* sind das Zeichen *yuè* (月), »Mond«, und das Zeichen *lì* (力), »Kraft, Stärke, Fähigkeit«. Alle drei Bestandteile haben eine energetische Essenz. Ebenso spannend ist es, dass *jīn* (kann auch *qián* gelesen werden) auch mit dem Zeichen 觔 geschrieben werden kann. In diesem Fall bedeutet es »Muskel«, »katzenhaft« oder auch »hinterlistig«. Es gibt noch andere, alte Schreib- und Leseweisen für *jīn*, die weitere Aufschlüsse geben können. Eine der Schreibweisen lautet *lè* und setzt sich nur aus den Teilen Bambus und Kraft zusammen: 竻. Wir können also feststellen, dass alle Bestandteile und Arten von *jīn* mit Bewegung, Wachstum und dem Wechsel von Fülle und Leere zu tun haben.

verbunden und vernetzt und kann nicht getrennt voneinander betrachtet werden. Somit beschreibt *jīn* nicht weniger als sämtliche stofflichen und energetischen Zusammenhänge in unserem Körper.

Im Einzelnen umfasst der Begriff *jīn* das Folgende: *Jīnjié* (筋節) steht für die Gelenke sowie alle Verknüpfungspunkte des Körpers. *Jīnluò* (筋絡) steht für Arterien, Venen und generell für die Gefäße im Körper. *Jīnmó* (筋膜) steht für die Faszien. In der chinesischen Medizin und Trainingslehre sieht man all diese drei Teile als ein miteinander vernetztes System. Deshalb wird für gewöhnlich für diese drei Begriffe nur das Zeichen *jīn* benutzt. *Jīnròu* (筋肉) steht für die Muskeln, die von dem Gewebe umgeben und damit auch vernetzt sind. Das *jīn* ist verantwortlich dafür, ob ein Muskel kräftig ist und optimal zum Einsatz kommen kann. Das *jīn* durchdringt somit alle Teile und Stellen des Körpers und verbindet diese, so dass all diese Teile in Gemeinschaft zusammenarbeiten können. *Nǎojīn* (脑筋) steht für das Gehirn, das ebenfalls mit dem Gewebe vernetzt ist. Das heißt, das Gehirn leitet über das Gewebe und die Gefäße Befehle weiter und empfängt Rückmeldungen aus all diesen Bereichen. *Jīngǔ* (筋骨) bedeutet körperliche Fitness oder Konstitution des Körpers. Der Körper ist erst dann fit und besitzt eine starke Konstitution, wenn das *jīn* (Bindegewebe, Sehnen und Bänder, Adern etc.) gut ist und die *gǔ* (die Knochen) stabil sind, da sie das Gerüst des Körpers sind. Die Trainingsmethode des *Yàn Chí Gōng* zielt auf die Pflege des *jīngǔ* ab.

In der chinesischen Kampfkunst sagt man: »Erst wenn im Körper alles *jīn* (筋) gesund und stark trainiert ist, kann der Mensch *jìn* (勁) haben.« Dieses zweite *jīn* bedeutet Kraft, Vitalität und wirklich einsatzbereite Stärke. Es ist eine anwendbare Kraft, die man in eine lebendige Bewegung umwandeln kann und somit ein optimales Ergebnis erzielt. Da die chinesische Sprache alles bis ins kleinste Detail durch Zeichen unterscheiden kann, sind die Kultur, Medizin und die Trainingslehre sehr tiefgründig. So gibt es für den Begriff »Kraft« die chinesischen Begriffe *jìn* (勁) und *lì* (力). *Lì* steht für eine rohe, unbrauchbare und starre Kraft, die als brüchig angesehen wird. Man sagt auf Chinesisch dazu auch *jiānglì* (僵力).[71] Dieses *jiānglì* ist

---

[71] Es gibt noch eine ganze Reihe anderer energiebezogener Begriffe, die teilweise die jeweilige spezielle Art Energie sehr detailliert beschreiben.

zu vermeiden. Da die Gewebestruktur des Körpers einheitlich und zusammenhängend ist, sollte sie ebenso trainiert werden.

Jīnluò – die Blutgefäße

Der Blutkreislauf ist eine wichtige Energie- und Vitalquelle. Ein reibungslos funktionierender Blutkreislauf ist die Voraussetzung für den Transport des Blutes bis in die Peripherie des Körpers und für den ungestörten Blutfluss zurück zum Herzen. Blut erfüllt im Körper verschiedene Aufgaben. Es transportiert Sauerstoff aus den Lungen zum Gewebe und Kohlendioxid zurück. Weiterhin wird das Gewebe mit im Blut gelösten Nährstoffen aus dem Verdauungstrakt versorgt und von entstandenen Stoffwechsel- und Abfallprodukten befreit, die zu den Ausscheidungsorganen (Nieren und Darm) transportiert werden. Blut dient zudem als wichtiges Medium für den Transport von Hormonen zwischen einzelnen Organsystemen und Komponenten der Immunabwehr und der Blutgerinnung. Der Blutkreislauf ermöglicht dem Blut, sich durch den gesamten Körper zu bewegen. Weiterhin spielt der Blutkreislauf eine wichtige Rolle bei der Wärmeregulierung. Über den Grad der Durchblutung der Haut wird die Wärmeabgabe über die Körperoberfläche reguliert.

Der Blutkreislauf besteht aus dem Herzen und den Blutgefäßen. Die Blutgefäße, die zum Herzen führen, werden als Venen bezeichnet, diejenigen, die vom Herz wegführen, als Arterien. Je weiter die Blutgefäße vom Herzen entfernt sind, desto verzweigter und im Durchmesser kleiner werden sie. Eine wichtige Aufgabe übernehmen dabei auch die Venen, die das Blut zurück zum Herzen führen. Dabei haben besonders die Beinvenen schwere Arbeit zu leisten, denn das Blut muss gegen die Schwerkraft zum Herzen befördert werden. Aus diesem Grund ist das Training des »Untergestells« und der Beine so extrem wichtig und bildet auch einen wesentlichen Faktor im *Yàn Chí Gōng*. Durch das Spannen und Entspannen, durch das Ausstrecken und eng Zusammenziehen (Embryonalhaltung) sowie durch das Drehen und Verdrehen des Gewebes wird der Blutkreislauf vollständig frei gehalten und die Blutgefäße werden gestärkt, vergrößert und gereinigt.

Jīnmó – die Faszien

Der erste internationale Faszienkongress fand erst im Jahre 2007 an der Harvard Medical School in Boston statt. Entsprechende Lehrbücher über Anatomie ließen bis vor wenigen Jahren dem Thema Faszien kaum Beachtung zuteil werden. In der chinesischen Kampfkunst ist die Wichtigkeit der Faszien bereits seit Jahrhunderten bekannt, was man anhand verschiedener Schriften und Trainingsmethoden (wie dem *Yàn Chí Gōng*) erkennt. Die von Xióng Dàomíng diktierten Aufzeichnungen gehen, wie in der Einleitung erläutert wurde, auf fast 2 000 Jahre altes Material zurück.

Die Faszien, das heißt, die Weichteilkomponenten des Bindegewebes, sind sehr wichtige innere Teile des menschlichen Körpers.[72] Es sind Strukturen des Bindegewebes, zu denen auch Bänder, Sehnen und Gelenkkapseln gehören. Dieses Bindegewebe besteht im Wesentlichen aus Kollagen, Wasser und Eiweißbausteinen. Eine der größten Faszien befindet sich unter der Haut und stellt eine gleitende Schicht zwischen den Muskeln und der Haut dar.

Erst wenn die Faszien gut gestrafft und flexibel miteinander verbunden sind, kann der menschliche Körper seine maximale Bewegungsfreiheit und Gesundheit erlangen.

Dass in den Faszien auch Nervenbahnen und andere Verbindungsbahnen von Organen und Gelenken vernetzt sind, kann man daran erkennen, dass sich Faszien bei Stress verkrampfen oder zusammenziehen können. Diese Entdeckung wurde im Westen erst 2012 durch Experimente an der Universität Ulm gemacht, im Rahmen von Studien über die Faszien. Die Forscher untersuchten die Stressreaktion des Bindegewebes in Reagenzgläsern und kamen dadurch zu dieser für die moderne Wissenschaft neue Erkenntnis. Die chinesischen Kampfkunst beziehungsweise Medizin weiß das jedoch bereits seit jeher.[73] Stress wirkt sich auf die Nerven aus, und

---

72 Eine einheitliche Definition für den Begriff Faszien gibt es zum gegenwärtigen Zeitpunkt nicht. Verbreitet ist heute die Auffassung, dass Faszien und Bindegewebe weitgehend identisch sind, jedoch zu letzterem zusätzlich unter anderem auch Knochen und Knorpel gezählt werden.

73 Und dies gilt nicht nur für einige Schulen, sondern in der Tat für alle Methoden und Varianten der traditionellen Kampfkunst.

diese geben die entsprechenden Reiz an die Faszien, das ganze Gewebe und die Organe weiter.

Steifes und verdrehtes Bindegewebe führt langfristig zu Schmerzen. Die Augen werden ebenfalls schlechter. Auch das liegt an der komplexen Vernetzung aller Teile des Körpers. Schmerzen oder andere Beeinträchtigungen haben nicht immer dort ihre Ursachen, wo sie lokalisiert sind, und ein Leiden kann durch Belastungen oder Schädigungen verursacht werden, die scheinbar gar nichts damit tun haben. Ist das Gewebe nicht elastisch, sondern verdreht oder steif, werden die Nervenbahnen gequetscht, wodurch Schmerzen entstehen. Ist das Bindegewebe elastisch und frei, sind auch die Nervenbahnen darin frei und werden nicht gequetscht. Schmerzfreiheit ist das angenehme Ergebnis. Die Sehkraft verbessert sich. Durch gesundes Gewebe werden die Haut, die Knochen, die Zähne und die Augen gesund und stark, denn alle Teile sind im Bindegewebe durch Bahnen vernetzt.

Sind die Rückenfaszien steif und nicht mehr elastisch, fühlt sich der Körper wie gelähmt an. Besonders in Berufen, in denen man täglich viele Stunden stehen muss, wie zum Beispiel als Frisörin oder als Verkäuferin, ist das ein großes Problem. Das körperliche Vitalzentrum liegt nämlich genau in der Gegend der Taille. Deswegen muss man dieses Gewebe immer elastisch und flexibel halten und langziehen. Darüber war man sich nicht nur im alten China, sondern auch in anderen Ländern im Klaren. Die frühen deutschen Turner hatten eine Reihe von Übungen im Programm, die dem *Yàn Chí Gōng* sehr nahe kamen. Vielleicht waren sie sich nicht der wichtigen Rolle der Faszien bewusst, doch die Übungen trainierten diese recht gut. Die Dehnung der Turner reichte beinahe an chinesische Vorgaben heran und war in ihrer Vielfalt gut geeignet, die Bänder durchzustrecken. Auch das lange Hängen im Klimmzug diente der Balance zwischen Kräftigung und Dehnung.[74] Die Ergebnisse sprachen für sich, da sich die Leistungen dieser Sportler in allen Disziplinen deutlich verbesserten. Wettlauf, Weit- oder Hochsprung ließen sich nur verbessern, wenn man die Sehnen und das Gewebe soweit wie möglich zu dehnen vermochte, damit sich beides bei Gebrauch explosionsartig zusammenziehen konnte.

---

[74] J. C. F. GutsMuths (1759-1839) empfiehlt mindestens sechs Minuten des Hängens.

Zhěngtǐ – der Körper als Einheit

Yàn Chí Gōng *ist ein komplettes und zusammenhängendes Übungssystem, das den Körper vollständig und ganzheitlich trainiert beziehungsweise pflegt.* – Neben dem Zeichen *jīn* (筋) gibt es noch einen weiteren grundlegenden Begriff für die Kampfkunst: *zhěngtǐ* (整體). *Zhěngtǐ* steht für die Einheitlichkeit des Körpers. Der Körper wird insgesamt als Einheit betrachtet. Alle Funktionen, Bewegungen, die inneren und äußeren Abläufe funktionieren nur in einer Einheit. Demzufolge muss der Körper auch entsprechend trainiert werden. Die folgende alte japanische Geschichte veranschaulicht dies gut.

Meister und Schüler

Ein junger Mann hatte von einem berühmten Lehrer des Schwertkampfes gehört, der tief in den Bergen zurückgezogen lebte, und wollte gern sein Schüler werden. Nachdem er eine Weile gesucht hatte, fand er ihn in einer kleinen Hütte, versteckt im Wald.

Der Meister hörte sich die Bitte des jungen Mannes an und lehnte ab: »Ich kann dich nicht unterrichten. Ich habe schon lange kein Schwert mehr in der Hand gehabt und habe die Techniken bestimmt verlernt.«

Aber der Jüngling war hartnäckig und bestand auf seiner Bitte. »Ich würde alles dafür tun, wenn Ihr mich nur unterrichtet«, sagte er enthusiastisch.

Der Alte hingegen blieb bei seiner ablehnenden Haltung. »Ich sagte dir doch, dass ich vom Schwertkampf nicht mehr viel verstehe. Allerdings könnte ich jemanden gebrauchen, der mir bei der Arbeit hilft. Und wenn du dir dazu nicht zu schade bist, können wir ja später noch einmal über die andere Sache sprechen.«

Der junge Mann war niedergeschlagen. Doch insgeheim hoffte er, dass sich sein Fleiß eines Tages auszahlen würde. Also blieb er bei dem Alten und half jeden Tag bei der Arbeit.

Das erste Jahr musste er täglich in den Wald gehen und Holz hacken. Oft schickte ihn der Greis tief in den Wald hinein, und der Jüngling war viele Stunden unterwegs. Wenn er mit dem Zerkleinern fertig war, musste er den Stapel aus Kleinholz noch bis zur Hütte transportieren. Die ersten Wochen fiel er nach der Arbeit wie betäubt ins Bett und schlief sofort ein. Nach einer Weile hatte er sich jedoch daran gewöhnt. Daraufhin ließ ihn der Alte große Stämme fällen, diese zur Hütte ziehen und dann jeden Stamm in kleine Stücke zerhacken. Die Hände des Arbeiters waren wund und bluteten oft.

Eines Tages, es waren inzwischen viele Monate vergangen, konnte der junge

Mann seine Ungeduld nicht mehr verhehlen. Unwirsch sagte er zu dem Alten: »Ihr müsst doch inzwischen Holz genug für zehn harte Winter haben. Sagt mir offen, haltet Ihr mich hin?«

Der Alte meinte: »Du hast recht. Obwohl man nie genug Holz haben kann, brauchst du ab morgen keines mehr zu hacken. Aber ich könnte Wasser gebrauchen. Dort stehen die Eimer.«

Der junge Mann schluckte: »Aber ich kam zu Euch, um den Schwertkampf zu lernen.«

»Darüber reden wir später«, erhielt er zur Antwort.

Wieder gingen die Wochen ins Land. Der Jüngling ging jeden Morgen bei Tagesanbruch zu einer weit entfernten Quelle, um zwei große Eimer Wasser zu holen, und kehrte spät abends todmüde zurück. Sein Gastgeber liebte einen kostbaren Tee, der auf das beste Wasser angewiesen war. Leider waren die Eimer alt und undicht, so dass der Träger anfangs fast ohne Wasser zurückkehrte. Doch der Alte hatte eine Lösung. Er versiegelte die Lecks mit Harz und packte zwei schwere Steine auf den Boden der Eimer, um diese halbwegs abzudichten. Dann riet er dem Jungen, schneller zu laufen. Doch obwohl dieser sich beeilte, verlor er immer noch das meiste Wasser.

Nach einem Jahr hatte der Jüngling genug. »Meister, es gibt doch hinter der Hütte auch eine Quelle. Weshalb muss ich so viele Stunden für Euren Tee laufen?«

»Nun, das stimmt«, antwortete der Lehrer. »Ich könnte für meinen Tee auch das Wasser hinter der Hütte verwenden. Er wird zwar nicht so gut damit schmecken, doch es wird schon gehen. Ab morgen brauchst du kein Wasser mehr zu holen.«

»Lerne ich endlich den Schwertkampf von Euch?«

»Also gut. Ich werde dich unterrichten. Doch weil es bei allen Kampfkünsten auf eine gute Fußarbeit ankommt, wirst du zuerst das Gehen erlernen.«

Überglücklich mit der Zusage des Meisters, begab der Schüler sich zur Ruhe. Am nächsten Tag musste er wieder sehr zeitig aufstehen und auf den Rändern einer Tatami-Matte entlanglaufen.

»Wiederhole dies, bis du es ohne Schwierigkeiten beherrschst«, sagte der Alte.

Der junge Mann fragte sich im Stillen, was so schwierig daran sein könnte, doch er sollte feststellen, dass sein Lehrer schwer zufriedenzustellen war. Er lief und lief, von Sonnenauf- bis Sonnenuntergang. Er hörte aber nie ein Lob. Schließlich, nach mehr als einem Jahr, verlor er die Geduld. »Meister, ich habe für Euch drei Jahre lang Holz geschlagen, Wasser geholt und unzählige Matten bis auf den Grund durchgelaufen. Ich hatte jedoch bisher nicht ein einziges Mal ein Schwert in meinen Händen. Was hat das zu bedeuten?«

Freundlich lächelnd sah der Alte seinen Schüler an. »Die Arbeit mit dem

Holz hat deine Arme geschult, das Wasserholen hat deine Beine geschult und das Laufen auf dem Mattenrand hat deine Bewegungen vereint. Außerdem hast du gelernt, deine Handlungen mit großer Konzentration und leerem Geist auszuführen. Deine Ausbildung ist beendet. Wenn du nun ein Schwert ergreifst, wirst du überall der Beste sein.« Damit verbeugte er sich und ließ den jungen Mann stehen.

Diese Erzählung gibt es in verschiedenen Versionen. Der Lehrinhalt ist aber stets gleich. Die Geschichte vermittelt, dass die Kräftigung des Organismus, die einheitliche Bewegung und die auf ein Ziel gerichtete Handlung der Schlüssel zur Meisterschaft ist. *Yàn Chí Gōng* ist nichts anderes als die Übungen aus der Erzählung. Es kräftigt den Körper, verleiht ihm Einheitlichkeit und Konzentration, und es erzeugt den für die Kampfkunst so wichtigen »leeren Geist«[75].

Yàn Chí Gōng ist primär keine Kampf- und keine Sporttechnik. Aber es schafft die Grundlagen dafür, jede Kampf- und jede Sporttechnik auf optimale Weise ausführen zu können. Zieht man das Gewebesystem des gesamten Körpers bis zu seiner natürlichen Grenze, wird der Mensch seine maximale Kraft ausgeben können. Das gilt für alle Bewegungsarten. Bei einer Kampftechnik, wie zum Beispiel einem Schlag, soll die gesamte Kraft des Körpers auf die Spitze der Schlaghand und schließlich auf den Gegner übertragen werden. Bei einem Schuss im Fußball oder einem Wurf im Handball gilt das gleiche Prinzip. Gute Technik bedeutet, seine Kraft bestmöglich und effizient einzusetzen. Das kann man jedoch nur, wenn der Körper flexibel, also vollkommen gedehnt und frei von Blockierungen ist. Das bedeutet auch, dass der Organismus wirklich gesund ist, mit Blutgefäßen, die frei von Ablagerungen sind und mit gut gestrafften elastischen Faszien. Erst so kann die gesamte Energie, das *qì* (氣), sich im Körper frei bewegen und auf die Endpunkte (Schlag- oder Wurfhand oder Schussfuß) übertragen werden.

[75] Der Begriff des »leeren Geistes« (jpn. *mushin*, chin. *wúxīn* 無心) ist vor allem aus den japanischen Kampfkünsten bekannt. Aber er ist in allen Kampfkünsten Teil der Ausbildung und eines der zu erreichenden Ziele. *Mushin* ist dem Aspekt der Natürlichkeit (chin. *zìrán* 自然) eng verwandt. Es bedeutet, dass man über seine Handlungen nicht mehr nachzudenken braucht. Alles passiert spontan und absichtslos. Wenn man diese Haltung in den Alltag integrieren kann, werden alle Handlungen zielgerichteter und erfolgreicher sein.

Der zweite Teil des Yàn Chí Gōng – dìèrduàn 第二段

Einleitung

Das Training des ersten Teils des Yàn Chí Gōng *dient auch als Vorbereitung für den zweiten Teil. Mit dem zweiten Teil trainiert man die inneren Organe, pflegt und ernährt sie. Diese Übungen können Ihrem Leben einen tieferen Sinn geben. Sie können durch sie Stärke, Gesundheit und Vitalität bis ins hohe Alter erlangen.*

Der zweite Teil, wird als menschliche Brücke, auf der man Steine zerstückeln kann, bezeichnet – rén qiáo suì shí (人桥碎石). – Das bedeutet, dass der Körper eine Spannung wie eine Brücke aufbauen kann, auf der es möglich ist, große Steine zu zertrümmern.

Die Bewegungen wurden nach realen oder mystischen Tieren benannt. In vielen der heute bekannten *Qìgōng*-Übungen werden Bewegungen von Tieren wie Tiger, Kranich oder Bär nachgeahmt. Im *Yàn Chí Gōng* wird

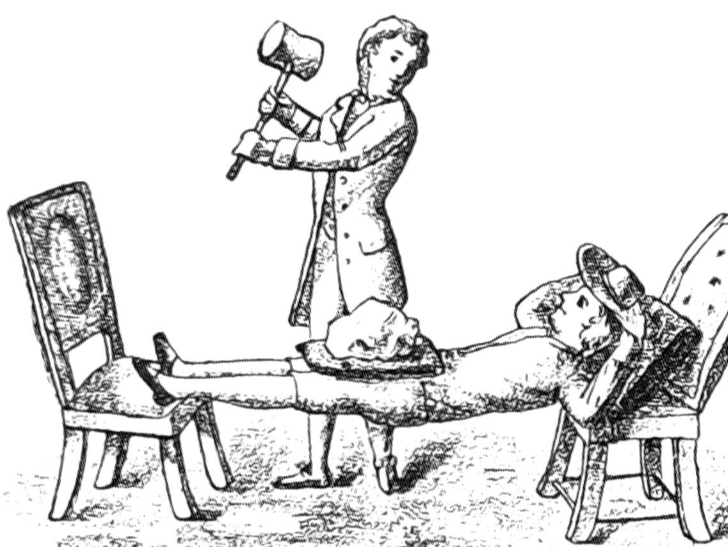

Abbildung: Durch große Körperspannung wird der Mensch zur Brücke, auf der man Steine zertrümmern kann. – Darstellung eines Bruchtests, Deutschland 18. Jahrhundert.

auf Tiere wie Schwalbe, Sperber oder Kröte Bezug genommen. Der Körper dieser Tiere scheint geradezu aus einem einzigen Muskel- und Sehnengewebe zu bestehen. Jeder, der beispielsweise schon einmal eine Kröte berührt hat, bemerkt diese Kraft, die eine einheitliche und effektive Bewegung dieses Tieres ermöglicht. Alle Tiere sind Teil der Natur. Der Geist, den man während des Übens dieser Bewegungen haben sollte, sollte ein ruhiger klarer Geist sein, der eins ist mit der Natur und frei von Gedanken. Eine daoistische Geschichte über den Philosophen Zhuāngzǐ handelt von den Vorzügen des Natürlichen:

Die göttliche Schildkröte im Schlamm

Zhuāngzǐ war einmal am Fluss Pu fischen und spielte dabei im Schlamm, als ihn zwei Gesandte des Königs vom Lande Chu aufsuchten. Einer der Gesandten sagte zu Zhuāngzǐ: »Unser König möchte, dass du einen wichtigen Beamtenposten in unserem Land übernimmst. Bist du gewillt, dich aus dem Eremitenleben zu verabschieden und die Aufgabe anzunehmen?« Zhuāngzǐ antwortete: »Ich habe gehört, im Lande Chu gab es eine göttliche Schildkröte, die vor 3 000 Jahren gestorben ist. Ihre Knochen liegen heute noch in einem Tempel als Wahrsage- und Glückssymbole. Sagt mir bitte, würde diese Schildkröte lieber ihr Leben verschenken, damit ihre Knochen als respektierte Symbole für Menschen erhalten werden? Oder würde sie lieber lebend und fröhlich im Schlamm herumtollen?«

Der zweite Gesandte antwortete: »Ich denke, sie würde lieber im Schlamm herumtollen wollen.« Zhuāngzǐ schaute die Gesandten an: »Dann geht zurück; ich bin genau wie die Schildkröte lieber im Schlamm. Durch Respekt, Wertschätzung und Macht, wie sie aus den allgemeinen Sitten und Gebräuchen erwachsen, verliert man seine angeborenen und natürlichen Eigenschaften und gelangt zu großen Irrtümern.«

Im Übungstext wird im Zusammenhang mit der zweiten und siebten Bewegung schlammiger Boden (chin. *ní* 泥) erwähnt. – Ab dem zweiten Teil des *Yàn Chí Gōng* sollte man, wenn möglich, barfuß auf schlammigem Boden trainieren.[76] Das sorgt zum einen für einen guten Gleichgewichtssinn

[76] Auf diese Weise wurde nicht nur in China bevorzugt trainiert. Auch aus Okinawa ist diese Art des Trainings überliefert. Es geht nicht nur darum, dass wir ganz anders agieren, wenn wir den natürlichen Boden unter unseren Füßen spüren, es geht auch darum, dass der gesamte Körper gekräftigt wird, vor allem die Beine.

und zum anderen werden die Sehnen und Bänder der Beine besonders gekräftigt. Man bekommt ein flexibles und gleichzeitig kräftiges »Untergestell«. Für alle Kampfkunst- und Sportarten ist es wichtig, dass man standsicher und gleichzeitig flexibel ist. Erst so kann man Kraft transportieren und effektiv zum Einsatz bringen. Das ist ein Punkt, der vielen Sportlern und auch Kampfkünstlern heute fehlt.

Das Barfuß-Training im Schlamm ist nicht nur sehr nützlich, sondern es ist auch recht wohltuend und hat einen Massageeffekt für die Beine. Schon allein deshalb empfiehlt es sich, so oft es geht, die Schuhe auszuziehen und den Boden mit seinen Füßen wieder zu spüren.[77].

Auch das normale Gehen ohne Fußbekleidung ist sehr gesund. Hierin sind sich Asiaten und Europäer einig. Schuhe, egal wie gut sie sind, verändern den natürlichen Gang. Naturvölker bleiben auch aus diesem Grund fit und zäh, denn das Barfußlaufen erhöht die Widerstandsfähigkeit des Körpers. In der chinesischen Medizin gelten die Füße als Ort vieler Reflexmassagezonen. Sie sind der Endpunkt des Körpers, an dem die Gefäße auslaufen und enden. Übt man einen Druck auf diese Stellen aus, fördert dies die Gesundheit. In chinesischen Gärten oder Parks befinden sich Stellen, an denen runde Steine aus der Erde herausragen. Auf diesen läuft man oder drückt die Füße entweder barfuß oder mit Schuhen mit sehr dünner Sohle darauf und erhält dadurch eine wohltuende Massage der Füße. In China kann man ältere Menschen beobachten, die diese Bewegungen im Rückwärtsgehen machen. Dies hat einen zusätzlichen Effekt für die Nerven und regt obendrein den Fluss der Körpersäfte an.

Des Weiteren sollte man ab dem zweiten Teil des *Yàn Chí Gōng* mit freiem Oberkörper und kurzer Hose üben. Selbst bei sehr kaltem Wetter und im Winter.[78] Die ursprünglichen *Gōng*-Übungen dienen dazu, den gesamten Organismus in und mit Hilfe der Natur zu stählen. Es ist

---

[77] Einige Kampfkünstler haben beschrieben, dass sich, als sie barfuß im Freien trainierten, ihre gesamte Wahrnehmung änderte. Alle Sinne wurden aufmerksamer und Flüchtigkeitsfehler, die mit Schuhen immer wieder vorkamen, wurden vermieden. Ähnliche Berichte kann man auch von Survival-Praktizierenden lesen.

[78] Ähnliches wurde auch von den frühen deutschen Leibeserziehern vorgeschlagen. Besonders GutsMuths wurde nicht müde, auf die schlechten Bekleidungsgewohnheiten hinzuweisen, die eine Abhärtung des Organismus verhinderten.

erforderlich, bis an die Grenzen seiner Fähigkeiten zu gehen. Das Ergebnis, das man dadurch erhält, ist nicht nur eine allumfassende physische Gesundheit, sondern auch eine Art geistiger Neugeburt. Es ist ähnlich dem Eisbaden, welches die Gesundheit ebenfalls hervorragend stärkt und uns abhärtet.[79] Der Körper wird durch die starke Reaktion auf die Natureinflüsse automatisch robuster. Die Widerstandskraft (chin. *dǐkàng lì* 抵抗力) wächst, und das Immunsystem wird stärker. Der Körper reagiert schneller und flexibler auf Krankheitserreger und schädliche Umwelteinflüsse. Sollte man schwer zu heilende Krankheiten haben, wie zum Beispiel ein Krebsleiden, ist es sehr empfehlenswert, zur Unterstützung der Behandlung so ein Training durchzuführen.[80] Es hilft dabei, sich selbst zu besiegen, über seine Grenze hinaus zu gehen, und erhöht auf diese Weise die Chance einer Heilung.[81] Nicht nur der Körper muss das verstehen lernen, sondern noch mehr das Ich.[82] Erst so hat man die Möglichkeit,

---

[79] Beim Eisbaden wird durch den Kältereiz eine Stärkung des Immunsystems herbeigeführt. So, wie andere Sportler, zum Beispiel Sprinter oder Gewichtheber, ihren Organismus darauf trainiert haben, in wenigen Sekunden sehr viel Energie in Bewegung umzusetzen, so ist der Organismus des Eisbaders darauf trainiert, seine Energiereserven blitzartig in Körperwärme umzusetzen, so dass keine Unterkühlung eintritt. Der Badende bleibt nur wenige Minuten im kalten Wasser, so dass er die sich im Körper ausbreitende Wärme anschließend nutzen kann. Der mit dem Winterbaden verbundene Effekt der Abhärtung fördert die Gesundheit. Brenke und Siems schreiben in »Das Buch vom Winterschwimmen«, dass Winterschwimmer zwar auch nicht davor gefeit seien »... *an grippalen Infekten zu erkranken, diese jedoch wesentlich leichter und kürzer verlaufen*«. In den ersten Sekunden, in denen der Körper im Eiswasser ist, erfährt er einen intensiven Temperaturreiz. Die Hauttemperatur sinkt drastisch, während die Kerntemperatur zunächst wenig betroffen ist. Nun beginnt der Körper auf die neue Situation zu reagieren. Er wandelt Energie, die er in Form von Kohlenhydraten gespeichert hat, in Wärmeenergie um. Durch die verstärkte Produktion von Wärme weiten sich die Gefäße, die sich nach den ersten Sekunden abrupt zusammengezogen hatten. Dies führt zu einer Verbesserung der Blutzirkulation und somit zu einer Stabilisierung des Kreislaufs.

[80] Dieser Umstand wird sowohl von chinesischen Meistern als auch von traditionell ausgebildeten Ärzten erwähnt.

[81] Dass dieses Überwinden von Grenzen möglich ist, bestätigte in jüngerer Vergangenheit die Dänin Annette Fredskov Jensen. Sie erkrankte 2009 an Multipler Sklerose, wollte sich jedoch nicht in ihr Schicksal ergeben. Die 41-jährige Frau beschloss zu laufen und absolvierte in 365 Tagen 366 Marathonläufe. Sie überwand so innerhalb eines Jahres 15443 Kilometer.

[82] Es ist ganz ähnlich dem Lösen eines *koan* (chin. *gōng'àn* 公案), dem »Rätsel« aus der zenbuddhistischen Meditationspraxis.

geistig und körperlich Einfluss auf die Krankheit zu nehmen. Es ist also vor allem eine Frage des Verständnisses. Geist und Wille werden geschult, was zusätzlich zum körperlichen Trainingseffekt die Widerstandskraft des Organismus erhöht. Durch gutes und richtiges Training wird man auch alle negativen Gefühlsregungen los. Man reinigt nicht nur seinen Körper, sondern auch seine Seele.

Bei diesen Übungen werden neben Gewebe, Muskeln, Knochen und Haut auch die inneren Organe gestärkt und gepflegt. Das geschieht unter anderem durch das Einnehmen der verschiedenen Körperpositionen, wodurch die inneren Organe in eine pflegende Position gebracht werden. Die Bewegungen des zweiten Teils erfordern Flexibilität, Kraft, Gleichgewicht und Koordination. Sie verbinden diese vier Grundeigenschaften und führen sie zusammen zu einer Einheit. Das ist auch eine gute Grundlage für alle Bewegungskünste, so dass man sich effektiv bewegen kann.

In der großen Langsamkeit der Übungen entwickelt man tatsächlich die bestmöglichen Voraussetzungen für die Schnelligkeit, wie sie in den Kampfkünsten erforderlich ist, da man ein tiefes Körpergefühl bekommt und seinen Leib bis in die kleinste Faser wahrnehmen kann. Somit erlangt man auch die volle Kontrolle über seine Geschwindigkeit, kann also entweder sehr schnell oder sehr langsam sein. Die fünf Hauptpunkte Flexibilität, Kraft, Koordination, Gleichgewicht und Geschwindigkeit zusammenzubringen, ist eine der wichtigsten Aufgaben eines guten Trainings. Das gilt für den Körper wie auch für den Geist. Das beständige körperliche Training dieser fünf Eigenschaften wird sich bei korrekter und disziplinierter Übung auch auf den Geist auswirken. Und um den Alltag zu meistern, um im Arbeitsleben gut zurechtzukommen, braucht man einen starken, ausbalancierten, gut koordinierten und schnellen Geist.

Alles im Leben ist Grenzen unterworfen. Unsere Zeit ist begrenzt und unsere Fähigkeiten sind es ebenfalls. Das chinesische Gōng-*Training sieht als Hauptzweck das Ziel, den menschlichen Körper bis an seine Grenzen zu trainieren und seine Bewegungsmöglichkeiten vollkommen auszuschöpfen.* – Dies gilt sowohl mit Hinblick auf die Kraft als auch auf die Flexibilität. Die Übungen des *Yàn Chí Gōng* sind so strukturiert, dass man dieses Ziel erreichen kann. Auf Chinesisch nennt man das *dádào shēntǐ de jíxiàn* (達到身體的極限) – die Grenzen des Körpers erreichen.

Des Weiteren werden durch das Einnehmen dieser Positionen die jeweiligen Meridiane (chin. jīngluò 經絡) positiv beeinflusst. Die Meridiane sind Verbindungskanäle, entlang derer die Lebensenergie (qì) *fließt und den gesamten Körper und dessen innere Organe am Leben erhält. Jeder Meridian ist einem inneren Organ zugeordnet.*

Die Akupunkturpunkte liegen auf diesen Leitbahnen. Sie sind eng verbunden mit dem Bindegewebe im Körper. Durch das Einnehmen bestimmter körperlicher Positionen und Bewegungen können diese Kanäle gestärkt und positiv beeinflusst werden. Die sieben Bewegungen des zweiten Teils des *Yàn Chí Gōng* können somit Einfluss auf die entsprechenden inneren Organe nehmen. Auch wenn die Existenz dieser Meridiane durch die westliche Wissenschaft noch nicht zweifelsfrei nachgewiesen werden konnte, so ist es eine unumstrittene Tatsache, dass das Bindegewebe eine entscheidende Rolle beim Transport von Nährstoffen, Sauerstoff und Abfallprodukten spielt und dass sich die Meridiane mehrheitlich genau am und im Bindegewebe des menschlichen Körpers befinden. Durch die folgenden Übungen werden die verschiedenen Meridiane positiv beeinflusst, gedehnt, gespannt und wieder entspannt.

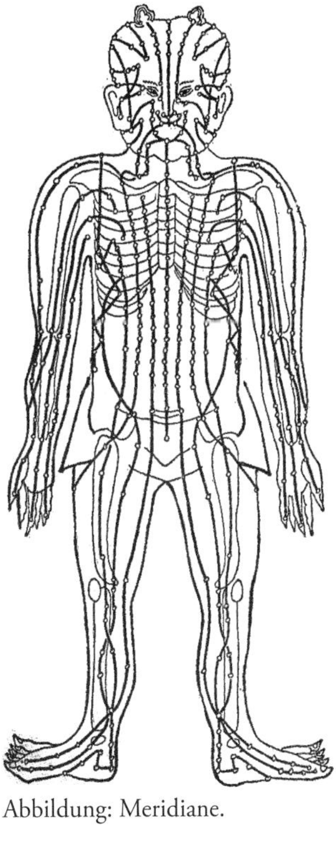

Abbildung: Meridiane.

Der zweite Teil des *Yàn Chí Gōng* stellt hohe Ansprüche an Gleichgewicht und Kraft des »Untergestells«. Ich habe anfangs feststellen müssen, dass ich als langbeiniger Europäer diese Übungen nur schwer absolvieren und noch schwerer wirklich meistern konnte. Man darf nicht wackelig sein, sondern muss fest im Boden verwurzelt sein. Die Füße müssen sich wie Wurzeln im Boden verankern. Das langsame Auf und Ab auf einem Bein ist eine wirkliche Tortur für Mitteleuropäer. Aber wenn Sie das *Yàn Chí*

Gōng üben und auch durchhalten, wird der Trainingseffekt um so größer sein. Sie werden mit diesen Übungen eine Kraft, Gesundheit und Wuchtigkeit bekommen, welche aufgrund der typischen europäischen Körperproportionen jener der meisten Ostasiaten überlegen sein wird. Das ist ein Grund, weshalb die alten Meister Chinas Schülern aus dem Westen solche Trainingsmethoden so gut wie nie beibrachten.[83]

Die Zwischenbewegung – fùjiā dòngzuò

Der zweite Teil beginnt mit einer eigenen Eröffnung, die auch als Zwischenbewegung (chin. *fùjiā dòngzuò* 附加動作) bezeichnet wird. Zwischenbewegungen werden im Text nicht erwähnt. Sie sind dennoch essentiell. Sie werden und wurden von jeher durch Vorführen überliefert. Diese Bewegungen verbinden die Hauptteile des *Yàn Chí Gōng*, so dass man fließend und zusammenhängend trainieren kann. Es ist eine sinnvolle Option, wenn man gelegentlich sämtliche Bewegungen zu einem fließenden Ablauf zusammensetzt. Dies festigt den Ablauf und stellt auch ein sehr gutes Training dar.[84]

Dieser Bewegung liegen natürlich dieselben Prinzipien zugrunde, wie sie im Zusammenhang mit dem ersten Teil erklärt wurden und auch für viele andere chinesische Disziplinen üblich sind. Darüber hinaus ähnelt die Eröffnungstechnik des zweiten Teils dem *tàijíquán*.

---

[83] Dieser Umstand wurde mir von einigen Meistern ausdrücklich bestätigt. Dass mein Meister mit dieser Tradition gebrochen hat, indem er mich unter anderem das *Yàn Chí Gōng* lehrte und mir gestattete, darüber zu schreiben, führte dazu, dass er heute in China von verschiedenen Meistern angefeindet wird.

[84] Natürlich ist es vor allem für jemanden, der gerade damit beginnt, diese Übungen zu trainieren, unmöglich, sie alle hintereinander auszuführen. Doch selbst wenn man dazu schon in der Lage ist, kann es auch sehr sinnvoll sein, jeden Teil für sich allein auszuführen, und dies so langsam wie möglich. Oder auch nur einzelne Übungen, die man sich beliebig aus dem Fundus der insgesamt 18 beschriebenen Übungen auswählen kann. So sind beispielsweise die erste und die dritte Übung des ersten Teils von den Anforderungen her praktisch durch jedermann zu meistern und bewirken, was die allgemeine Kräftigung des Organismus und die Gesundheit angeht, bereits sehr viel.

Ablauf (Fotos 171 bis 178): Die Zwischenübung beginnt mit geschlossenen Füßen. Stehen Sie locker und in den Kniegelenken leicht gebeugt. Das Becken wird sanft nach vorn oben gekippt und der Kopf so aufgerichtet, dass sich die Halswirbelsäule streckt. Die Wirbelsäule soll lotrecht stehen. Das Gewicht des Körpers ist und bleibt während der Übungen zentriert. Setzen Sie nun langsam den linken Fuß eine Schulterbreite nach links. Beachten Sie, dass Sie sich hierbei mit Ihrem gesamten Körper bewegen. Es ist keine Einzelaktion des linken Beines. Setzen Sie den Fuß mit den Zehenspitzen zuerst auf. Sie können die Arme locker seitlich am Körper hängen lassen. Atmen Sie ganz natürlich ein und aus. In der Regel wird Ihr Körper Ihnen sagen, wenn er sich unwohl fühlt. Im Zweifelsfall atmen Sie während der Körperanspannung aus und bei der Entspannung ein.

Für die folgende Übungssequenz ist es wichtig, dass alle Bewegungen fließend sind und ohne Stocken ineinander übergehen. Die Techniken sind weich und gleitend, vor allem die Schritte. Der Körper soll sich insgesamt als Einheit bewegen.

Nehmen Sie die Bogenhaltung (*gōngwèi*) ein. Bleiben Sie nach vorn ausgerichtet und in Ihrer Haltung so zentriert wie möglich. Die nächste Bewegung entspricht in etwa der *Tàijí*-Technik *lōuxī àobù* (摟膝拗步). Allerdings wird sie etwas schneller ausgeführt, als man sie beispielsweise aus dem *Yáng*-Stil (chin. *yángshì* 楊式) kennt.

Sinken Sie mit der Bogenhaltung in den Reiterstand (chin. *mǎbù* 馬步). Ohne innezuhalten, drehen Sie, indem Sie die schrägen Bauchmuskeln rechts spannen, die rechte Hüfte nach links und führen Sie gleichzeitig den gestreckten rechten Arm mit offener Hand nach unten, ungefähr so, als ob Sie das linke Knie berühren wollten, was Sie jedoch nicht tun. Zur selben Zeit führen Sie die linke Hand zum rechten Schlüsselbein. In dieser Haltung bauen Sie für einen Augenblick eine sehr starke Innenspannung auf, welche Sie jedoch für den nächsten Schritt sofort wieder lösen. Ziehen Sie in einer fließenden Bewegung den linken Fuß an den rechten heran, ohne diesen voll aufzusetzen und ohne sich aus der tiefen Stellung zu erheben. Gleichzeitig heben Sie die rechte Hand in Höhe des rechten Ohres, wobei die Hand vollkommen entspannt ist. Währenddessen bewegt sich die linke Hand in einem Bogen vom rechten Schlüsselbein zum linken Knie. Diese Streichbewegung läuft parallel zum Einnehmen der linken Bogenstellung (chin. *gōngbù*) 90 Grad nach links und zu einer Stoßbewegung mit der rechten Handfläche nach vorn. Anders als bei der *Tàijí*-Technik *lōuxī àobù* führt man die Bewegung im *gōngbù* weiter und überdreht seinen Körper nach links. Der rechte Arm wird soweit wie es geht nach vorn gestreckt und der linke fährt an der linken Körperseite in seinem Bogen weiter nach hinten. Den linken Arm kann man optional ebenfalls strecken, so dass beide Arme eine waagerechte Linie bilden, oder man belässt ihn in einer bogenförmigen Haltung mit angewinkelten Ellbogen und schräg nach unten weisender Handfläche. Hierbei wird besonders der Unterarm gedehnt.

Bei diesem ersten Teil der Eröffnungsübung muss man ohne Schwung zu holen in die vorhergehende Stellung zurückkehren können. Hieran kann man gut den Trainingsstand ablesen. Um das zu erreichen, empfiehlt es sich, zu Beginn den *gōngbù* nicht sehr lang auszuführen.

Nach der vollkommenen Streckung und Drehung des Körpers ziehen Sie Ihr Gewicht auf das rechte Bein zurück. Sie tun dies nicht nur, indem Sie das Gewicht verlagern und mit dem linken Bein den Körper nach hinten schieben. Die Hauptarbeit übernimmt der Bauch. Das heißt, Sie kippen die Hüften zur Bogenhaltung nach oben und ziehen den Bauch ein. Dadurch gleiten Sie weich in den *mǎbù* zurück oder auch in eine ähnliche Position, da es hierfür keine festgelegte Stellung gibt. Gleichzeitig drehen Sie sich nach rechts, wobei Sie den rechten Arm auf Höhe des Unterbauches in einem sanften Bogen mitführen. Die Handfläche zeigt dabei nach oben. Die linke Hand folgt der Drehung ebenfalls. Sie wandert am linken Bein vorbei. Die Handfläche zeigt ebenfalls aufwärts. Auf der Höhe der Brust formen beide Arme kurz einen Bogen, wobei die rechte Hand mit der Handfläche nach unten gedreht wird. Die Stellung entspricht einer Mischung aus *mǎbù* und *gōngbù*.

Während der linke Arm die Position vor der Brust kurz beibehält, bewegt sich der rechte Arm mit der Körperdrehung weiter nach rechts, um in einer sanften Drehung abermals gewendet zu werden. Zugleich verlagern Sie Ihr Gewicht auf das linke Bein und wenden den Oberkörper in dieselbe Richtung. Tun Sie dies, indem Sie die Kraft wiederum, wie oben beschrieben, aus der *gōngwèi* gewinnen. Formen Sie die Arme wieder zu einem Bogen, welchen Sie von der Brusthöhe sanft bis auf Hüfthöhe absenken. Dabei dreht sich die rechte Hand abermals, so dass nun beide Hände mit der Handfläche zum Boden zeigen. Mit der Bewegung der Arme vollenden Sie auch die Drehbewegung des Körpers, bis Sie erneut einen linken *gōngbù* einnehmen. Mit Vollendung der *lāshēn* (拉身) genannten Stellung enden ebenfalls die Linksdrehung des Oberkörpers und die Bewegung der Arme. Diese formen nun auf der linken Körperseite in Höhe des Beckens einen abwärts gerichteten Bogen. Ihr Kopf, welcher der Körperbewegung folgt, wird ebenfalls nach links gewandt.

Nachdem Sie in dieser verdrehten Haltung kurz eine einheitliche Spannung aufgebaut haben, lösen Sie diese fixe Position auf. Sie haben nun mehrere Möglichkeiten. Entweder Sie führen dieselbe Bewegung nun nach der anderen Seite aus, was der Balance des gesamten Komplexes entsprechen würde, oder Sie kehren in die Bogenhaltung zurück, um von dieser zur ersten Übung überzugehen oder Sie gehen sofort nahtlos zur ersten Übung des zweiten Teil des *Yàn Chí Gōng* über.

Anmerkung: Diese Eröffnungsübung ist nicht starr kodifiziert. Leichte Änderungen im Ablauf sind möglich, solange die Struktur der Bewegung dadurch nicht gestört wird.

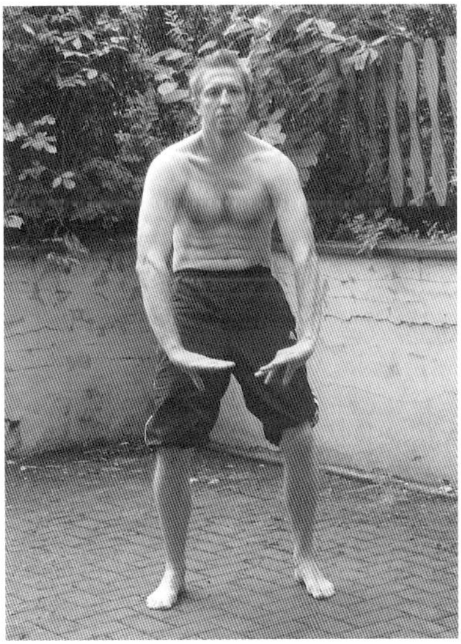
Foto 171

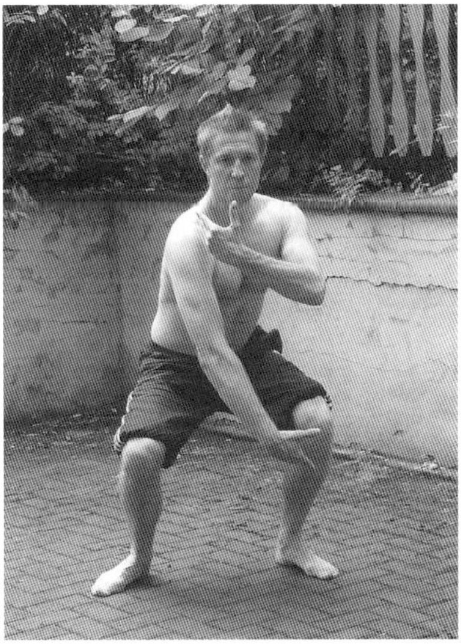
Foto 172

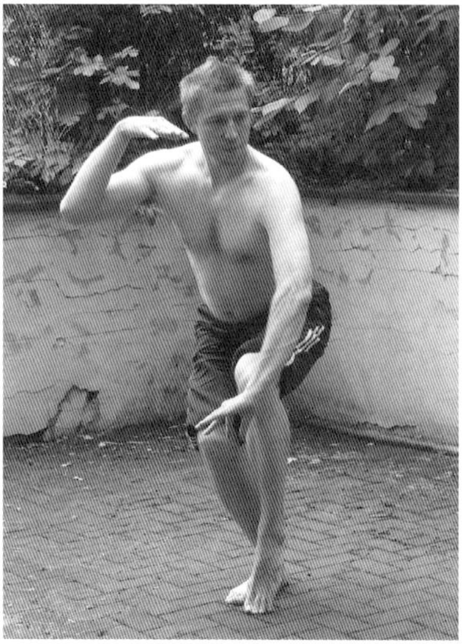

Foto 173

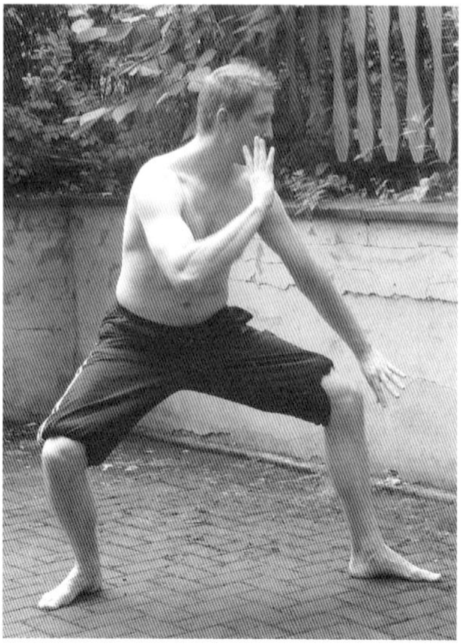

Foto 174

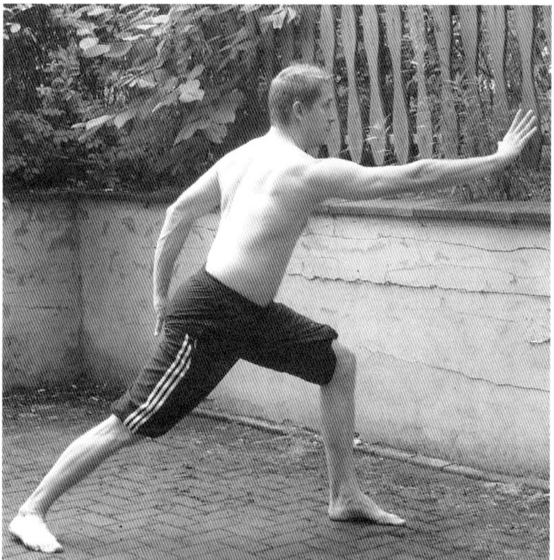

Foto 175

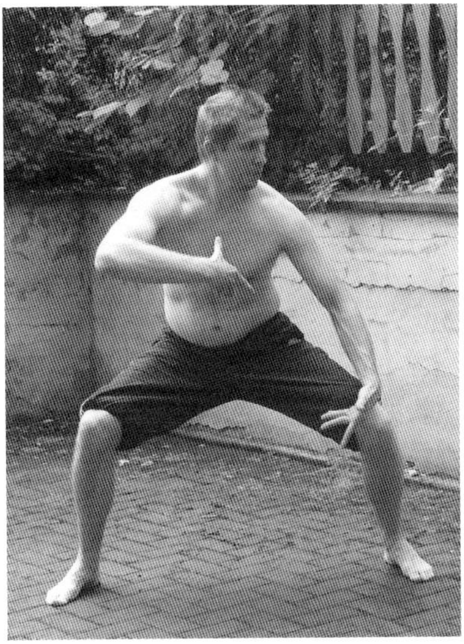

Foto 176

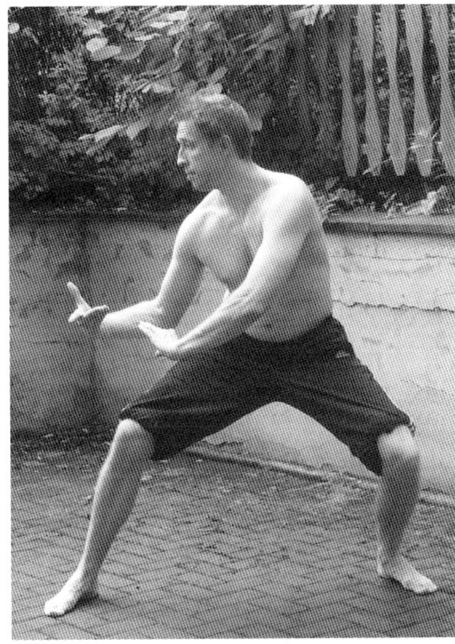

Foto 177

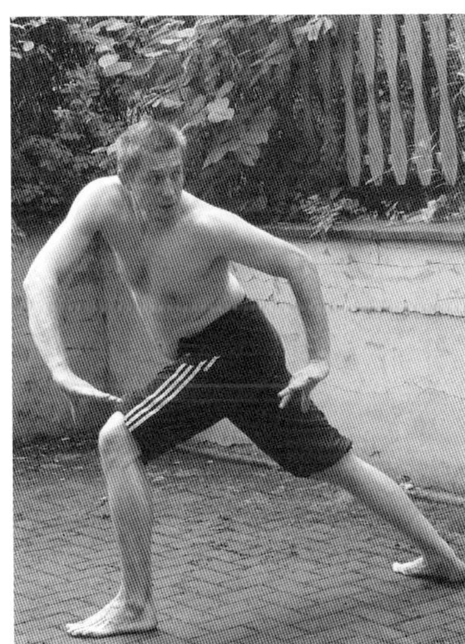

Foto 178

Kommentar: Für den ersten Teil der Zwischenbewegung ist es wichtig, dass der Körper sich einheitlich und zentriert bewegt. Dadurch hat man das maximale Gleichgewicht und den besten Krafteinsatz. Hände und Beine bewegen sich vollkommen harmonisch miteinander. Der Körperfluss und die Energie (*qì*) fließen staufrei und einheitlich. Die Schultern werden nach oben gezogen. Im Gegensatz zu vielen anderen Bewegungen zieht man hierbei den Bauch nach oben. Dadurch hebt man den *dāntián* (Zinnoberfeld, Körpermittelpunkt) ebenfalls nach oben an. Durch diese Verschiebung, die ganz von allein durch die eingenommene Positionierung entsteht, verbessert und koordiniert man seinen Atem auf ganz natürliche Weise. Nach dem Hochziehen der Schultern und dem Anziehen des *dāntián* senkt man seinen Körper wieder ab. Hierbei hebt man die Hüften an und zieht die Schultern nach unten. Dadurch werden zum einen die inneren Organe trainiert, sowie alle Verbindungsgefäße elastisch gehalten und gestrafft. Abgesehen davon bekommt man eine tiefe, kräftige Bauchatmung. Es ist also eine Atemübung, ohne eine zu sein, denn der Atem fließt natürlich und unbewusst. Wichtig dabei ist, dass der Oberkörper gerade bleibt und sich weder nach vorn noch nach hinten neigt. Bei dieser Bewegung wechseln sich Spannung und Entspannung ab und man kann diesen Ablauf, so oft man dazu Lust hat, wiederholen.

Beim zweiten Teil der Zwischenbewegung, dem Drehen des Körpers (siehe Foto 178), wird der gesamte Organismus, das gesamte Bindegewebe, innen wie außen, gedreht und langgezogen. Das führt zu großer Elastizität, Kraft und Geschmeidigkeit. Auf diese Weise wird eine starke, dynamische Spannkraft erzielt. Auch dies ist eine Bewegung, die den Gesundheitsaspekt mit dem Trainingsnutzen verknüpft. Das Drehen »entkalkt« gewissermaßen den durch Sitzen verhärteten Körper und ist eine Wohltat für Gelenke und Gewebe. Der dadurch erreichte Trainingseffekt ist kaum durch eine andere Übung zu erlangen. Übungen, die dieser zumindest auf den ersten Blick ähnlich sind, sieht man auch beim modernen *qìgōng*. Wie am Anfang des Buches erwähnt wurde, sind die meisten heutigen *Qìgōng*-Übungen vollkommen neu erfunden oder bauen lediglich zu einem Teil auf klassischen Übungen der chinesischen Medizin und Kampfkunst auf. Ein kleiner Rest von wirklichen *Gōng*-Übungen wie dem *Yàn Chí Gōng* wird von den modernen Bewegungsformen vereinnahmt. Deren tatsächliche Essenz und Vollkommenheit fehlen dann allerdings.

Die nachfolgend beschriebenen Übungen des zweiten Teils werden vollkommen flexibel mit statischen Haltebewegungen ausgeführt.

Die erste Bewegung: Den Drachen stützen – beeinflusst besonders positiv den Meridian für die Milz

Ablauf (Fotos 179 bis 183): Die erste Übung beginnt mit Einnahme des *gōngwèi* (optional *dǎkāi shànzi*). Der Schwierigkeitsgrad erhöht sich hier bereits. Sie bleiben nach vorn ausgerichtet und in Ihrer Haltung so zentriert wie möglich. Alternativ können Sie die erste Übung auch nahtlos an die oben beschriebene Eröffnungssequenz anschließen.

Nehmen Sie langsam das Gewicht aus der linken Seite. Verlagern Sie Ihren Schwerpunkt nach rechts. Behalten Sie die Bogenhaltung bei und ziehen Sie das linke Knie zur linken Schulter. Ziel ist es, aus eigener Kraft und ohne dass sich der Oberkörper nach vorn neigt (die Schultern werden nach vorn gezogen, aber der untere Teil des Oberkörpers bleibt in seiner Position) das Knie zur Schulter zu heben. Für den Anfang heben Sie das Bein so hoch wie möglich. Den nächsten Teil der Bewegung passen Sie ebenfalls Ihrem Leistungsstand an. Sobald das Knie die Schulter berührt hat, strecken Sie den Unterschenkel nach vorn aus, bis das gesamte Bein gerade ist. Je höher Sie kommen und je besser Sie die Höhe halten können, desto größer ist der Effekt. Während Sie das Knie zur Schulter heben, befinden sich die Hände noch in der Ausgangsposition der Bogenhaltung. Mit dem Strecken des Beines nehmen Sie beide Hände nach oben, als ob Sie sich sehr langsam Wasser ins Gesicht spritzen wollten. Während Sie das Bein in seiner Position halten, führen Sie beide Hände nach rechts, und von dort beschreiben Sie in Schulterhöhe einen horizontalen Halbkreis zur linken Seite. Anschließend wenden Sie beide Hände und positionieren sie in etwa rechts und links vom Fuß des gestreckten linken Beines.

In dieser Position sinken Sie zur *guàtuǐ tāiwèi* herab. Wenn es Ihnen möglich ist, sinken Sie so tief, dass Sie auf der Ferse des Standbeins sitzen. Sind Sie etwas weniger gedehnt, wählen Sie die Tiefe, die Ihnen möglich ist.

Sobald Sie am Endpunkt der Bewegung angelangt sind, erheben Sie sich in ebendieser Haltung. Sie können auch eine Weile in der Hockposition verharren, doch wenn Sie die Technik als Ganzes üben möchten, richten Sie sich wieder langsam und gleichmäßig auf. Das Bein wird auch dabei so weit nach oben gestreckt, wie es Ihnen möglich ist.

Anschließend stellen Sie das Bein ab und kehren in die Bogenhaltung zurück. Dann wiederholen Sie die Übung nach der anderen Seite.

Kommentar: Bei dieser Bewegung wird der Rücken effektiv gestrafft. Durch die tiefe Embryonalhaltung – wobei man außerdem ein Bein anhebt –, werden die Hüften nach vorn geschoben und die gerundeten Schultern nach unten gezogen. Dadurch werden der Rücken und das gesamte Bindegewebe vollkommen gestrafft. Das ist auch das Ziel einer Massage, bei der man entlang des Bindegewebes reibt, um Verhärtungen zu lösen. Ähnlich verfährt man auch beim Rolfing.[85] Das Rolfing ist eine sehr effektive Methode, um das Bindegewebe wieder elastisch zu machen, den Körper auszurichten und die Bewegungsfreiheit zu verbessern. Großmeister Xióng Dàomíng war ein Meister der alten chinesischen Massage. Er bevorzugte die Massage gegenüber der Akupunktur, weil erstere einen besseren und direkteren Einfluss auf die Gesundheit, Stärkung und Heilung des Körpers hat.

Natürlich ist auch die chinesische Akupunktur eine bewährte Methode, die bei vielen Beschwerden nachweislich hilft. Die westliche Forschung hat nachgewiesen, dass sich die Akupunkturpunkte zu etwa 80 Prozent im Bindegewebe befinden. Da die Nadeln beim Einstechen gedreht werden, wird das Bindegewebe entspannt, und die Blockade, die die Beschwerden verursacht hat, löst sich auf. Im Bindegewebe sind die Sehnen, die Bänder, die Nerven, die Gefäße und auch die Meridiane miteinander vernetzt. Durch den Nadeleinstich werden all diese im Bindegewebe vernetzten Teile positiv beeinflusst. Man kann Akupunktur als eine Massage im Inneren des Körpers betrachten, die all die inneren Teile positiv stimuliert. Akupunktur ist eine

---

[85] Rolfing ist eine komplementärmedizinische manuelle Behandlungsmethode, die auch Strukturelle Integration genannt wird. Es handelt sich um eine Verbindung von Bindegewebsmassage und Körperarbeit. Diese Methode wurde in den 1950er Jahren von der amerikanischen Biochemikerin Ida Rolf (1896-1979) entwickelt. Ida Rolf teilte den Körper in verschiedene Abschnitte ein, die bei optimaler Haltung gewissermaßen wie Bauklötze bei einem Turm im Lot aufeinanderliegen. Sei einer dieser »Klötze« verschoben, gerate der ganze Körper aus dem Gleichgewicht. Bei der Massage sollen verklebte Bindegewebsschichten gelöst, Verkürzungen im Gewebe gedehnt und verhärtete Stellen geschmeidig gemacht werden. Therapeuten betonen, dass nicht einzelne Symptome behandelt werden, sondern die Normalisierung der gesamten Körperstatik das primäre Ziel der Behandlung sei. Erwünscht ist eine ökonomischere Qualität der Bewegung, welche Gelenke und Rücken schont.

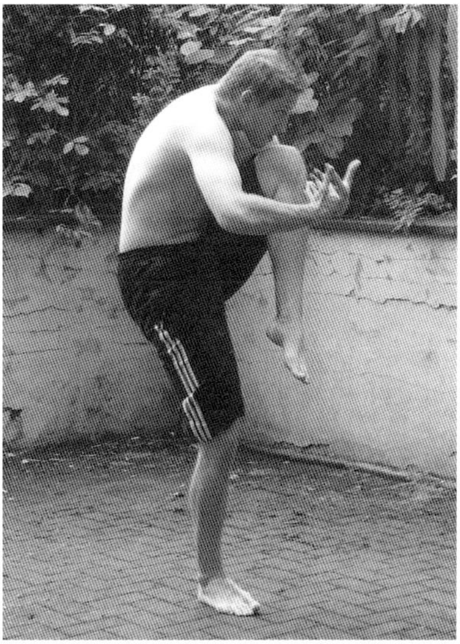

Foto 179

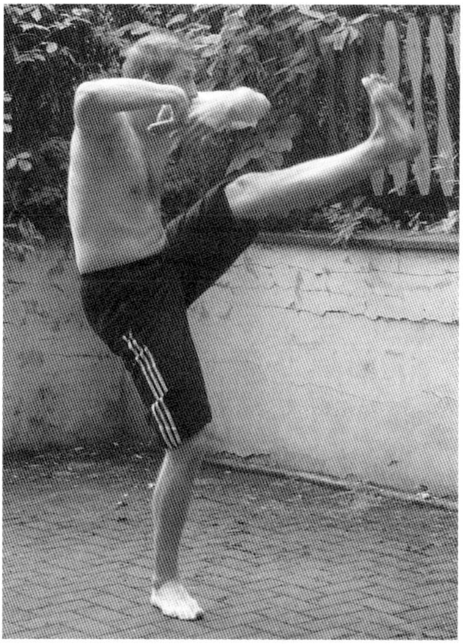

Foto 180

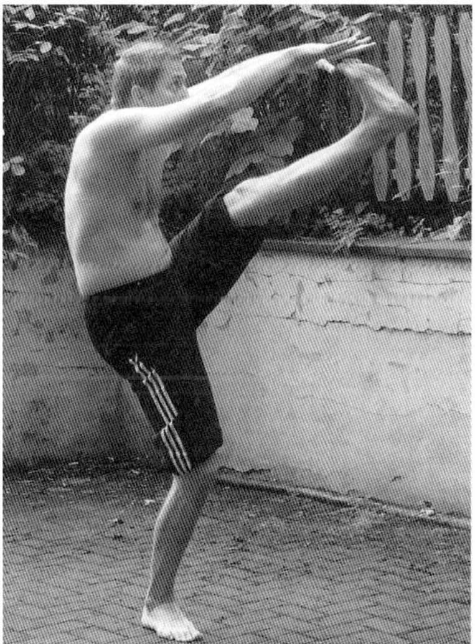

Foto 181

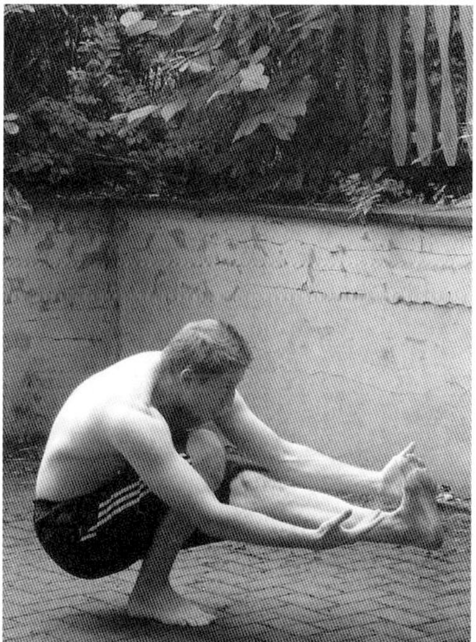

Foto 182

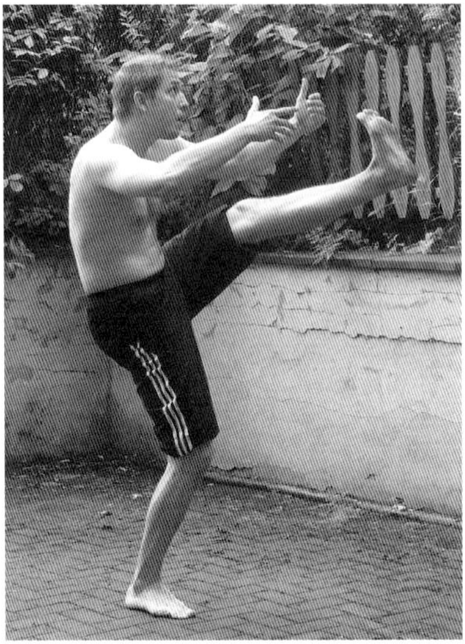

Foto 183

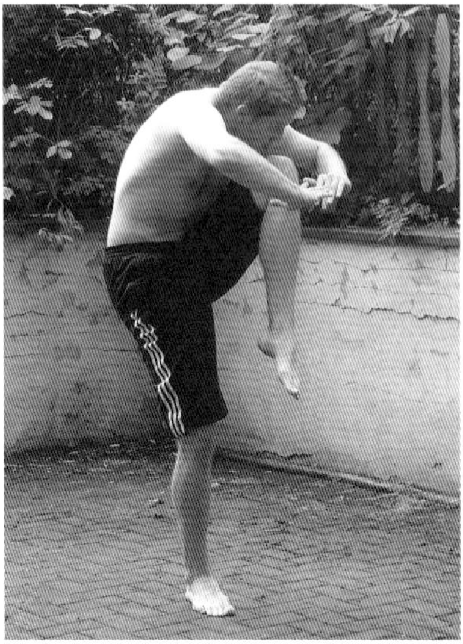

Foto 184

Art abgeschwächte Massage. Ich habe in China einige erstklassige chinesische Akupunkturärzte kennengelernt. Sie erklärten mir, dass es keine vollständige Erklärung für die Wirkung der Akupunktur gebe, aber auch, dass durch das drehende Stechen der Nadeln das Gewebe weitläufig gelockert werde und dass dies ein entscheidender Behandlungseffekt sei.

Aber das *Yàn Chí Gōng* geht in seinen Wirkungen bedeutend weiter als alle Massage- und Akupunkturmethoden, da es auch auf die inneren Organe und deren Stärkung (inklusive des Organgewebes) und Pflege abzielt. Die erste Bewegung des zweiten Teils trainiert sehr gut das gesamte »Untergestell« und fördert eine große innere Spannung. Sie erinnert an einen Drachen, der gestützt wird oder sich auf der Erde abstützt. Der große Lendenmuskel, *Musculus psoas major*, der den Ober- und Unterkörper verbindet, wird besonders effektiv trainiert. Führt man diese Bewegung langsam aus, beginnt man stark zu schwitzen, ohne jedoch seinen Atem zu verlieren. Die inneren Organe werden durch diese Positionierung des Körpers in Spannung versetzt und dadurch gestärkt. Gleichzeitig, durch die geschlossene Körperhaltung, liegen die inneren Organe in einer schonenden Lage. Sie werden gepflegt. Gesundheits- und Krafttraining werden durch diese Übung vereint.

Die zweite Bewegung: Der Reiher entdeckt beziehungsweise erforscht den Schlamm – beeinflusst besonders positiv den Meridian für das Herz

Ablauf (Foto 184): Die zweite Übung ist dem Beginn der vorhergehenden sehr ähnlich. Der Unterschied besteht darin, dass Sie das Bein nicht strecken, sondern es an die Schulter gepresst halten.

Sie beginnen mit Einnehmen des *gōngwèi* (optional *dǎkāi shànzi*). Nehmen Sie langsam das Gewicht aus der linken Seite. Verlagern Sie Ihren Schwerpunkt nach rechts. Behalten Sie die Bogenhaltung bei und ziehen Sie das linke Knie zur linken Schulter. Ziel ist es, aus eigener Kraft und ohne dass sich der Oberkörper nach vorn neigt, das Knie zur Schulter zu heben.

Die Schultern und Oberarme bleiben vorerst ebenfalls in ihrer natürlich gerundeten Spannung. Sobald Sie das Knie an der Schulter positioniert haben, heben Sie die Arme bogenförmig in Brusthöhe und winkeln die Unterarme und die Fäuste zur Brust hin an. Die Hände sind mäßig fest geschlossen. Auf diese Weise wird die gesamte Außenseite des Körpers gedehnt, also Rücken, Schultern, Arme und Hände. Sie bauen eine Innenspannung auf, das heißt, eine Spannung, die lediglich durch diese Position entsteht und nicht durch aktive Muskeltätigkeit.[86]

Halten Sie diese Position eine geraume Weile und kehren Sie dann in den *gōngwèi* zurück. Anschließend wiederholen Sie diese Übung mit dem anderen Bein.

Kommentar: Bei dieser Übung wird deutlich, wie tief das Herz »in den Körper eingewickelt« und in eine pflegende Haltung gebracht wird. Dasselbe geschieht bei allen sieben Bewegungen des zweiten Teils des *Yàn Chí Gōng*. Auf Chinesisch sagt man dazu *yǎngxīn* (養心), das Herz ernähren, oder *yǎngpí* (養脾), die Milz ernähren usw. Die Haltung, die man dabei einnimmt, erinnert an einen Reiher, der auf einem Bein im Schlamm steht und dabei im Schlamm nach Nahrung sucht oder sich einfach ausruht. Das gehobene Knie muss so eng wie möglich an die Brust herangezogen werden, ohne dass man dabei die Arme zu Hilfe nimmt. Dadurch wird

---

[86] Ein gewisser Anteil an aktiver Spannung wird sich nicht ganz vermeiden lassen. Ihre völlige Abwesenheit ist der anzustrebende Idealfall.

das Herz in eine ruhende Position gebracht. Das Standbein soll hierbei sozusagen in der Erde verwurzeln. Das einbeinige Stehen ist gut für Gleichgewicht und Koordination. Je länger Sie so zu stehen vermögen, desto besser. Wenn jemand nicht in der Lage ist, diese Bewegung auszuführen, so deutet dies auf körperliche Defizite und gesundheitliche Probleme hin, wie zum Beispiel zu schwache Gelenke.

Die dritte Bewegung: Der Phönix beschützt das Kind – beeinflusst besonders positiv den Meridian für die Lunge

Ablauf (Fotos 185 bis 187): Die dritte Übung ist in etwa eine Mischung aus den ersten beiden. Lediglich die vollständige Streckung des Beins fehlt.

Sie beginnen mit Einnehmen des *gōngwèi* (optional *dǎkāi shànzi*). Nehmen Sie langsam das Gewicht aus der linken Seite. Verlagern Sie Ihren Schwerpunkt nach rechts. Behalten Sie die Bogenhaltung bei und ziehen Sie das linke Knie zur linken Schulter. Auch hier besteht das Ziel darin, die Schulter aus eigener Kraft mit dem Knie zu berühren.

Die Schultern und Oberarme bleiben in ihrer gerundeten Spannung. Winkeln Sie die Arme bogenförmig in Brusthöhe an rollen Sie die Fäuste zur Brust ein.

Sinken Sie in dieser Haltung zur *guàtuǐ tāiwèi* herab. Wenn es Ihnen möglich ist, sinken Sie so tief, dass Sie auf der Ferse des Standbeines sitzen. Lassen Sie den linken Fuß dabei lose hängen.

Sobald Sie am Endpunkt der Bewegung angelangt sind, setzen Sie den linken Fuß auf und zentrieren Sie Ihren Körper gleichmäßig über den Beinen. Öffnen Sie dabei die Arme und legen Sie die Hände sanft auf dem Boden ab, als ob Sie eine zerbrechliche Last behutsam ablegten. Nun öffnen Sie die Arme, positionieren diese jeweils neben Ihren Knien und erheben sich langsam aus der Hocke.

Sie schließen die Übung mit der Bogenhaltung und führen den Ablauf dann mit der anderen Seite aus. Anschließend lösen die Spannung auf.

Anmerkung: Die ersten drei Übungen können auch ineinander fließend und einseitig ausgeführt werden, wie dies im Video gezeigt wird (Internet-Videolink auf Seite 221).

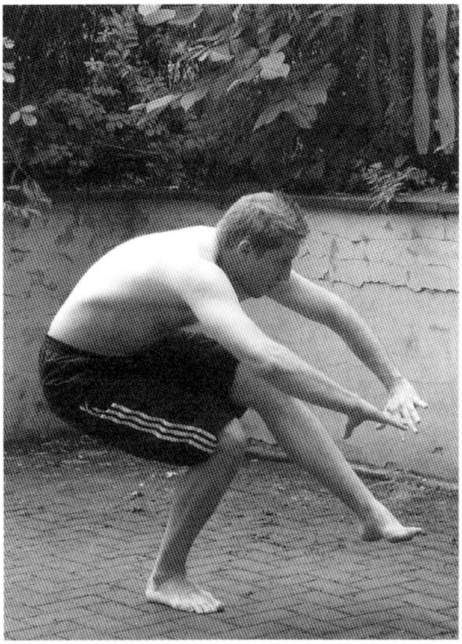

Foto 185

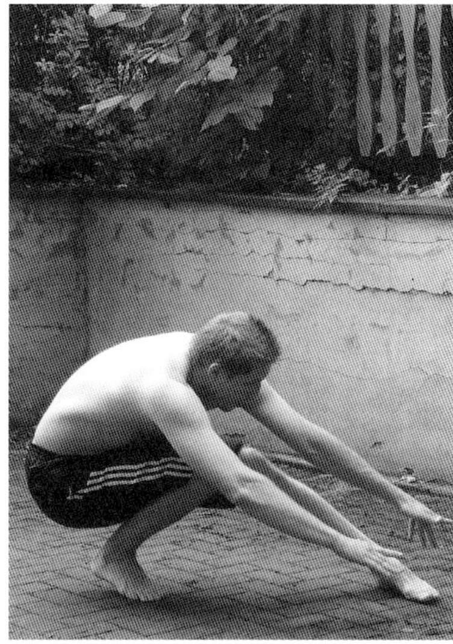

Foto 186

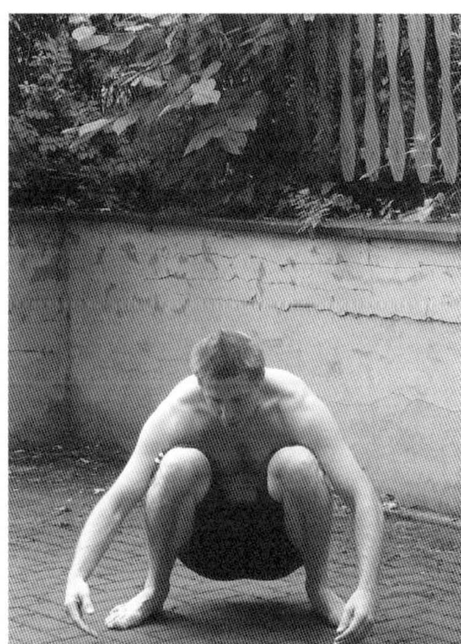

Foto 187

Kommentar: Diese Bewegung soll an einen Phönix erinnern, der sein Kind schützend eingewickelt hält und auf die Erde legt. Durch die Übung werden die Lungen gestärkt und gepflegt. Das Lungenvolumen vergrößert sich. Aber auch die innere Spannung wird verbessert und das »Untergestell« gestärkt.

Die vierte Bewegung: Die goldene Kröte spuckt das Schwert aus – beeinflusst besonders positiv den Meridian für die Leber

Ablauf (Fotos 188 bis 206: Die vierte Übung beginnt mit Einnahme des *gōngwèi* (optional *dǎkāi shànzi*). Diese Position nennt sich in China »dreibeinige Kröte«; in anderen Kulturen, in denen diese Technik bekannt ist, wird sie »Skorpion« genannt.

Lassen Sie sich in die Embryonalhaltung sinken. Nehmen Sie langsam das Gewicht aus der rechten Seite. Verlagern Sie Ihren Schwerpunkt nach rechts. Ziehen Sie das rechte Knie zur rechten Schulter, strecken Sie das rechte Bein nach vorn. Gehen Sie in dieser Haltung langsam nach oben und führen Sie mit den Armen die bekannte Bogenhaltung aus.

Haben Sie diese Position vollendet, strecken Sie gleichmäßig das rechte Bein nach rechts und dann nach hinten aus. Heben Sie es dabei so hoch an, wie Sie können. Versuchen Sie aber auf jeden Fall, mindestens in die Waagerechte zu gelangen.

Zugleich mit dem Strecken des rechten Beines nach hinten bewegen Sie die Hände nach vorn, bis die Arme waagerecht gestreckt sind. Die Hände formen dabei Schwertfinger. Das heißt, Sie strecken Zeige- und Mittelfinger aus, rollen die anderen beiden Finger ein und bedecken diese mit den Daumen. Sobald dies getan ist, führen Sie die Ellbogen leicht nach außen und drehen die Hände so, dass die Handflächen schräg nach außen zeigen. Die Arme bilden ein waagerechtes Oval.

Nachdem Sie diese Position eine Weile gehalten haben, kehren Sie in die Bogenhaltung zurück. Führen Sie den Ablauf danach mit der anderen Seite aus und lösen Sie am Schluss die Spannung auf.

Kommentar: Durch das Drehen und Verdrehen des Gewebes sowie aller Fasern, Adern und Sehnen wird alles einheitlich gestrafft. Dadurch erhält man eine ähnlich einheitliche Muskulatur mit flexibler Spannkraft wie eine Kröte. Die Handhaltung ist die Schwerthandhaltung. In der chinesischen Schwertkunst nimmt die waffenlose Hand diese Position ein. Dies soll einen koordinierten Ausgleich bilden und ist beim europäischen Degenfechten ziemlich ähnlich.

Kröten können aus dem Stand zwei Meter hoch springen. Solch eine

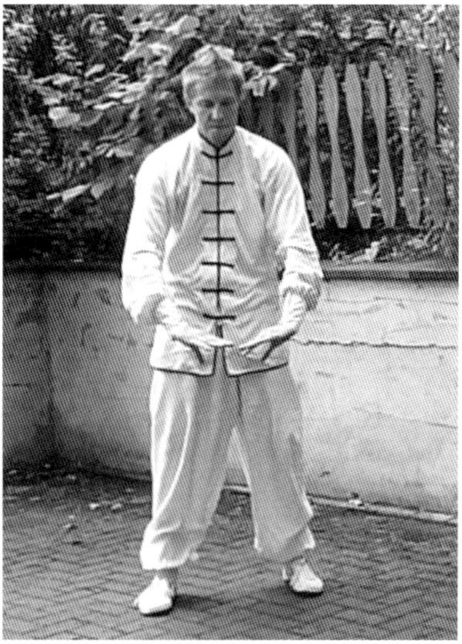

Foto 188

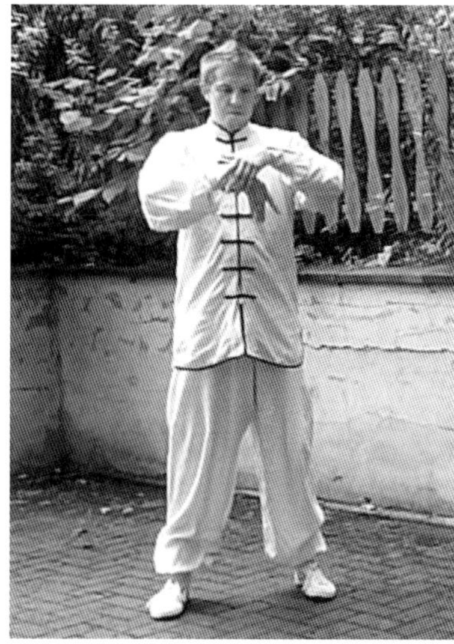

Foto 189

beeindruckende Leistung erreicht sie durch das An- und Entspannen des Gewebes und aller Sehnen und Bänder. Mit Muskelkraft allein ist so etwas nicht zu schaffen. Die Kröte ist – neben anderen Tieren, die über große Sprungkraft verfügen, wie das weiter vorn erwähnte Rote Riesenkänguruh – geradezu ein Musterbeispiel für ein einheitliches Kraftgewebe.[87]

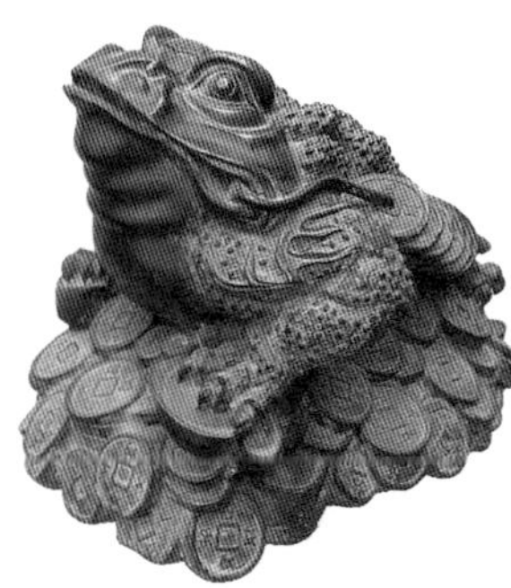

Abbildung: *Jīnchán.*

Als *jīnchán* (金蟾) wird übrigens eine mythische dreibeinige Krötenart bezeichnet. Laut einer Legende spucken diese Kröten Geld aus und stehen daher für Reichtum. In chinesischen Wohnungen sieht man oft Glücks- und Reichtumssymbole in Gestalt dieser dreibeinigen Kröte.

---

[87] Im Film »*Kungfu Hustle*« wird die Kröte als Kampfstil persiflierend demonstriert. Den Kampfstil »Krötenfaust« (chin. *háma quán* 蛤蟆拳) gibt es tatsächlich. Die Legende berichtet außerdem, dass daoistische Meister einst die hockende Krötenposition auf Seerosen- oder Lotosblättern eingenommen haben und aus dieser Haltung von einem zum anderen Blatt springen konnten.

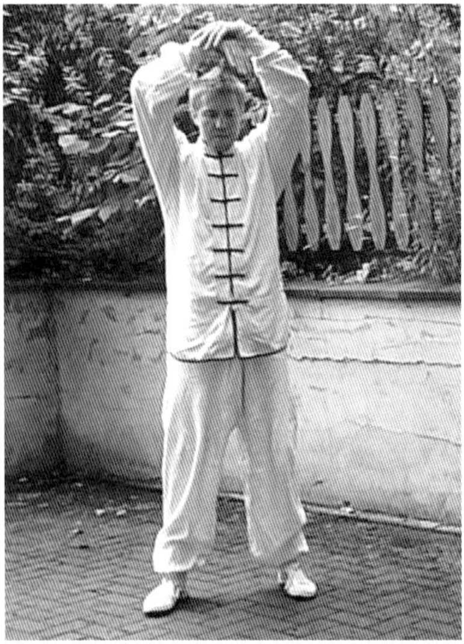

Foto 190

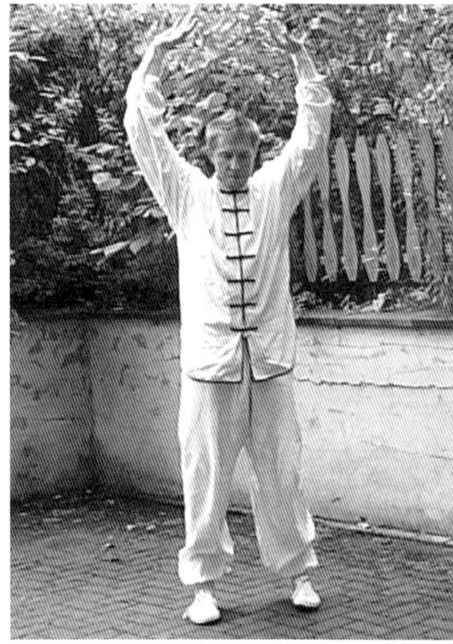

Foto 191

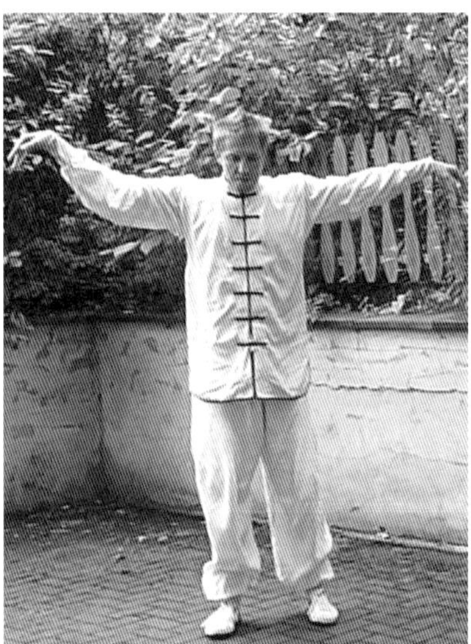

Foto 192

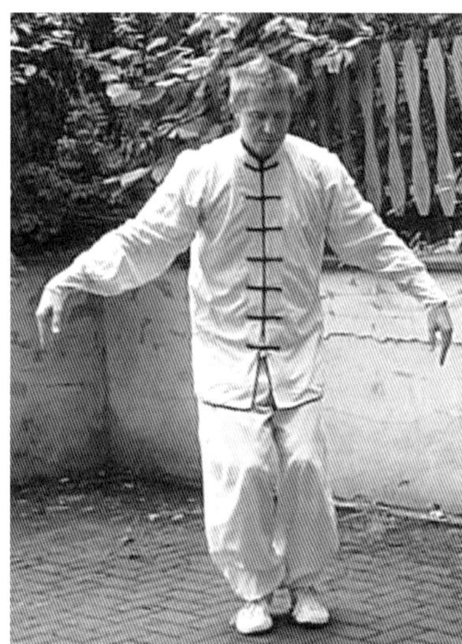

Foto 193

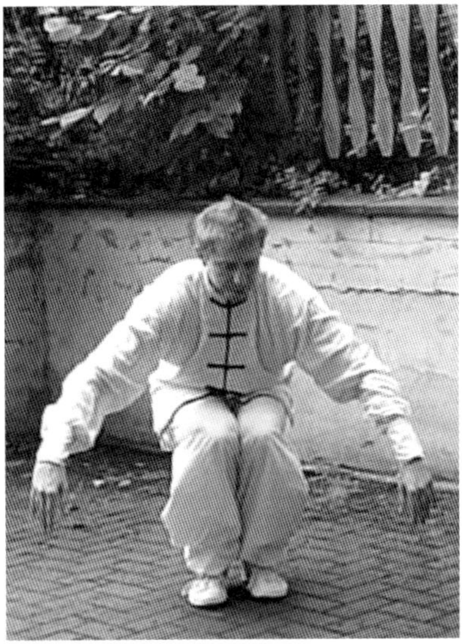
Foto 194

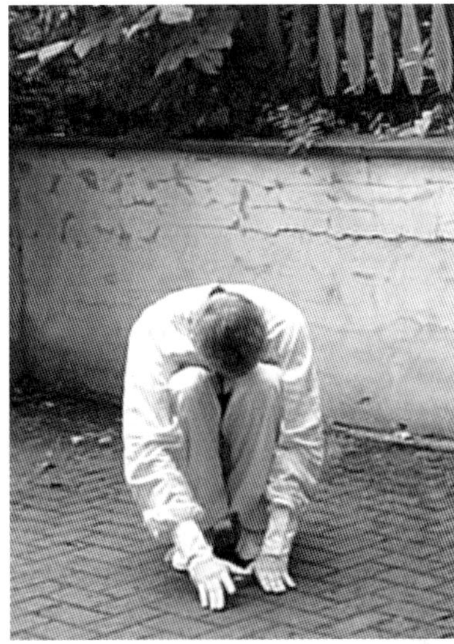
Foto 195

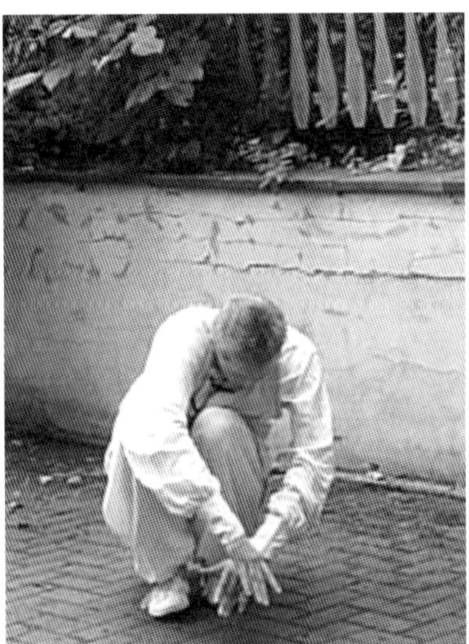
Foto 196

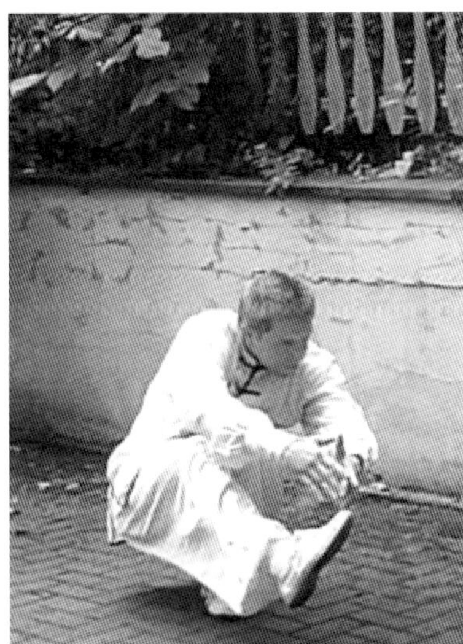
Foto 197

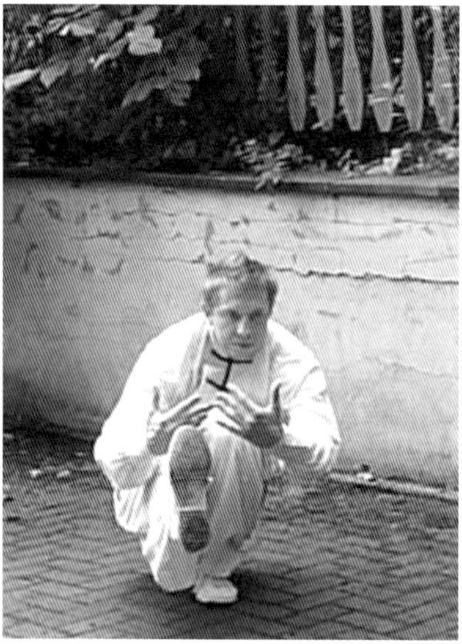
Foto 198

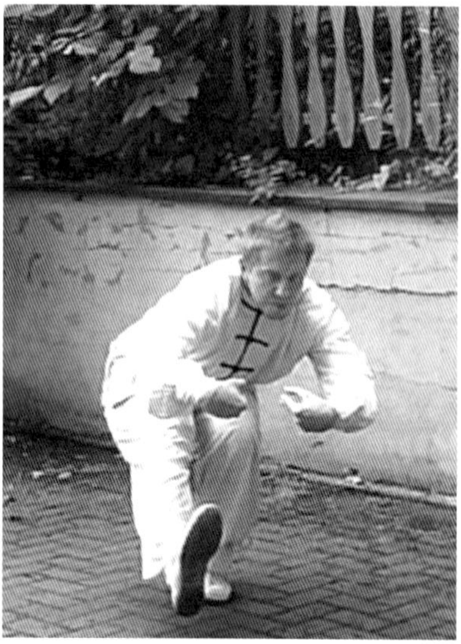
Foto 199

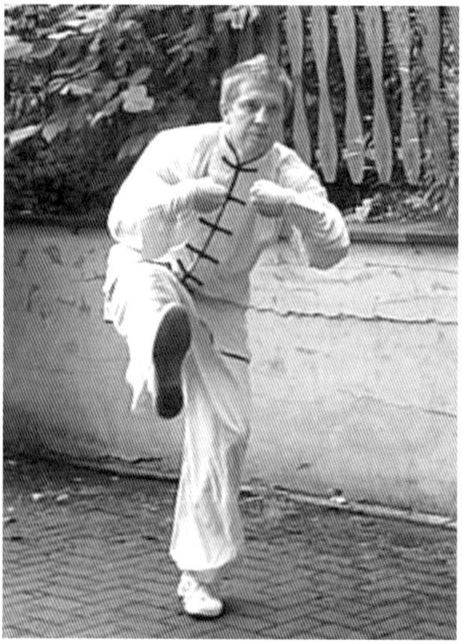
Foto 200

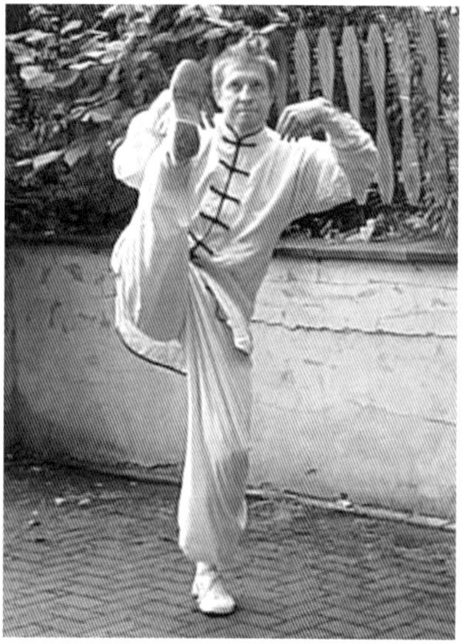
Foto 201

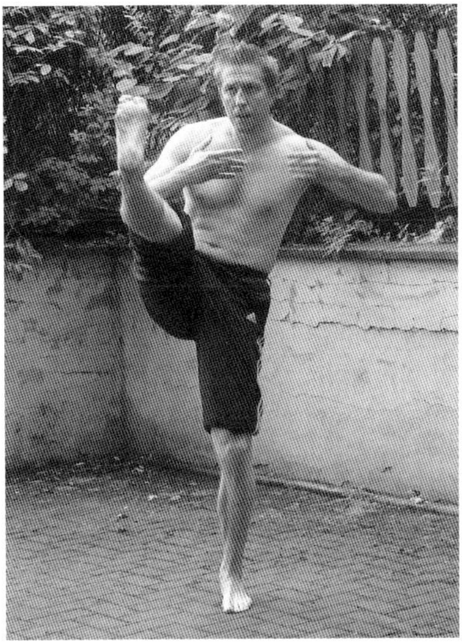
Foto 202

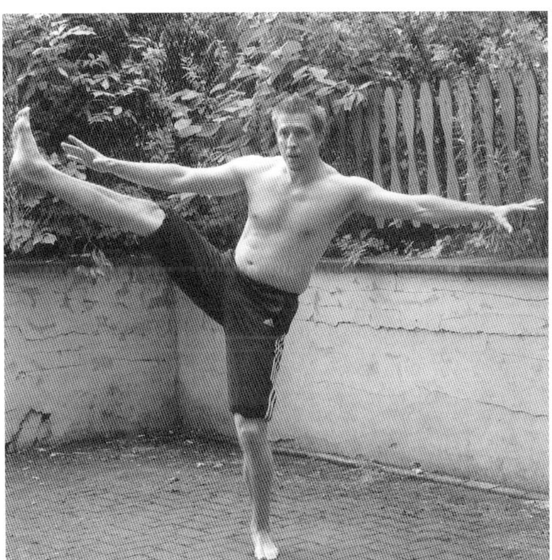
Foto 203

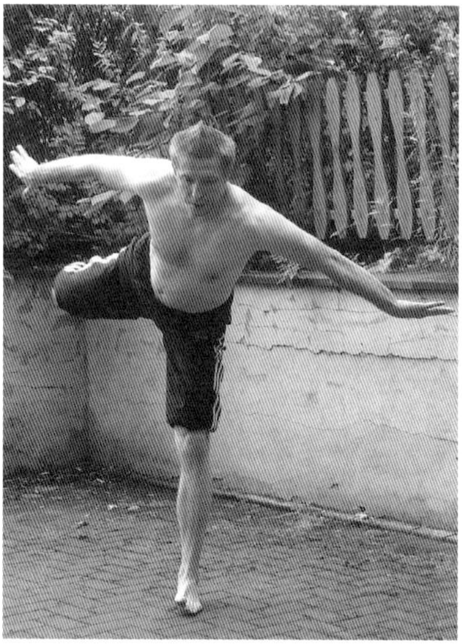

Foto 204

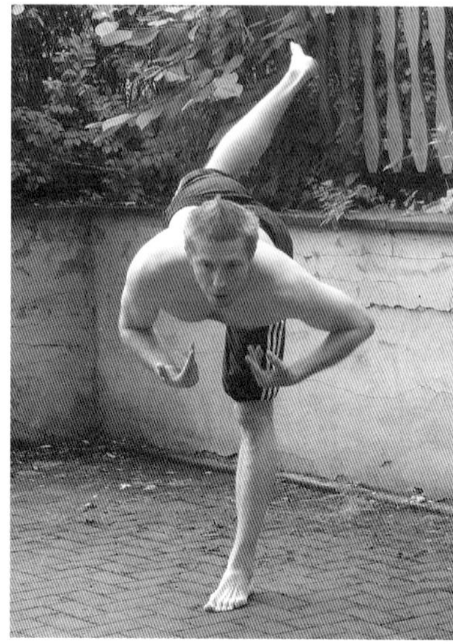

Foto 205

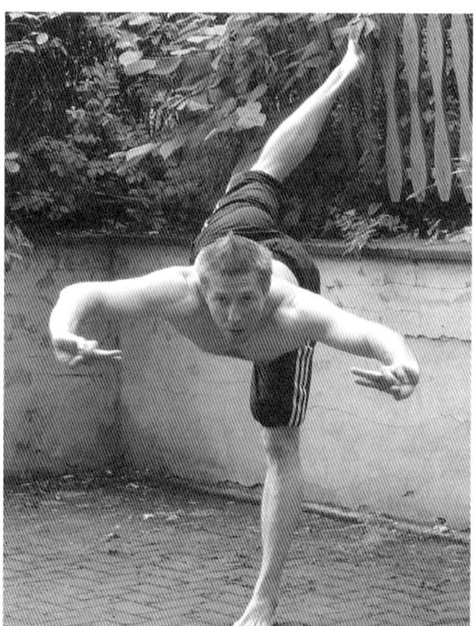

Foto 206

Die fünfte Bewegung: Der schlafende beziehungsweise liegende Fisch – beeinflusst besonders positiv den Meridian für die Nieren

Ablauf (Fotos 207 bis 210): Die fünfte Übung ist vom Ablauf her eine der umfangreichsten und vielleicht eine der schwierigsten des zweiten Teils des *Yàn Chí Gōng*. Allerdings deckt sich die erste Hälfte weitgehend mit dem Anfang der ersten und auch der vierten Übung.

Sie beginnen wie immer mit *gōngwèi*. Nehmen Sie langsam das Gewicht aus der rechten Seite. Verlagern Sie Ihren Schwerpunkt nach rechts. Behalten Sie die Bogenhaltung bei und ziehen Sie Ihr rechtes Knie zur rechten Schulter. Sobald das Knie die Schulter berührt hat, strecken Sie den Unterschenkel nach vorn aus, bis das gesamte Bein gerade ist. Je höher Sie kommen und je besser Sie die Höhe halten können, desto größer ist der Effekt. Während Sie das Knie zur Schulter heben, heben Sie die Hände rechts und links mit den Handflächen nach oben in Schulterhöhe.

Führen Sie nun das gestreckte rechte Bein im Halbkreis nach hinten, bis Sie die entsprechende Position der vierten Übung erreicht haben. Diesmal verweilen Sie nicht in dieser Haltung, sondern Sie führen das rechte Bein um das linke herum, bis es waagerecht gestreckt an der Außenseite des linken Beines knapp über dem Boden ruht. Mit dieser Kreisbewegung des Beines gehen Sie gleichzeitig in die Hocke (Fotos 207 und 208). Sie werden feststellen, dass Sie das rechte Bein während der Umgehung des Standbeines nicht gestreckt halten können. Winkeln Sie es derart an, dass Sie das rechte Knie in die linke Kniekehle stützen und dann den rechten Unterschenkel ausklappen, bis Sie die »schlafender Fisch« (*wòyú*) genannte Position eingenommen haben (Foto 209). Gehen Sie beim Üben in kleinen Schritten vor. Diese Technik erfordert ein gedehntes Becken und weiche Hüften. Arbeiten Sie sich Schritt für Schritt voran und halten Sie sich für den Anfang an einem stabilen Gegenstand fest.

Während Sie in die hockende Position gleiten, wandern die Hände im Bogen nach hinten und nehmen dabei wieder die Schwertfinger-Haltung ein. Dann führen Sie wie bei der vierten Übung die Hände wieder nach vorn. Sobald Sie jedoch die typische Haltung einnehmen, öffnen sich die Arme bogenförmig, bis sich der rechte Arm über dem gestreckten linken Bein befindet. Die Hand ist dabei aufgerichtet und die Schwertfinger

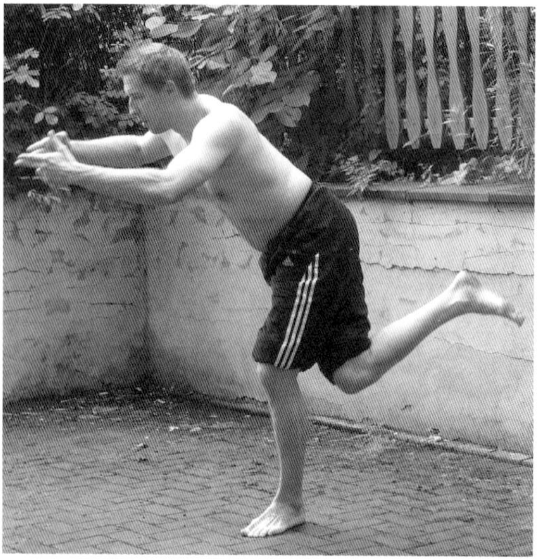

Foto 207

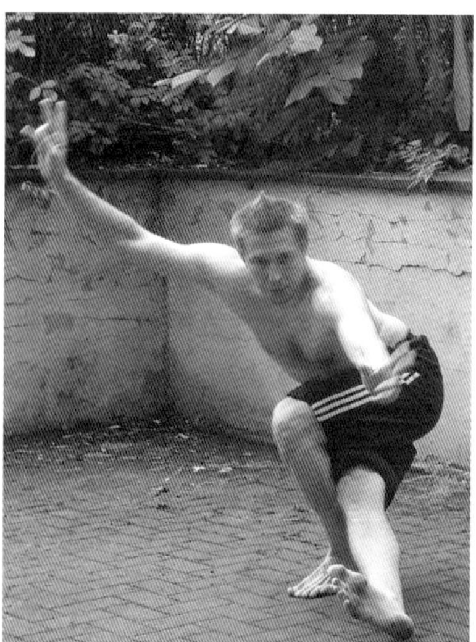

Foto 208

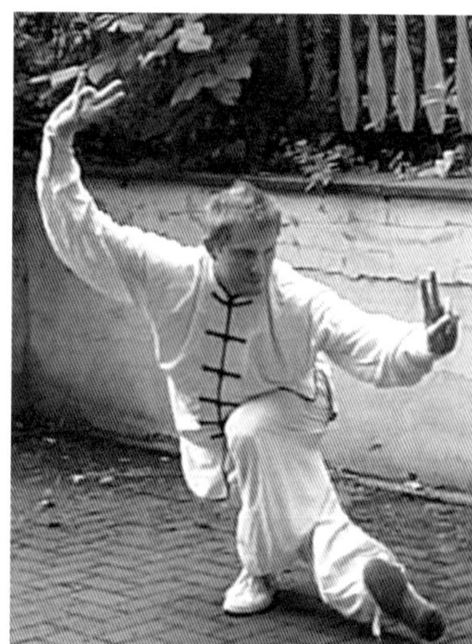

Foto 209

zeigen nach oben. Der linke Arm wird im Bogen nach links oben über den Kopf geführt, bis die Schwertfinger nach schräg vorn zeigen.

Wenn Sie die Position später lösen, richten Sie sich langsam auf, ohne das Bein zwischendurch abzusetzen. Halten Sie das Gewicht auch beim Aufrichten auf einem Bein. Kehren Sie dann in die Bogenhaltung zurück und führen Sie die Technik nach der anderen Seite aus. Am Schluss lösen Sie die Spannung auf.

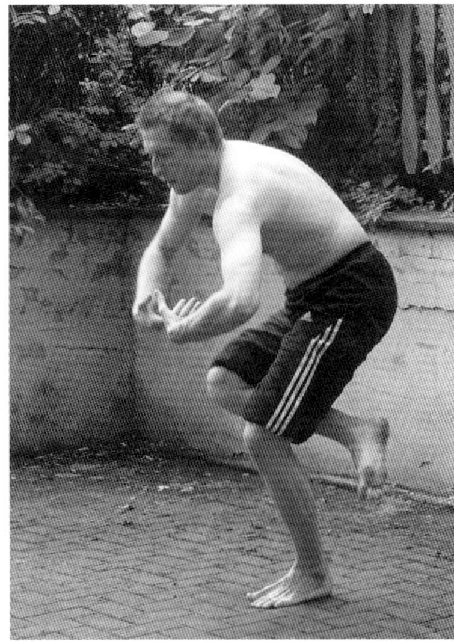

Foto 210

Kommentar: Abgesehen vom pflegenden Effekt für die Nieren, wirkt sich diese Übung vorzüglichen auf das »Untergestell« (chin. *dǐpán* 底盤) aus. Es wird flexibel gekräftigt. Durch diese Haltung erkennt man, dass der *dǐpán* Kraft und Flexibilität benötigt. Im Kampf, aber beispielsweise auch bei Fortbewegung in schwierigem Gelände ist es wichtig, dass das »Untergestell« des Menschen Standkraft und Flexibilität vereinigt. Bei dieser *Yàn-Chí-Gōng*-Übung kommt es darauf an zu lernen, die Bewegung aus dem Stand ohne Hilfe der Hände auszuführen.[88]

[88] Bei heutigen Shàolín-Vorführungen wird diese Bewegung falsch gemacht und hat keinen echten Trainingseffekt, da man sie meist vom Boden aus einnimmt. Bei diesen Vorführungen setzen sich die *Shàolín*-Akrobaten erst auf den Boden. Dann verkreuzen sie die Beine im Sitzen und drücken sich dann so nach oben, was vergleichsweise einfach ist. Von oben aus dem Stand ist diese Stellung viel schwerer einzunehmen, doch führt dies zu einem besseren Trainingseffekt.

Die sechste Bewegung: Der Sperber dreht den Körper – beeinflusst besonders positiv den Meridian der drei Teile (chin. sānjiāo 三焦)

Ablauf (Fotos 211 bis 218): Die sechste Übung ähnelt zu Beginn der vierten. Sie beginnen mit der Eröffnung durch *gōngwèi* (optional *dǎkāi shànzi*).

Nehmen Sie langsam das Gewicht aus der linken Seite. Verlagern Sie Ihren Schwerpunkt nach rechts. Ziehen Sie das linke Knie aus eigener Kraft zur linken Schulter und führen Sie mit den Armen die bekannte Bogenhaltung aus. Die Hände formen abermals die Schwertfinger.

Achten Sie darauf, dass Sie auch, wenn Sie auf einem Bein stehen, den *gōngwèi* beibehalten. Das Becken bleibt angehoben, der Rücken gerundet und der Bauch eingezogen.

Haben Sie diese Position vollendet, strecken Sie gleichmäßig das linke Bein nach hinten aus. Heben Sie es dabei so hoch an, wie Sie können. Versuchen Sie aber auf jeden Fall, mindestens in die Waagerechte zu gelangen.

Gleichzeitig mit dem Strecken des linken Beines nach hinten bewegen Sie die Schwertfinger nach vorn, bis die Arme waagerecht gestreckt sind. Sobald dies getan ist, führen Sie die Ellbogen leicht nach außen und drehen Sie die Hände so, dass die Handflächen schräg nach außen zeigen. Die Arme bilden ein waagerechtes Oval.

Bringen Sie den Oberkörper in die Standwaage. Breiten Sie die Arme seitwärts aus, so dass sie ein horizontales Kreuz bilden. Drehen Sie die Hände dabei so mit den Handflächen nach oben, dass die Ellbogen ebenfalls aufwärts gerichtet sind.

In dieser Position drehen Sie sich über das Standbein nach links. Anfangs zeigt die linke Körperseite nach oben und die Arme bilden eine senkrechte Linie. Sie drehen sich weiter, bis schließlich die Körpervorderseite nach oben zeigt und der Rücken mehr oder weniger parallel zum Boden verläuft. Das linke Bein ist immer noch gestreckt. Während dieser Drehung rotieren die Arme in den Schultergelenken ebenfalls. Am Schluss der Bewegung zeigen die Handflächen abermals nach oben; die Ellbogen weisen nun allerdings nach unten.

Nachdem Sie diese Position vollendet haben, richten Sie Ihren Körper auf. Sie setzen das Bein langsam ab und wenden sich in die Anfangsposition. Das heißt, wenn Sie mit dem Gesicht nach Osten begonnen haben, beenden Sie diese Übung in dieselbe Richtung. Kehren Sie in die Bogenhaltung zurück. Führen Sie den Ablauf danach mit der anderen Seite aus und lösen Sie am Schluss die Spannung auf.

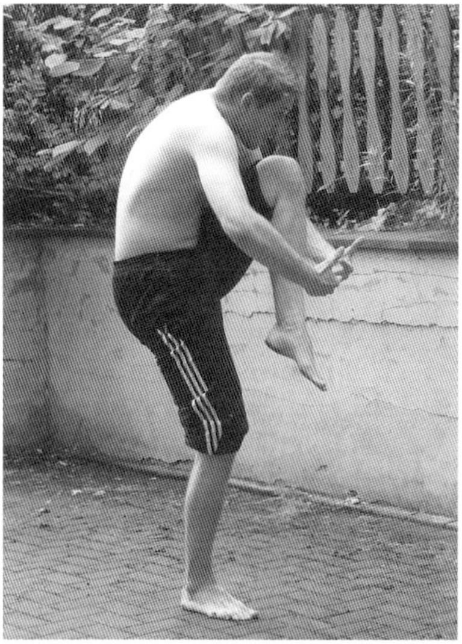
Foto 211

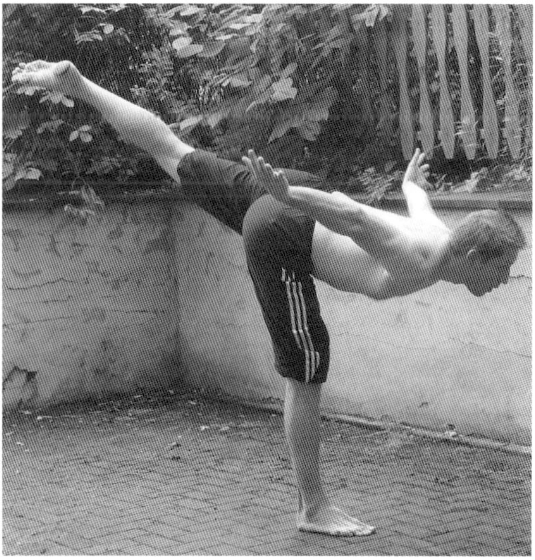
Foto 212

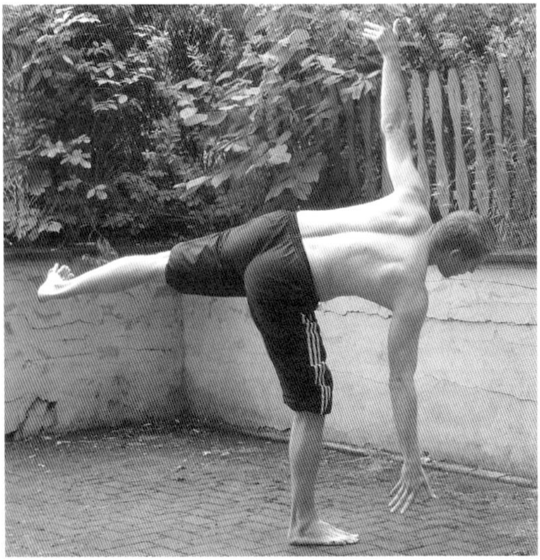

Foto 213

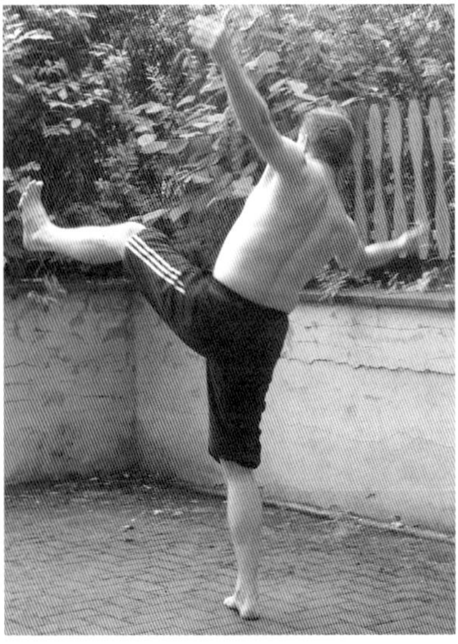

Foto 214

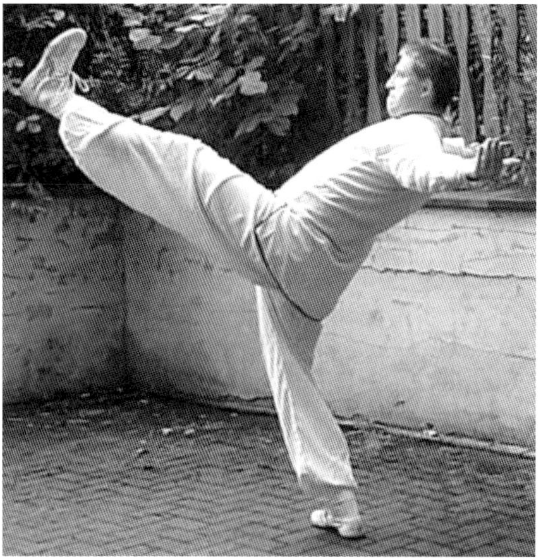
Foto 215

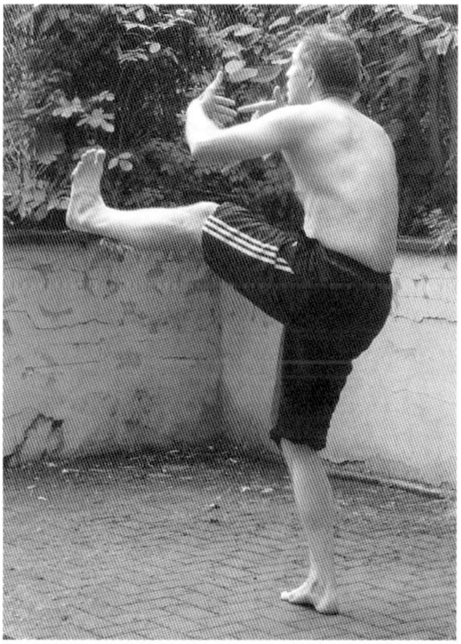
Foto 216

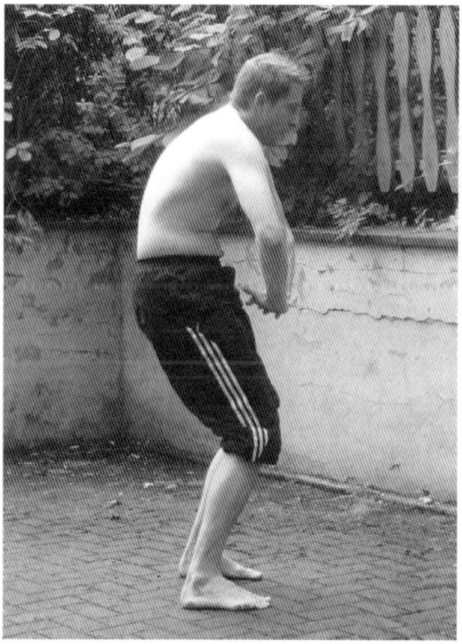
Foto 217

Kommentar: Die Bezeichnung *sānjiāo* erfordert eine genauere Erklärung. Auf deutsch wird *sānjiāojīng* (三焦經) als »dreifacher Erwärmer« bezeichnet. Dieser »dreifache Erwärmer« regiert alle Schutzfunktionen und koordiniert die Energiekreisläufe untereinander. Er korrespondiert nicht mit einem Organ in Sinne der westlichen Physiologie. Aus Sicht der chinesischen Medizin stellt er ein Organ mit Funktion, aber ohne Form dar. Der »dreifacher Erwärmer« kontrolliert den peripheren Blutkreislauf und den Lymphfluss.[89] Er ist eng verbunden mit der Haut, dem Gewebe, den serösen Membranen und den Schleimhäuten. *Sānjiāo* hat zwei Bedeutungen. Einmal sind hier die drei äußeren Teile gemeint, die Brust, der Abdomen (Bauchgegend) und die Höhle (unterer Teil des Oberkörpers). Diese werden durch diese Bewegung koordiniert und vereinigt. Die zweite Bedeutung von *sānjiāo* bezieht sich auf die oberen Organe (Herz, Lunge, Herzbeutel), die mittleren Organe (Milz, Magen, Leber, Gallenblase, Bauchspeicheldrüse) und die unteren Organe (Nieren, Dickdarm, Dünndarm, Blase).[90] Die Verbindungsgefäße dieser inneren Organe werden gereinigt

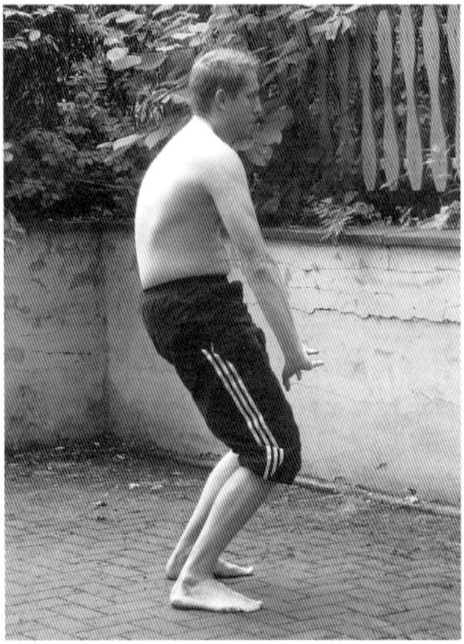

Foto 218

[89] Der Blutkreislauf fungiert auch als Heizsystem des Körpers, d. h., der »dreifache Erwärmer« regelt über ihn die Körpertemperatur.

[90] Diese Dreiteilung wird in China als die »drei Brennkammern« bezeichnet, deren Zusammenarbeit durch den »dreifachen Erwärmer« koordiniert wird. Die »obere Brennkammer« entspricht dem Brustkorb und den darin enthaltenen Organen: Herz, Herzbeutel und Lungen. Diese »Brennkammer« gewinnt die Energie über die Atmung. Die »mittlere Brennkammer« entspricht der oberen Bauchhöhle (unterhalb des Zwerchfells) und den darin enthaltenen Organen: Magen, Milz, Bauchspeicheldrüse, Leber und Gallenblase. Sie kontrolliert die Bewegung der Nahrung. Sie entspricht der nachgeburtlichen Energie, die insbesondere von Milz und Bauchspeicheldrüse aus der Nahrung gewonnen wird. Die »untere Brennkammer« liegt im Unterbauch und im Becken. Die dazugehörenden Organe

und in ihrer Funktion koordiniert, damit sie ihre Arbeit bestmöglich verrichten können.

Schaut man sich die Bewegung an, erkennt man, dass sie einen Greifvogel (den Sperber) imitiert, der sich mit ausgebreiteten Flügeln in der Luft dreht. Viele effektive Übungen wurden der Natur entlehnt und stammen aus Beobachtungen von Tieren oder Pflanzen. Die ganzheitlichen Körperbewegungen der Tiere sollen dabei auf den Menschen übertragen werden. Bei korrekter Anwendung kann der Mensch seine Bewegungen, seine Kraft und seine Flexibilität deutlich verbessern. Beim Drehen des Oberkörpers werden die Brust und die Arme ausgebreitet wie die Flügel eines Greifvogels. Das gleichzeitige Drehen auf einem Bein stellt höchste Anforderungen an das Gleichgewicht, die Flexibilität und die Kraft.[91] Im Alter kommt es häufig zum Rundrücken (Buckel). Dass dies nicht so sein muss, sieht man an den Menschen, die bis ins hohe Alter Übungen wie das *Yàn Chí Gōng* trainieren.

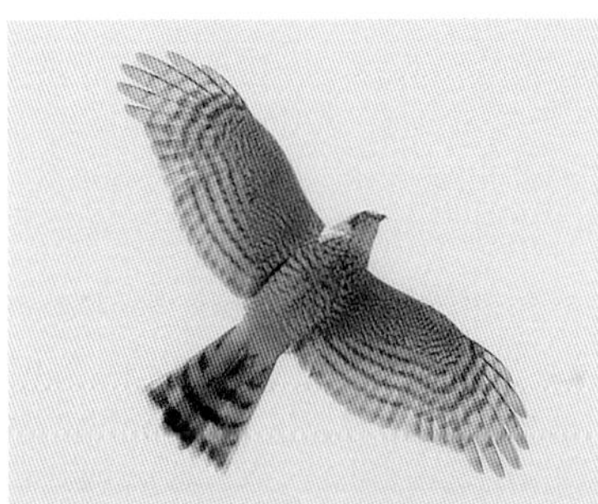

Foto 219: Sperber im Flug.

---

sind: Dünndarm, Dickdarm, Blase, Niere, Sexualorgane. Die Nieren sind die Träger der vorgeburtlichen Energie und Hüter der Basiskraft und der Sexualenergie. Der »untere Erwärmer« steht für den Kontakt zum Boden, für die Fortpflanzungsenergie und die Energie der Sexualorgane, für die grundlegende Energie eines Menschen. Dem »unteren Erwärmer« und hier im speziellen den Nieren kommt die Aufgabe zu, den »mittleren Erwärmer« zu versorgen und zu erwärmen. Ist das *yáng* der Nieren geschwächt, wird die »mittlere Brennkammer« nicht genügend erwärmt, was zu einer schwachen Verdauung führen kann. Ist der »mittlere Erwärmer« zu schwach, werden die Lungen zu stark befeuchtet, und der davon betroffene Mensch kann unter häufigen Erkältungen leiden.

[91] Diese Technik gab es fast identisch in der alten deutschen Bewegungsschule. Die Armhaltung war anders, doch die Übung diente demselben Zweck.

Die siebente Bewegung: Die Schwalbe verbindet den Schlamm – beeinflusst positiv den Meridian für die Blase

Ablauf (Fotos 220 bis 227): Auch die letzte Übung des zweiten Teils beginnt mit der Eröffnung durch *gōngwèi* (optional *dǎkāi shànzi*).

Vom Ablauf ist diese Technik einfach. Aber sie erfordert eine Menge Kraft und Können. Lassen Sie sich jedoch nicht entmutigen. Mit der Zeit wird Ihnen auch diese Übung gelingen. Übrigens ist es ratsam, dass Sie sich für den Anfang etwas zum Abstützen suchen. Ebenfalls empfehlenswert ist ein Boden, auf dem die Füße gleiten können. Traditionell übte man diese Bewegung im Schlamm.

Nehmen Sie langsam das Gewicht aus der linken Seite. Verlagern Sie Ihren Schwerpunkt nach rechts. Ziehen Sie das linke Knie aus eigener Kraft zur linken Schulter und führen Sie mit den Armen die bekannte Bogenhaltung aus. Anschließend sinken Sie langsam nieder, bis das rechte Bein mäßig gebeugt ist. Den linken Fuß setzen Sie mit der Ferse in Schrittlänge vor den rechten. Das Knie strecken Sie durch. In dieser Haltung neigen Sie den Oberkörper nach vorn unten. Ziehen Sie dabei den Bauch ein. Achten Sie darauf, dass die Wirbelsäule auch im Lendenbereich vollkommen gestreckt bleibt. Gleichzeitig mit der Bewegung des Oberkörpers lösen Sie die Bogenhaltung der Arme auf und führen Sie diese am Oberkörper abwärts bis zu den Lenden. Von dort breiten Sie die Arme bogenförmig nach außen aus, wobei Handflächen und Ellbogen nach oben zeigen.

In dieser Haltung gleiten Sie mit den Beinen auseinander, bis Sie sich in einem vollkommenen Längsspagat befinden. Ihren Oberkörper legen Sie dabei flach und noch immer mit geradem Rücken auf das vordere Bein. Die Haltung der Arme ändert sich nicht.

Konzentrieren Sie nun die Energie in Ihrem Beckenbereich. Ziehen Sie die gestreckten Beine zusammen, bis Sie sich wieder in der Ausgangshaltung befinden. Sie erheben sich aus dem Spagat, ohne Schwung zu holen, nur mit der Kraft des Unterkörpers und der Beine.

Sobald Sie sich in einem schulterbreiten Stand befinden, führen Sie beide Arme bogenförmig nach oben und beenden diese Technik durch *gōngwèi.*

Führen Sie den Ablauf danach mit der anderen Seite aus und lösen Sie am Schluss die Spannung auf.

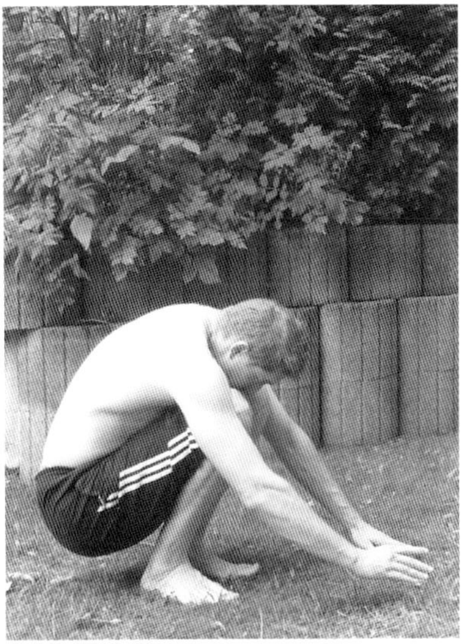
Foto 220

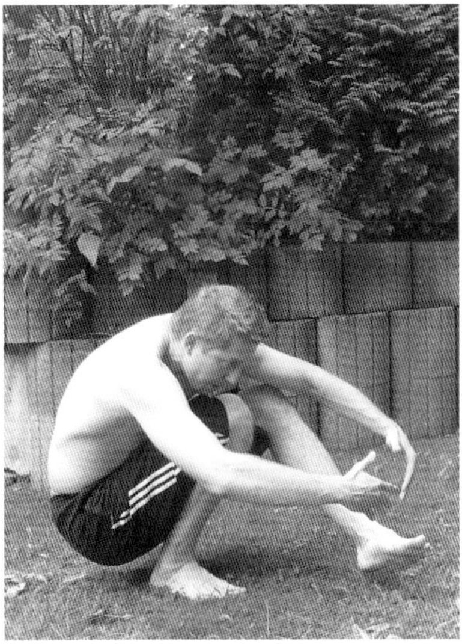
Foto 221

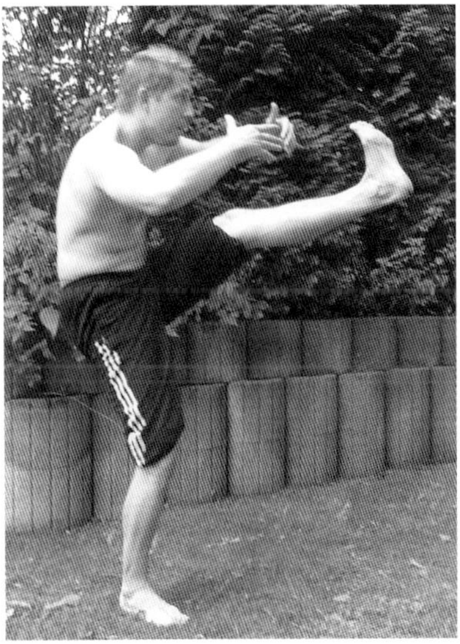
Foto 222

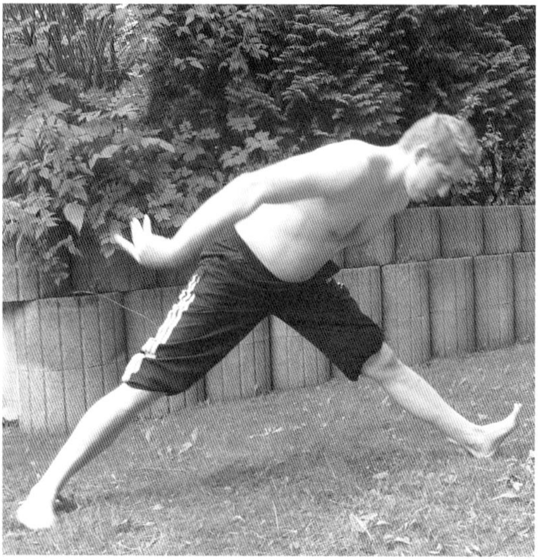
Foto 223

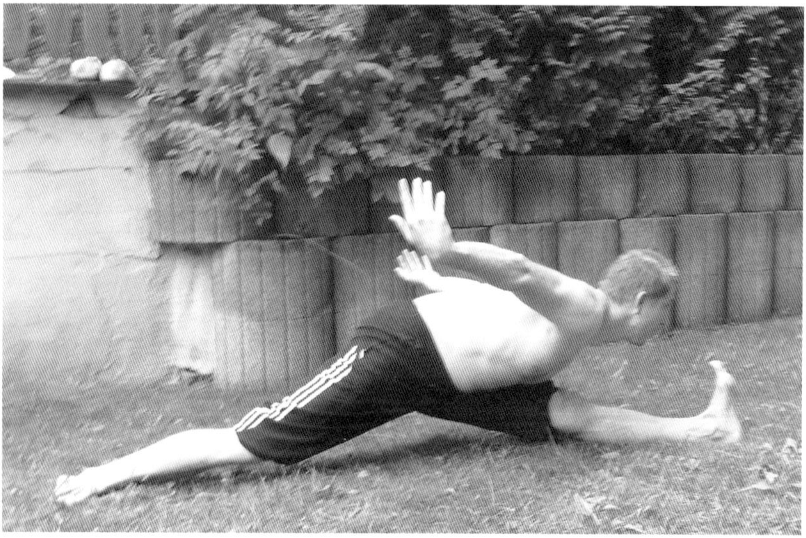
Foto 224

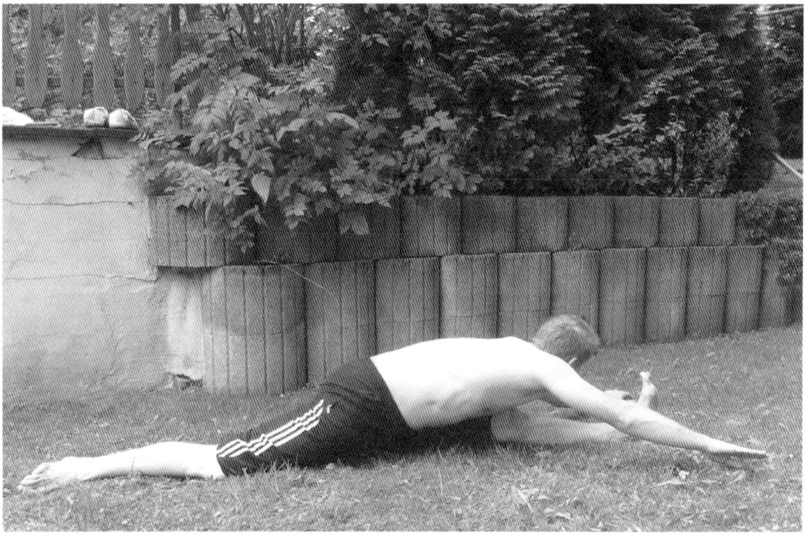
Foto 225

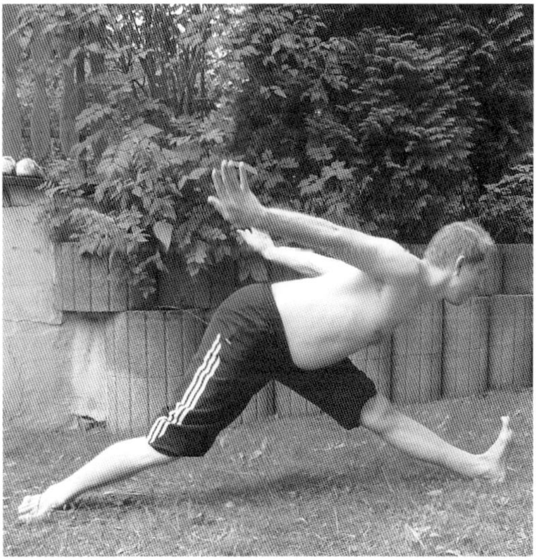
Foto 226

Kommentar: Die Bewegung ist an eine Schwalbe angelehnt, die mit ihren Beinen im Schlamm spielt oder ihn als Baumaterial für ihr Nest präpariert. Schwalben wühlen oder scharren im Schlamm, wenn sie auf Nahrungssuche sind oder wenn sie Baumaterial für ihre Nester brauchen. Manchmal spielen oder üben sie auch nur. Die *Yàn-Chí-Gōng*-Bewegung erinnert an eine Schwalbe, die zu Boden sinkt, sich etwas Schlamm zusammensucht, diesen in den Schnabel nimmt, auffliegt und damit ihr Nest an einer Hauswand baut.

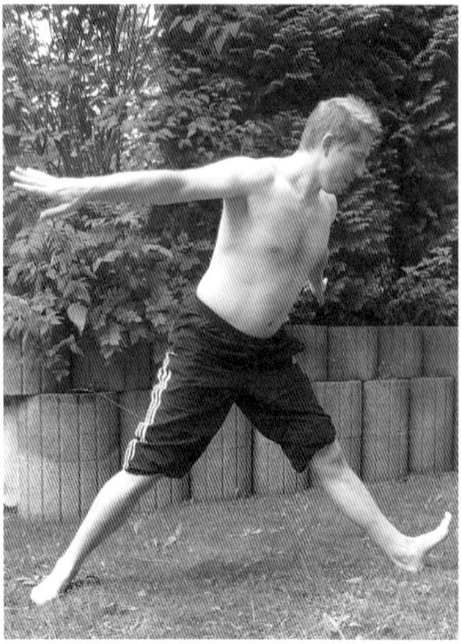

Foto 227

Der Langspagat (auch als »Frauenspagat« bezeichnet) ist sehr gesund. Man achte auf die Körperhaltung, die an eine Schwalbe erinnern soll. Diese Übung hat einen pflegenden Effekt auf die menschliche Blase. Sie stärkt auch den Unterkörper allgemein und spannt die inneren Organe – Blase Darm und Sexualorgane – und das umliegende Gewebe. Diese Art des Trainings hält den menschlichen Körper außerdem bis ins hohe Alter geschmeidig. Der Langspagat ist besser und gesünder als der Querspagat, da er den natürlichen Bewegungsspielraum der Hüftgelenke berücksichtigt. Das Bindegewebe wird hiermit gut gezogen und die Gefäße bleiben frei. Auch der Darm, der von zentraler Bedeutung für die Energieversorgung und die Gesundheit des Körpers ist und der auch über ein eigenes, sehr komplexes Nervensystem verfügt, wird durch diese Übung gestärkt. Durch die innere Kraftspannung verbessert sich die Verdauung. Diese Bewegung ist besonders schwer zu trainieren, aber dafür ist der Nutzen um so größer. Man kann spüren, wie sich das Gewebe im Inneren des Körpers strafft und eine starke Elastizität erreicht.

Bei all diesen Bewegung werden die inneren Organe in eine beruhigende, pflegende Stellung gebracht. Sie werden wie ein Baby in eine warme Decke eingewickelt – wie bei der zweiten und dritten Bewegung das Herz und die Lunge – oder aber straff gezogen und gestärkt, wie bei siebenten Bewegung die Blase. Die Bewegungen kombinieren das Training der Muskeln, des Gleichgewichts und der flexiblen Kraft mit der Pflege und Stärkung der inneren Organe. Hier kommt auch wieder das Bindegewebe, die Faszien, ins Spiel. Das Bindegewebe sorgt unter anderem dafür, dass die inneren Organe stabil an der ihnen zugedachten Stelle bleiben. Damit schützt und pflegt es die inneren Organe.[92] Durch die Übungen des zweiten *Yàn-Chí-Gōng*-Teils wird das Bindegewebe elastisch gespannt und damit gekräftigt. Dies geschieht durch das Runden der Brust, das Anheben des Beckens und das Senken der Schultern. Danach entlässt man die Spannung wieder. Dies ist in allen Bewegungen dieses zweiten Teils der Fall. Dadurch wird das Organ-Bindegewebe gestärkt und elastisch gehalten. Besonders bei der siebenten Bewegung, »*Die Schwalbe verbindet den Schlamm*«, wird deutlich, wie die Blase und das inneren Gewebe gestärkt und elastisch gestrafft wird.[93] Ebenso bei der zweiten Bewegung, »*Der Reiher entdeckt beziehungsweise erforscht den Schlamm*«, wo dasselbe mit dem Herzen und dessen Bindegewebe geschieht. Auch bei den übrigen Bewegungen gilt dieser Umstand für die jeweiligen inneren Organe und deren Bindegewebe. So erreichen wir durch diese Übungen eben auch das Innerste unseres Körpers. Sie stellen im wahrsten Sinn des Wortes ein ganzheitliches Training dar.[94]

---

[92] Schutz und Pflege (chin. *bǎojiàn* 保健) sind die wichtigsten Begriffe im Zusammenhang mit dem *Yàn Chí Gōng*. Sie sind charakteristisch für den gesamten Übungskomplex. Ich wiederhole diese Worte nicht nur aus dem Grund so oft, dass meine Lehrer es mit mir ebenso handhabten, sondern weil ich verdeutlichen möchte, wie wertvoll das *Yàn Chí Gōng* für Ihr Leben sein kann.

[93] Bei all diesen Übungen ist dieses elastische Straffen zu beachten. Es geht nicht darum, den Körper hart zu machen wie eine Eisenkette, steif zu machen wie ein Brett oder weich wie fließendes Öl. Es geht um Spannkraft, vergleichbar mit der einer Expanderfeder.

[94] Vor einiger Zeit absolvierte ich an der Universität Göttingen einen Sporttest für ein eventuelles Studium. Dort nahmen einige Profis teil, und diese waren, was die Ausrüstung und die Vorbereitung betrifft, richtig gut vorbereitet. Abgesehen davon waren die meisten zehn Jahre jünger als ich. Ich war erst einige Tage zuvor aus China angereist und hatte weder die Zeit noch die Möglichkeit gehabt, mich angemessen darauf einzustellen. Doch ich vertraute auf mein *Yàn-Chí-Gōng*-Training. Einige der Profis waren Zehnkämpfer oder Fußballer. Die geprüften Disziplinen waren typische Sportarten wie Ausdauerlauf, Fußball, Weitsprung, Weitwurf oder Sprint. Die Teilnehmer waren in diesen Disziplinen in ihrem

Auch die moderne westliche Medizin kann oft die grundlegenden Ursachen für verschiedene Schmerzen oder Gewebeschwächen nicht benennen. Beispielsweise sind nur 20 Prozent der Ursachen für Rückenschmerzen bekannt. Und nur langsam versteht man den Einfluss des Bindegewebes. In der chinesischen Trainingslehre und Medizin wird dieser Aspekt bereits seit Jahrhunderten erforscht und das Wissen in die Ausbildung integriert. Besonders wichtig ist die Berücksichtigung der Einheitlichkeit des Körpers. Nichts in unserem Organismus ist isoliert, alles, jedes Gelenk, jedes Organ, jeder Nerv, jede Verbindungsbahn und jede Sehne hängen zusammen und stehen in Verbindung miteinander. Kein Teil ist wirklich eigenständig oder unabhängig, sonst würde es nicht seiner Bestimmung gemäß funktionieren. Die Natur macht nichts ohne Sinn. Alle alten *Gōng*-Übungen berücksichtigen das.

Verschiedene Einzelaspekte des Yàn-Chí-Gōng-Trainings

Passives Training des Atems

Der Atem ist uns von Natur aus mitgegeben. Niemand muss uns das Atmen lehren, denn es ist ein instinktiver Vorgang. Neugeborene und Kleinkinder atmen tief in den Bauch hinein. Je älter wir werden, desto mehr heben wir unseren Atem an. Wir atmen flach. Besonders, wenn wir unter Stress geraten. Aus der tiefen und starken Bauchatmung wird eine schwache, oberflächliche Lungenatmung. Meist machen wir es noch schlimmer, indem wir unsere Atmung aktiv zu beeinflussen versuchen. Der Atemvorgang spiegelt den mentalen Zustand eines Menschen wider. Lass natür-

---

Element, und ich hatte seit der Grundausbildung beim Bund keinen Sport mehr gemacht. Dennoch konnte ich ohne Probleme mithalten. Ich war ein paar Sekunden langsamer im Sprint oder ein wenig kürzer im Weitsprung als der Zehnkämpfer und hatte eine etwas schlechtere Zeit im Ausdauerlauf als der Fußballer. Aber eben nicht viel. Was ich damit sagen will, ist, dass das lange Training des *Yàn Chí Gōng* mich auf jede Art des körperlichen Trainings vorbereitet hat. Kampfkunst, egal ob chinesische oder deutsche Schule, ist immer die »Königsklasse«. Nur ihre Trainingsmethoden vermögen es, den menschlichen Körper bis an seine Grenze zu bringen und ihn sein volles Potential erreichen zu lassen.

lich sein, was natürlich ist, lautet ein Motto des Daoismus. Aus diesem Grund beeinflusst man die Atmung in den chinesischen *Gōng*-Übungen nicht aktiv, sondern passiv. Dies erreicht man durch Einnehmen verschiedener Körperpositionen. Wie in der Einleitung des Buches bereits erwähnt, entwickelten die alten chinesischen Meister die *Gōng*-Übungen auf Grundlage des *dāntián* (丹田) und des Trainings und Kontrollierens des Unterbauches. Der *dāntián* ist, sobald der Embryo seine Nabelschnur ausgebildet hat, als energetisches Zentrum des Menschen festgelegt. Der Mensch als Lebewesen entsteht sozusagen aus dem *dāntián*. Beim Embryo ist das Zinnoberfeld das Versorgungszentrum, durch das der neue Mensch ernährt wird. Auch später bleibt der Bereich als körperliches und energetisches Zentrum erhalten. Alle Bewegungen werden von diesem Zentrum aus gesteuert. Alle Athleten oder auch Sänger müssen, wenn sie gut sein wollen, mit dem *dāntián* arbeiten können. Ein guter Atemkreislauf läuft über den Unterbauch. So sind alle *Gōng*-Übungen auf Grundlage des *Dāntián*-Trainings entstanden. Das Training des *dāntián* nennt sich auf Chinesisch *liàndān* (煉丹).

Durch die Positionen im *Yàn Chí Gōng* stärkt man dieses Zentrum und lernt es zu kontrollieren. So beispielsweise durch die zweite und die sechste Bewegung des zweiten *Yàn-Chí-Gōng*-Teils. Bei der zweiten Bewegung: »*Der Reiher entdeckt beziehungsweise erforscht den Schlamm*«, wird der Bauch durch das Runden und Herabziehen der Schultern und das Heben der Hüften tief eingezogen und der *dāntián* gestärkt. Die Atmung geht dadurch auf natürliche Weise bis tief in den Bauch hinein. Bei der sechsten Bewegung, »*Der Sperber dreht den Körper*«, wird der Bauch ebenfalls eingezogen und der *dāntián* trainiert. Durch die Körperdrehung auf einem Bein kommt es zur Drehung und Spannung im Inneren des Körpers, wodurch der Unterbauch und die Atmung gestärkt werden.

Auch die erste Bewegung aus dem ersten Teil des *Yàn Chí Gōng* ist unter diesem Aspekt vorzüglich. Zuerst streckt man seine Schultern und Arme aus und zieht den Körper entspannt lang, dann fällt man eng und tief in sich zusammen, zieht die Schultern herunter und hebt die Hüften an. Der Atem geht auf diese Weise tief in den Bauch hinein. Der *dāntián* wird flexibel bewegt und gestärkt. Dieses Training erreicht den *dāntián* optimal.

Eine weitere passive Atemtrainingsmethode ist das *zuòchán* (坐禪) – im Japanischen als *zazen* bekannt. Bei dieser Sitzübung zieht man automatisch den Bauch tief ein und spannt den *dāntián* an (siehe Seite 40).

Die Embryonalhaltung

Wenn man diese Haltung (siehe Foto 60 auf Seite 89 und Foto 45 auf Seite 41) einnimmt, hat das verschiedene positive Auswirkungen auf den Organismus, die auch sofort feststellbar sind. Der Körper wird in die bestmögliche Ruheposition gebracht. Es ist die ursprünglichste Haltung des Menschen, die er unwillkürlich einnimmt, wenn er im Mutterleib entsteht. Durch diese Haltung werden die Schultern nach oben gezogen, die Hüften angehoben und der Bauch eingezogen. Dadurch wird der *dāntián*, das Vitalzentrum, in den Körper eingeigelt. Die inneren Organe werden »eingewickelt« und in eine pflegende Ruhehaltung gebracht.

In der Embryonalhaltung *(tāiwèi)* wird automatisch eine tiefe Bauchatmung trainiert. Des Weiteren wird das Bindegewebe (Faszien) des Rückens geschmeidig. Man kann die Straffung der Faszien spüren, wenn man diese enge Haltung über einen langen Zeitraum einnimmt. Steht man auf, fühlt man sich wie neugeboren; aus dem Embryo wird ein fertiger Mensch.

Diese Haltung pflegt auch alle Gelenke. In der klassischen chinesischen Medizin gilt das *tāiwèi* als Diagnosebewegung. Das heißt, wenn man diese Haltung nicht einnehmen kann, ist der Körper nicht vollständig gesund. Man hat entweder kaputte Gelenke, verkürzte Sehnen oder andere Probleme. Nehmen Sie diese Haltung ein, wann immer Sie wollen oder wenn Ihr Körper sich steif anfühlt. Sie werden sich, sofern die Gelenke nur steif und nicht kaputt sind, sofort wohlfühlen.

Der Verdauungsprozess als solcher kann nicht trainiert werden. Man kann jedoch einen positiven Einfluss auf die Verdauung und die inneren Organe nehmen. Die Embryonalhaltung sorgt dafür, dass das Becken entspannt und gelockert wird. Der gesamte Oberkörper und alle inneren Organe, vom Herz über die Lungen, den Magen, die Blase bis hin zum Darm, werden nicht gequetscht, sondern in eine entspannte pflegende Haltung gebracht. Die zum großen Teil im Darm stattfindende Verdauung versorgt den Organismus mit Nährstoffen und beseitigt Abfallprodukte. Durch die Embryonalhaltung wird der Darm gestreckt, das heißt, in eine natürliche Haltung gebracht, die das ungesunde Sitzen ausgleicht. Mit der Embryonalhaltung pflegt man den Darm und sorgt für eine störungsfreie Verdauung. Wer das *Yàn Chí Gōng* ernsthaft trainiert, wird wohl nie wieder Tabletten gegen Verdauungsstörungen benötigen.

Integrieren sie die *tāiwèi* in Ihren Tagesablauf. Sie können die Haltung beim Fernsehen oder beim Lesen ausprobieren. Es wird anfangs schwer sein, aber mit der Zeit wird sich Ihr körperlicher Zustand verbessern. Ein weiterer Nebeneffekt ist, dass das »Untergestell« gestärkt und flexibel wird. Einer meiner Lehrer, der mittlerweile bereits über 90 Jahre alt ist, sitzt bei jeder Gelegenheit in der *Tāiwèi*-Haltung.[95] Selbst wenn er auf einem Stuhl hockt, zieht er die Beine eng an den Oberkörper heran, sogar während des Essens. Auf diese Weise pflegt er die inneren Organe, fördert die Verdauung und bleibt flexibel. Er geht aufrecht und schnell und ist geistig vollkommen klar. Selbst die kleinste Schrift kann er ohne Brille lesen. Er ist drahtig und sehnig gebaut und hat nur soviel Fett, wie ein Mensch braucht, um gesund zu sein.

Beim Aufstehen aus der Embryonalhaltung sollte man die Arme und den Schulterbereich langsam öffnen, um das zusammengezogene Gewebe wieder zu strecken. Enges Zusammenziehen und weites Ausstrecken sorgen dafür, dass das Bindegewebe mit all seinen in ihm eingebetteten Nervenbahnen, Sehnen und Gefäßen so elastisch, kraftvoll und flexibel wie möglich wird. Streckt man es gründlich, stärkt man auch alle anderen Teile des Körpers. Dieser Effekt wird bis in die Augen spürbar sein, weil auch die Sehnerven mit dem Bindegewebe verbunden sind. Durch die Haltung werden die Blutbahnen und Lymphbahnen kurzzeitig eingeengt und dann befreit. Durch diesen Anspannung- und Entspannungseffekt lösen Sie mögliche Staus in Ihrem Organismus. Auch die Durchblutung der Haut verbessert sich.

[95] Die Rede ist von dem Meister der Südfaust (*nánquán*), über den ich in unserem Buch »Wu – Ein Deutscher bei den Meistern in China« berichtet habe (S. 324 ff.).

Training der kleinen Körperteile

Das Barfuß- und das Fingertraining stärken den Körper auf eine Art, wie es kaum eine andere Trainingsmethode vermag. Durch das Anspannen der Zehen und Fußsehnen und der Finger (Körperspitzen), wird erreicht, dass das gesamte innere Gewebe durchgezogen wird. Dadurch werden auch die Nerven, die mit dem Gewebe verbunden sind, trainiert und gestärkt.

Bereits im ersten Teil des *Yàn Chí Gōng* werden die Finger eingerollt und dabei stark von innen angespannt. Man wechselt von einem lockeren offenen Zustand zum angespannten geschlossenen Zustand. Durch diese Art des Spannungsaufbau erreicht man die Bänder, Sehnen Gefäße und das gesamte Gewebe bis zum tiefsten Punkt des Körperinneren.

Das Barfußtraining des zweiten *Yàn-Chí-Gōng*-Teils, bei dem man auf einem Bein steht und sich mit den Zehen in die Erde einkrallt, hat denselben Effekt. Dadurch, dass man seinen Körper ausbalancieren muss, ist der Spannungs- und Stärkungseffekt noch größer. Der Körper wird von seinem stärksten Teil aus, dem Ende des »Untergestells«, gespannt.

Diese Art des Trainings fordert und fördert das gesamte Nervensystem und bringt den Körper zum Schwitzen, ohne dass man außer Atem gerät. Auf diese Weise scheidet man Schadstoffe auf optimalem Wege aus. Ein weiterer positiver Effekt ist, dass man den Körpers bis in seine Endpunkte trainiert und demzufolge die Kraft beim Schlagen, Werfen oder Treten vollständig über diese Punkte übertragen werden kann.

Für das Fingertraining eignen sich auch sehr gut Liegestütze auf Fingerspitzen. Und um die Zehen zu trainieren, bietet sich die Übung des Handtuchrollens mit den Zehen an: Ein Handtuch liegt flach ausgebreitet auf dem Boden, und man faltet und entfaltet es mit Hilfe der Zehen. Beim Anspannen der Zehen wird große Kraft benötigt, und man muss sich stark konzentrieren. Sie werden dies feststellen, wenn Sie versuchen, Spannung auch in die kleinen Zehen zu bringen.[96]

[96] Solche Zehenübungen waren im deutschen Turnen des 19. Jahrhunderts weit verbreitet.

Der dritte Teil des Yàn Chí Gōng – dìsānduàn 第三段

Die Übung des méihuāchūn

Vorbemerkung

Über den dritten Teil des *Yàn Chí Gōng*, die Übung des *méihuāchūn*, schreibt Xióng Dàomíng: *Das Ziel besteht darin, auf das* méihuāchūn *gehen zu können und sich dort zu halten. Ein anderes Ziel ist, den Menschen wirklich zu einer Pflanze werden zu lassen und die Beine wie Wurzeln mit der Erde zu verbinden.* Diese Aussagen sollen im Folgenden erläutert werden.

Die Pflaumenblütenpfähle

In den chinesischen Kampfkünsten gab es ein Trainingsgerät, welches in dieser Form einmalig ist, die *méihuāchūn* (梅花椿)[97] – Pflaumenblütenpfähle. Zwar gibt und gab es auf der Welt ähnliche Übungsmittel für das Gleichgewicht oder die Darstellung der eigenen Fähigkeiten, doch nirgends waren die Übungspfähle so essentiell wie in einigen chinesischen Schulen.

Muster und Formen

Es existierten verschiedene Formen dieser Pfähle in den Kampfkünsten Chinas. Die Pflaumenblüte wird traditionell mit fünf Blütenblättern dargestellt, so dass es mindestens fünf Pfähle waren oder Anordnungen aus mehrmals fünf Pfählen. Jene Version, auf die sich das *Yàn Chí Gōng* bezieht, besitzt ein blütenförmiges Muster und besteht aus drei plus fünf plus sieben Pfählen (siehe Abbildung auf der folgenden Seite).[98] Diese An-

---

[97] Die Schreibweise *méihuāzhuāng* (梅花樁) ist ebenfalls üblich.

[98] Dieses spezielle Muster des *méihuāchūn* dient dem *Yàn Chí Gōng* zu Vervollkommnung und umgekehrt. Aber man kann beide Techniken ebenfalls für sich trainieren oder mit anderen Formen verbinden.

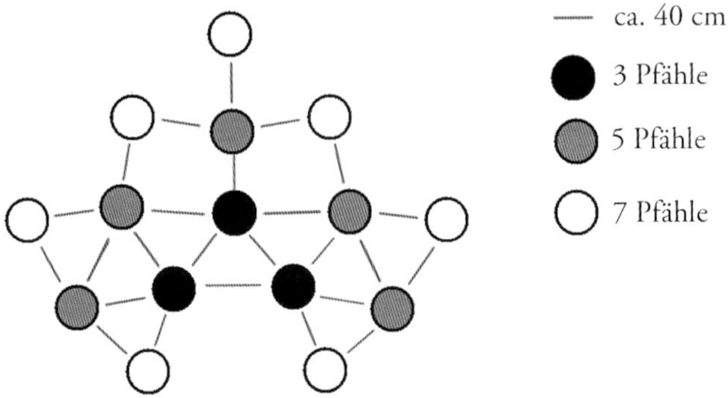

Abbildung: Die Anordnung der Pfähle in der Draufsicht. Der Durchmesser der einzelnen Pfähle beträgt etwa 8 Zentimeter. Die Höhe kann von wenigen Zentimetern bis zu 5 Metern betragen. Der Abstand zwischen benachbarten Pfählen beträgt jeweils rund 40 Zentimeter.

ordnung von fünfzehn Stämmen erwies sich als ausreichend für die Erfordernisse des Trainings. Beim *tiāngānzhuāng* (天干樁) hingegen standen vorn und hinten jeweils drei Pfähle und in der Mitte vier; die Anordnung *cuāngōngzhuāng* (躥宮樁) bestand aus vier Reihen zu je sieben Pfählen.

Es gab jedoch auch Anordnungen, die auf die Zahl acht hinausliefen. Das hängt mit dem Buddhismus zusammen, da in dieser Lehre die Zahl acht sehr bedeutsam ist. Durch die buddhistischen Mönche, die sowohl in der Religion als auch in der Kampfkunst ausgebildet wurden, kam die 8er-Symbolik zum *méihuāchūn.* Beim *shàolín méihuāzhuāng* (少林梅花樁)[99] verwendete man verschiedene Formen der Pfahlanordnungen, je nachdem, aus welcher Schule die Mönche die einzelnen Elemente übernahmen. Die Muster waren sehr vielfältig und unterschieden sich auch in ihrer jeweiligen Stammhöhe und im Durchmesser der Trittflächen.

Überhaupt ist die Zahlensymbolik bei den Pflaumenblütenpfählen sehr wichtig. Daoistisch geprägte Anordnungen beziehen sich unter anderem auf die Zahl neun oder verweisen in irgendeiner Form auf den Himmel und die Erde. So gibt es unter anderem die Anordnung Neun Paläste (chin. *jiǔgōngzhuāng* 九宮樁) oder das Muster der Himmelspfähle (chin. *tiāngānzhuāng* 天干樁) oder das der Erdpfähle (chin. *dìzhīzhuāng* 地支樁).

[99] Die Mönche des berühmten Klosters haben die Pfähle nicht erfunden, sondern sie nur ihren Bedürfnissen angepasst.

Andere Anordnungen orientierten sich am chinesischen Weisheitsbuch I Ging (*yìjīng*, 易經), an der Symbolik der Acht Trigramme (chin. *bāguà* 八卦) oder an Sternbildern. Sie hießen zum Beispiel Affenpfahl (chin. *yuánhóuzhuāng* 猿猴樁), Sieben-Sterne-Pfahl (chin. *qīxīngzhuāng* 七星樁), Neun-Sterne-Pfahl (chin. *jiǔxīngzhuāng* 九星樁), Himmelskörper-Pfahl (chin. *tiāngāng-zhuāng* 天罡樁), Pfähle der hochaufragenden Paläste (chin. *cuāngōngzhuāng* 躥宮樁) oder Windrad-/Trommel-Pfahl (chin. *zhuǎnlúnzhuāng* 轉輪樁).

Höhe und Durchmesser

Die Höhe und der Durchmesser der Stämme waren ebenfalls sehr verschieden. Manchmal waren die Pfähle eher eine Art Stümpfe, nur wenige Zentimeter bis etwa einen halben Meter hoch, manchmal erreichten sie eine Höhe von mehreren Metern. Der Durchmesser reichte von etwa acht bis über zwanzig Zentimeter, wobei der Schwierigkeitsgrad zunahm, je geringer er war und je höher die Stämme ausfielen. Die Vergleichskämpfe wurden auf etwa fünf Meter hohen Stangen ausgetragen, die so dünn waren, dass man nur mit den Ballen darauf stehen konnte. Jeder falsche Schritt konnte fatale Folgen haben. Die oben erwähnte Windrad-Anordnung besaß sogar drehbare Platten. Sich bei einem Durchmesser von etwa acht Zentimetern auf den Pfählen zu halten, ist bereits außerordentlich schwer. Wenn die Trittfläche zudem beweglich ist, scheidet jeder nicht überdurchschnittlich trainierte Kämpfer von vornherein aus.

Pflaumenblütenpfahl-Gōng

Die Verwendung der Pflaumenblütenpfähle als Trainingsmittel ist bereits alt. Obwohl einige Historiker die Pfähle bis in die Tang-Dynastie (618-907) zurückdatieren, entstand das *méihuāchūn* wahrscheinlich erst in der frühen Ming-Dynastie (1368-1644). Es geht allerdings nicht auf die von Zōu Hóngyì (鄒宏義) gelehrte *Méihuā*-Faust (梅花拳) zurück, sondern diese Schule wurde ihrerseits von der Trainingsart auf den Pfählen beeinflusst.

Die Pflaumenblütenpfähle waren Übungs- und Repräsentationsmittel gleichermaßen. Aber das Training auf ihnen war ebenfalls sowohl ein eigenständiges *gōng*, als auch ein Hilfsmittel für andere *gōng*, welche verbessert werden sollten. Die Pfähle dienten zur Perfektionierung der Technik und der allgemeinen körperlichen Fähigkeiten.

Wenn man die Pflaumenblütenpfähle für eigenständiges *gōng* benutzte, wurden sie hauptsächlich für Schritt- und Standübungen verwendet. Zwar führte man mitunter akrobatische Elemente auf ihnen vor, doch dienten sie in erster Linie den Kämpfern und weniger den Akrobaten. Da sie ursprünglich einen besonders hohen Standard in der Kampfkunst kennzeichneten, waren die Höhe und der Durchmesser von großer Bedeutung. Das hing nicht nur damit zusammen, dass auf den dünnen und hohen Stämmen ein sehr gutes Gleichgewicht erforderlich war; es war bereits eine Herausforderung, ohne Hilfe und Hilfsmittel auf sie hinauf und ohne Verletzung wieder hinunter zu gelangen. Heute sieht man vor allem recht niedrige und dicke Stümpfe beziehungsweise verschieden hohe oder in Treppenform angeordnete Hilfspfähle, auf die der Übende verhältnismäßig leicht gelangen kann. Zudem sind diese Stümpfe, die noch vor hundert Jahren gerade gut genug für den Laien waren, untereinander oft verbunden, so dass die gesamte Anordnung sehr stabil steht. Traditionell sollten gerade die große Höhe, die geringe Festigkeit und die Unberechenbarkeit der biegsamen dünnen Stangen auf das Können jener verweisen, die sich in fünf Metern Höhe zu halten vermochten. Wer es schaffte, dort hinaufzugelangen, hatte sich für den bevorstehenden Kampf qualifiziert. Ob er dann gut genug war, um gegen einen starken Gegner kämpfen zu können, war eine ganz andere Sache. Ebenso wichtig war es, unbeschadet von den Pfählen herunter zu gelangen. Das erforderte mitunter eine noch größere Körperbeherrschung als das Erklimmen der Stämme, da ein Sprung aus einer großen Höhe das Körpergewicht beim Aufkommen auf dem Boden vervielfachte. Auch wenn die Kämpfer verschiedene schwungdämpfende Überschläge für ihren Absprung verwendeten, waren die benötige Kraft und Geschicklichkeit, um sicher auf den Boden zu gelangen, sehr groß und sagten viel über die Fähigkeiten der Kampfkünstler aus.

Die Pflaumenblütenpfähle und das Yàn Chí Gōng

Im *Yàn Chí Gōng* wird das Zeichen *chūn* (椿) bei *méihuāchūn* verwendet, statt des sonst üblichen *zhuāng* (樁). Das Zeichen *chūn* (椿) steht für den Götterbaum.[100] Der Götterbaum symbolisiert den Zweck der Übung. Normalerweise imitiert man in den Kampfkünsten Tiere wie Affe, Tiger, Schlange, oder auch betrunkene Menschen. Man ahmt ihre Bewegungen oder die sich aus ihnen ergebenden Prinzipien nach, imitiert also ihre Eigenarten, um die eigene Kampftechnik zu verbessern. Oder man nimmt ihre Bewegungen als Vorbild für das Training, um seinen Körper flexibler und stärker zu machen. Das ist ohne weiteres nachvollziehbar, da allgemein bekannt ist, wie geschickt und kraftvoll Tiere sich bewegen oder wie unberechenbar die Bewegungen eines Betrunkenen sind. Warum aber sollten wir einen Baum imitieren wollen? – Tatsächlich sind Bäume die stärksten Lebewesen überhaupt und zugleich die flexibelsten. Sie sind tief verwurzelt in der Erde und ragen manchmal über hundert Meter in den Himmel. Sie widerstehen Stürmen und extreme Temperaturschwankungen. Sie sind ein Teil der unendlichen Natur. Der wildwachsende Götterbaum mit seiner starken Lebenskraft ist ein Symbol für Gesundheit und langes Leben. Mit diesen Übungen versucht man dies auf den Menschen zu übertragen. Der Götterbaum ist ein Symbol für das zu erlangende Ziel, völlig eins mit der Natur zu werden, fest verwurzelt zu sein und bis ins hohe Alter flexibel zu bleiben.

Zhuāng hingegen bedeutet Pfahl, Pfosten oder Pflock. Die Zeichen für *chūn* und *zhuāng* ähneln sich stark. Jedoch ist der Unterschied essentiell. Während *chūn* auf das *Yàn Chí Gōng* verweist, ist *zhuāng* allgemeiner gehalten. Diese kleine Abweichung von der üblichen Schreibweise scheint auf den ersten Blick nicht sehr wichtig zu sein, doch sie ist es. *Chūn* sagt aus, dass es nicht nur darum geht, sich auf den Pfählen halten zu können, sondern wie man es erreicht, dass man sozusagen eins mit den Stämmen wird. Es geht, wie gesagt, um die Verwurzelung. Und das beste Mittel hierfür war das *Yàn Chí Gōng*.

---

[100] Der Götterbaum (*ailanthus altissima*), auch Himmelsbaum oder Bitteresche genannt, ist eine Laubbaumart der Gattung Götterbäume (*silanthus*) aus der Familie der Bittereschengewächse (*simaroubaceae*). Ursprünglich ist der Götterbaum in China und im nördlichen Vietnam beheimatet.

Yàn Chí Gōng und *méihuāchūn* sind zwei Seiten einer Medaille. Der dritte Teil dieses 21-stufigen Übungskomplexes trägt also die Bezeichnung *méihuāchūn* nicht grundlos. Es geht darum, die Beine und das gesamte »Untergestell« so stark zu machen, dass man problemlos auf den Pflaumenblütenpfählen gehen, springen, laufen und realistisch kämpfen kann. Durch das richtige Training des dritten Yàn-Chí-Gōng-Teils ist man in der Lage, sich auf den hohen Pfählen schnell und kraftvoll zu bewegen, ebenso, als befände man sich auf ebener Erde.

Das méihuāchūn als lèitái

Im alten China wurden *Lèitái*-Kämpfe sehr gerne auf solchen Pfählen durchgeführt. Um sich auf dem *méihuāchūn* in der Eigenschaft als Kampfpodest, *lèitái* (擂台), bewähren zu können, benötigte man 15 bis 20 Jahre sehr harten Trainings. Das Gerüst stellte an jeden Kämpfer die höchsten Anforderungen. Es gab mehrere Punkte, an denen man die Qualifikation des Kämpfers ablesen konnte. Zuerst musste er die Pfähle erklimmen können. Das war die erste und die wichtigste Hürde. Sich auf den Pfählen natürlich zu bewegen war die zweite, und auf ihnen zu kämpfen war die dritte Hürde. Die vierte war der Abstieg. Wenn man aus einer Höhe von fünf Metern abstürzte, musste man mit schwersten Verletzungen rechnen. Erst recht, wenn es während eines Kampfes passierte, man also vielleicht schon geschwächt oder verletzt war. Indirekt kann man hier also die komplexen Fähigkeiten ablesen, die für das *méihuāchūn* benötigt, aber auch durch die Pfähle gefördert wurden. Es lässt Rückschlüsse auf die Art der Kraft zu, die der Kämpfer trainieren und für ein Duell mitbringen musste.

Nur wer es also schaffte, dort hinauf zu gelangen und sich zu halten, qualifizierte sich für den bevorstehenden Kampf. Jeder Teilnehmer demonstrierte so sein *gōngfu* (功夫), seine speziellen Fähigkeiten, um überhaupt an einem Kampf auf Leben und Tod teilnehmen zu können. Für den Kampf selbst benötigte er eine besondere Kraft, welche *zhěngtǐjìn* (整體勁) genannt wird und die in etwa dem japanischen *muchimi* (鞭身 – Peitschenkörper) entspricht.

Zhěngtǐjìn – der Peitschenkörper

Beim *dălèi* (打擂), dem Kampf auf Leben und Tod auf dem Kampfpodest *lèitái*, noch mehr als bei der Ausführung von Formen, war die Beherrschung des *zhěngtǐjìn* entscheidend.[101] Kämpfe auf Leben und Tod erfordern die Fähigkeit zur enormen Beschleunigung des Körpers und dessen Gliedmaßen. Je mehr Energie in diese Beschleunigung gesteckt wird, desto wichtiger werden *zhěngtǐjìn* und *jīngǔjìn* (筋骨勁; jpn. *chinkuchi* チンクチ).[102] Während *jīngǔjìn* für die explosive Anspannung der beschleunigenden Muskeln und die Fähigkeit steht, die beim Schlagen benutzten Gelenke zu stabilisieren und zu arretieren, steht *zhěngtǐjìn* für eine peitschen- oder wellenförmige Entwicklung der Bewegung.

Zhěngtǐjìn ist wahrscheinlich das Fundamentalste in der Kampfkunst überhaupt. Weder eine bestimmte Fausthaltung noch irgendeine Technik oder Schule kennzeichnen den Könner, sondern diese körperliche Zähigkeit und Elastizität. Erst damit wird alles, was man in der Kampfkunst trainiert und vollbringt, wirklich effektiv. Trainiert man sich kein *zhěngtǐjìn* an, kann man mit keinem Stil und mit keiner Methode effektiv sein, egal, aus welcher Kultur oder Zeit eine Kampfart auch stammt. Beim *zhěngtǐjìn* soll der der gesamte Körper zäh oder elastisch – elastisch wie eine Peitsche oder wie Bambus – in den Stoß eingehen. Das soll nicht einzelne Gliedmaßen, sondern den ganzen Körper befähigen, die Energien der Umwelt zu transformieren und zu fokussieren. *Zhěngtǐjìn* geht in seiner Bedeutung über das japanische *muchimi* hinaus. Es bedeutet hart und weich, zäh und elastisch zugleich zu sein. Um seinen Körper so zu trainieren, benötigt man entsprechende *gōng*, wie eben das *Yàn Chí Gōng*. Besonders bei den letzten beiden (in diesem Buch vorgestellten) Bewegungen des *Yàn Chí*

[101] Man kann *zhěngtǐjìn* (»Ganzheitlichkeit«) auch mit dem chinesischen Begriff *biānshēn* umschreiben, was auch »Peitschenkörper« bedeutet. Es gibt noch einen zweiten *Muchimi*-Begriff (餅身), der mit »Reiskuchen-Körper« übersetzt wird und sich auf eine (am Partner) klebende Energie bezieht.

[102] Dies ist nicht mit dem japanischen Begriff *kime* (決め; chin. *juédìng* 決定) zu verwechseln. Jener bedeutet keine Kraftentfaltung, sondern ein Bremsmanöver. Man empfindet Techniken mit *kime* nur deshalb als stärker, weil man der eigenen Kraft Widerstand leistet und sie somit spürt. Je mehr Kraft man selbst spürt, desto weniger wird auf den Gegner übertragen.

Gōng wird das Harte und das Weiche zusammengebracht, wie im Bambus, der flexibel und doch voller Kraft ist.

Vorbemerkung zu den Übungen

Im dritten Teil des *Yàn Chí Gōng* geht es in besonderem Maße darum, die Übungen völlig frei von Gedanken auszuführen. Die Übungen können fließend als Sequenz ausgeführt werden, wie dies im Video (siehe Internet-Videolink auf Seite 221) gezeigt wird. Die beste Wirkung erreichen sie allerdings, wenn Sie möglichst lange – bis zu mehreren Stunden – in den einzelnen tiefen Stellungen ausharren beziehungsweise die Übungen sozusagen in »Zeitlupe« auszuführen. Dadurch wird der gesamte Organismus optimal trainiert, und man erlangt nach einer Weile eine unglaubliche flexible innere Kraft. Zu einer maximalen Effektivität trägt auch bei, die Übungen barfuß auf schlammigem Boden auszuführen. So wird eine feste »Verwurzelung« des »Untergestells« erreicht, auch wenn man die Füße gleitend bewegt. Die Zehen müssen sich wie die Krallen eines Raubtieres im Boden verankern. Spannung wird so bis in die kleinen Zehen hinein aufgebaut, und die Erde wird zusammengezogen durch die Anspannung bis ins kleinste Glied. Der Trainingseffekt erreicht auf diese Weise den ganzen Körper bis ins tiefste Innere.

Zwischenbewegung »Wirbelwindfuß«

Diese Zwischenbewegung wird als Übergang zwischen dem zweiten und dem dritten Teil ausgeführt. Zunächst wird mit einer langsamen wirbelförmigen Bewegung der Arme Schwung geholt. Man lockert auf diese Weise den Körper; dann erfolgt ein explosiver Sprung. Die gesamte Kraft des Körpers entlädt sich in diesem Sprungtritt, Wirbelwindfuß (*xuanfengjiao* 旋风脚) genannt. Diese Bewegung erfordert eine sehr gute Körperbeherrschung. Der Körper muss als Einheit wohlkoordiniert bewegt werden. Der Sprung dient der Kraftausgabe, das heißt, dem »Verdauen« der durch die vorherigen Übungen in den Beinen und dem »Untergestell« angesammelten Kraft.

Der Wirbelwindfuß, der auch als eigenständige Übung existiert, wird für gewöhnlich mit Anlauf ausgeführt, was einfacher ist als der hier praktizierte Sprung aus dem Stand. Man sollte sich während des Sprungs um mindestens 360 Grad drehen und weich aufkommen. Siehe Fotos 228 bis 246.

Zu beachten ist für den Sprung das Folgende: Der Absprung erfolgt explosiv, man stößt sich mit den Fußballen ab. Der Bauch wird beim Absprung eingezogen, und die gesamte Kraft wird nach oben zu den Schultern gebracht – idealerweise ist der Sprung mit dem Gefühl verbunden, dass man mit einem Seil nach oben in die Luft gezogen wird. Die Landung erfolgt auf den Ballen und so leicht wie möglich. Beim Aufkommen auf den Fersen würde der Körper zu stark erschüttert werden, was sogar zu einer leichten Hirnerschütterung führen könnte.

Da diese Sprungtechnik sehr anspruchsvoll ist und für den Ungeübten dabei auch die Gefahr einer Zerrung oder einer anderen Verletzung besteht, sind andere Methoden der Kraftausgabe zunächst vorzuziehen. Dazu zählen freies Treten der Beine nach oben, Schattenboxen, leichtes Springen, Seilspringen oder auch leichtes Joggen.

Die Zwischenbewegung geht beim Üben des *Yàn Chí Gōng* als Form (wie im Video) nahtlos in die erste Übung des dritten Teils über.

Foto 246 zeigt die Sprungposition, bei der Hand und Fuß einander begegnen (in der Fotosequenz der gesamten Zwischenübung von hinten zu sehen (Foto 239)).

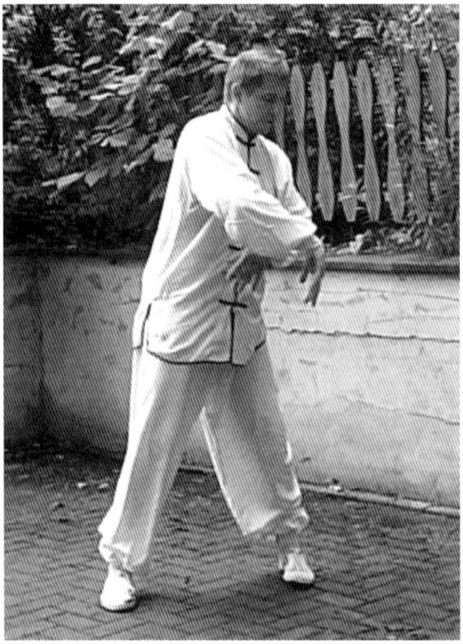
Foto 228

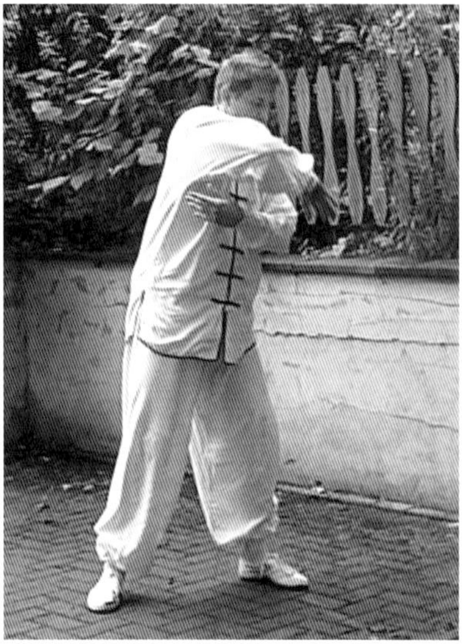
Foto 229

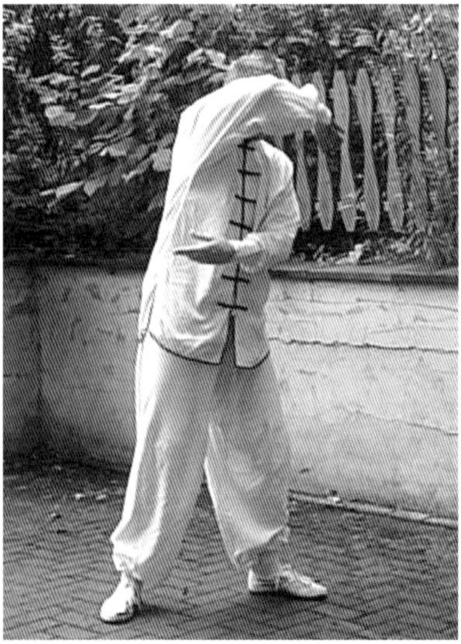
Foto 230

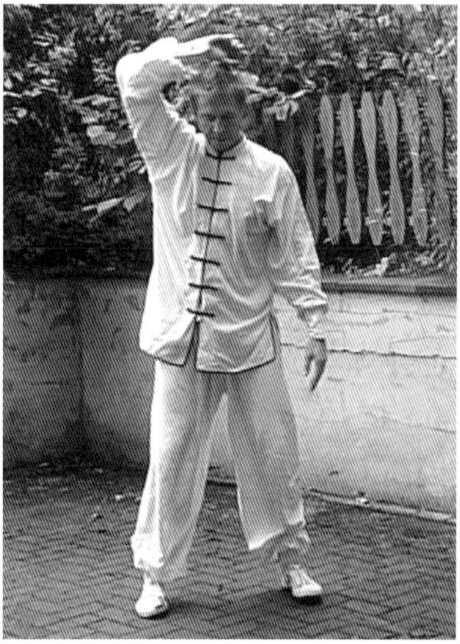
Foto 231

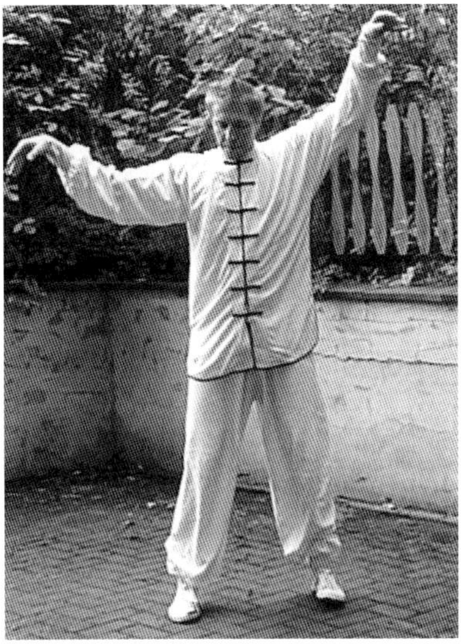

Foto 232

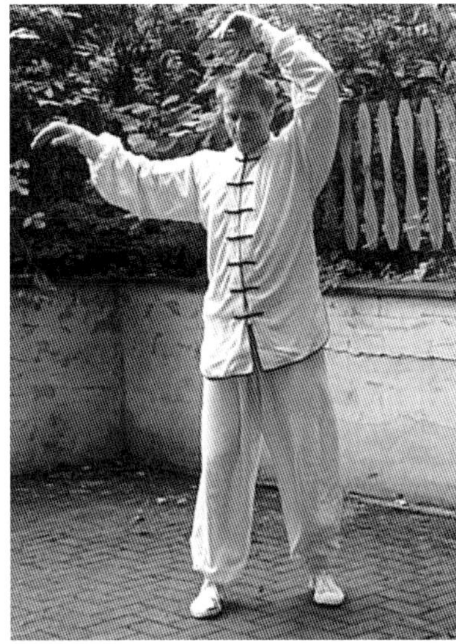

Foto 233

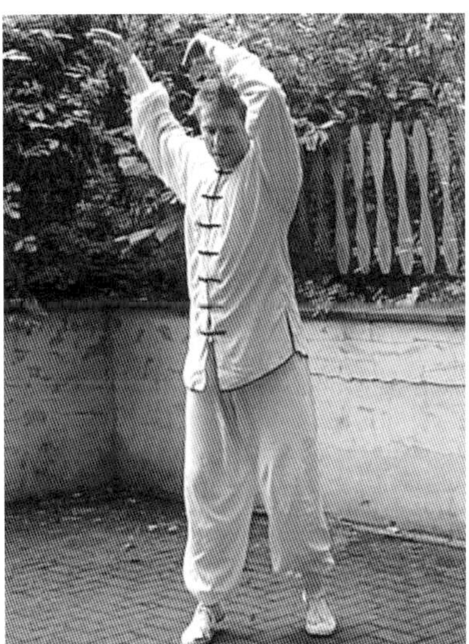

Foto 234

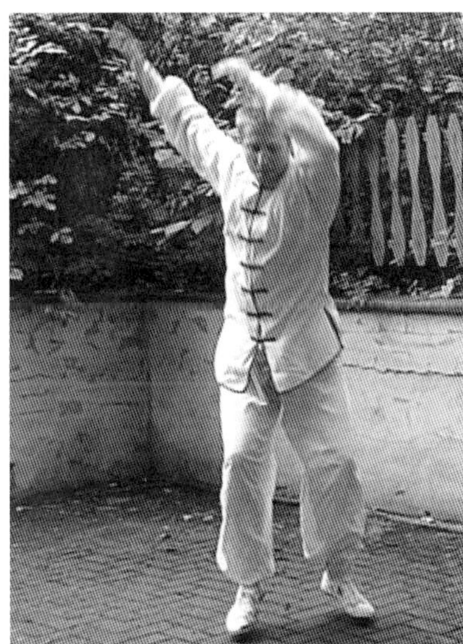

Foto 235

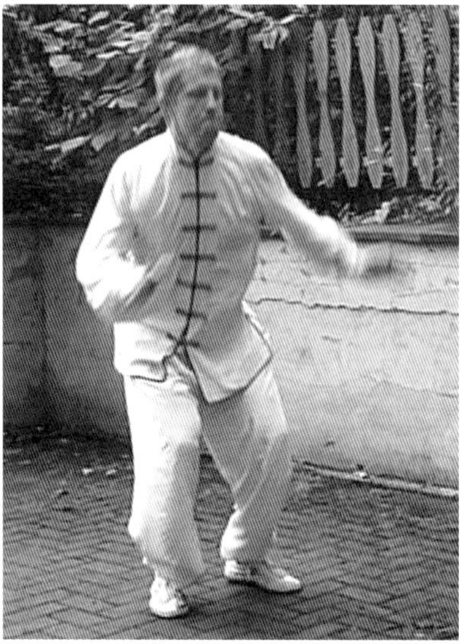
Foto 236

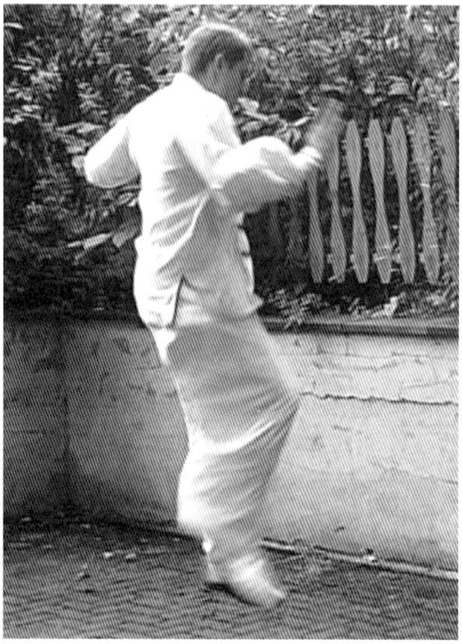
Foto 237

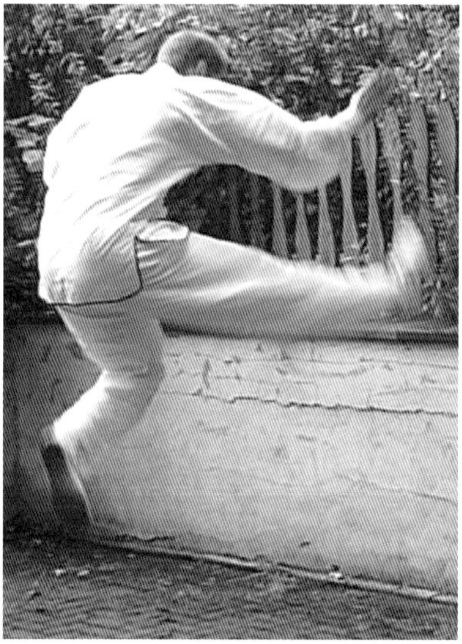
Foto 238

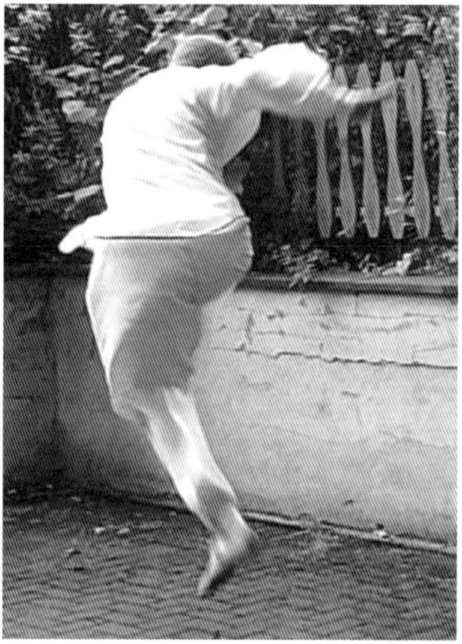
Foto 239

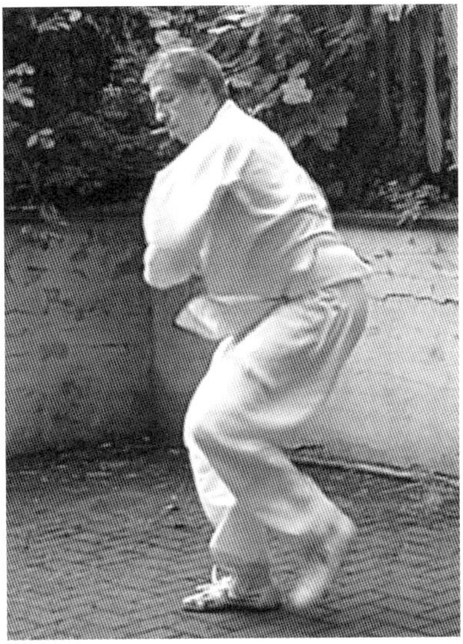

Foto 240

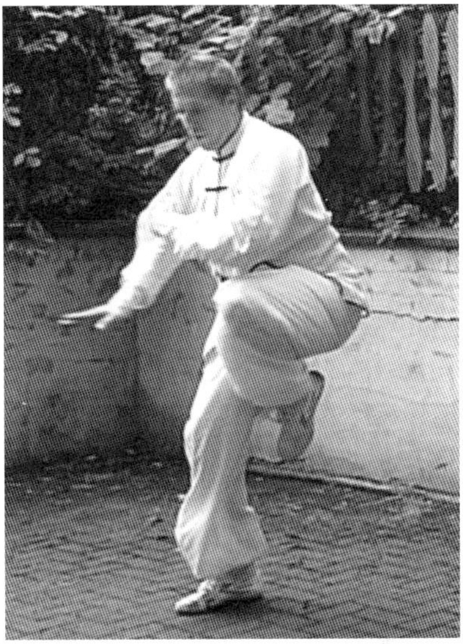

Foto 241

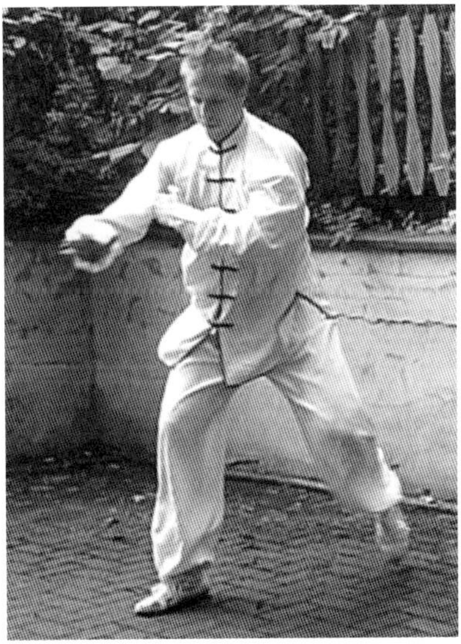

Foto 242

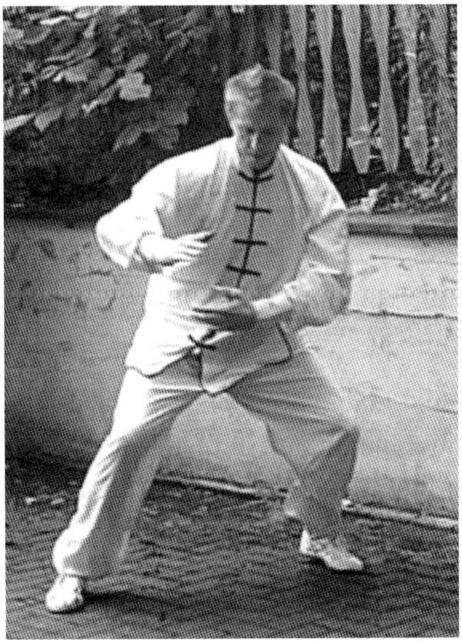

Foto 243

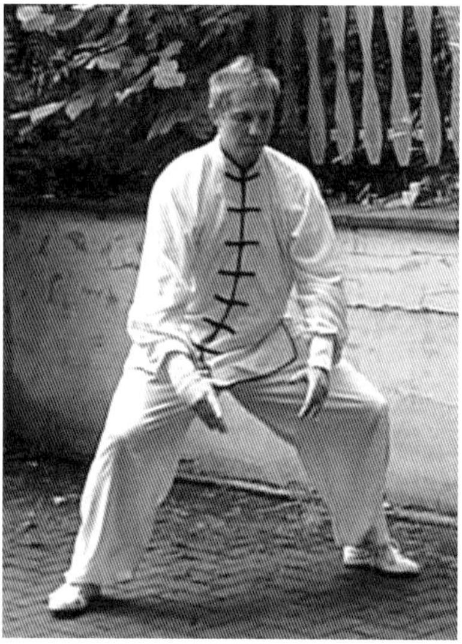
Foto 244

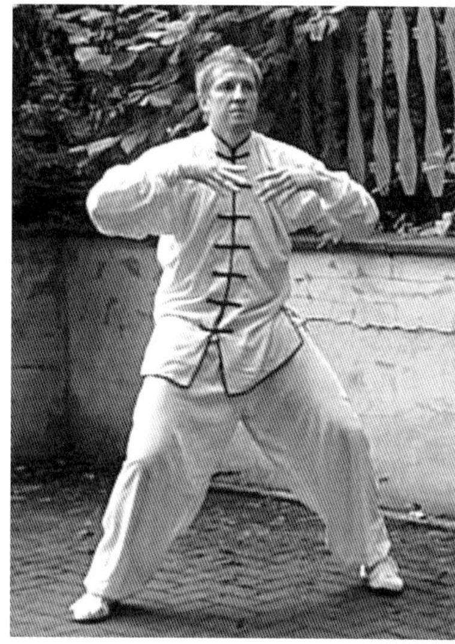
Foto 245

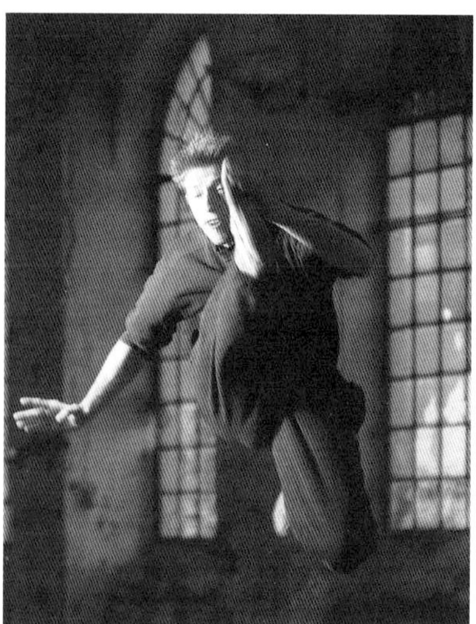
Foto 246

Eröffnung: Alle Übungen des dritten Teils beginnen mit der Eröffnung durch *gōngwèi* (optional *dǎkāi shànzi*).

Die erste Bewegung: Pfahlstand-Gōng (樁步功)

Ablauf (Fotos 247 bis 256): Die Armbewegungen der ersten Übung erinnern an einige Bewegungen des ersten Teils. Die Grundstellung ist der *mǎbù*. Achten Sie darauf, dass Sie weder zu hoch noch zu tief stehen. Als Richtlinie gilt, dass Ober- und Unterschenkel einen rechten Winkel bilden.

Sinken Sie nach der Eröffnung in die Reiterstellung ab. Die Arme sind an der Seite des Körpers geöffnet und zeigen mit den Fingerspitzen abwärts. Wenn Sie im *mǎbù* angelangt sind, führen Sie beiden Arme nach oben, bis sie sich auf Schulterhöhe befinden. Die Handflächen zeigen abwärts. Anschließend führen Sie die Hände an den Körper heran und lassen Sie sie wie bei der Bogenhaltung abwärts sinken. In Höhe der Oberschenkel legen Sie die Hände mit den Handrücken zusammen, drehen sie zum Körper hin einwärts und führen sie – noch immer geschlossen – vor das Gesicht. Gleichzeitig ziehen Sie den Bauch ein. Ohne innezuhalten öffnen Sie die Hände schulterbreit und strecken Sie sie nach oben. Doch auch dort verweilen sie nicht. Sie schließen die Unterarme locker und ziehen sie abwärts. Sobald die Hände auf Brusthöhe angelangt sind, drehen Sie sie nach innen und schieben die Handrücken an den jeweiligen Körperseiten nach hinten, bis sie über den Nieren liegen. Das ähnelt den Bewegungen des ersten Teils. Der Oberkörper wird bei dieser letzten Armbewegung leicht um seine vertikale Achse von links nach rechts bewegt. Vom Rücken aus breiten Sie die Arme aus, führen sie bogenförmig nach vorn und beenden die Bewegung in der Bogenhaltung.

Diese Bewegung kann man über Stunden hinweg ausführen, bis man wirklich den Eindruck hat, dass man im Boden Wurzeln schlägt. Beginnen Sie für den Anfang mit einigen Minuten und steigern Sie sich langsam. Auch hinsichtlich der Tiefe Ihrer Stellung steigern Sie sich allmählich.

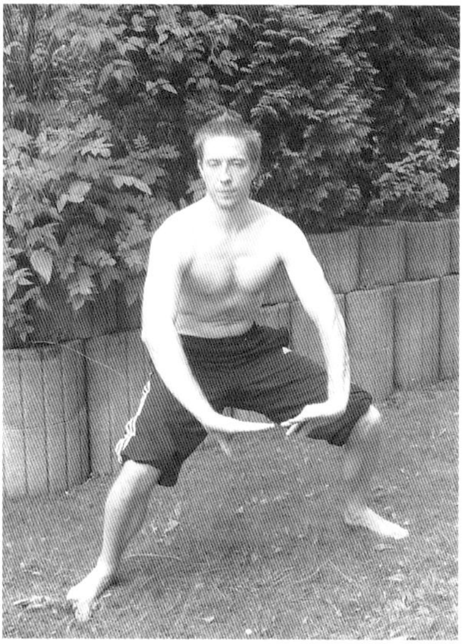
Foto 247

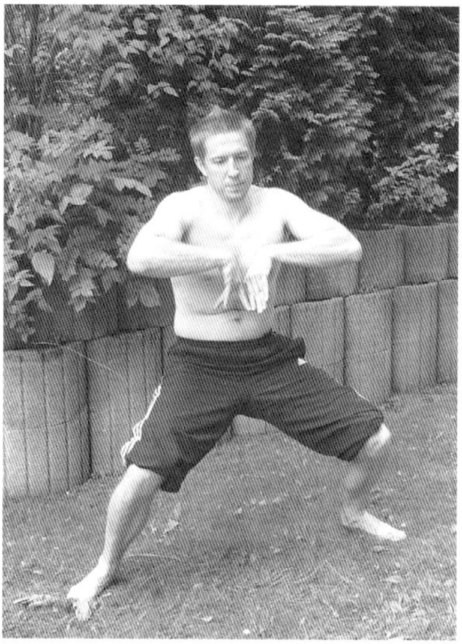
Foto 248

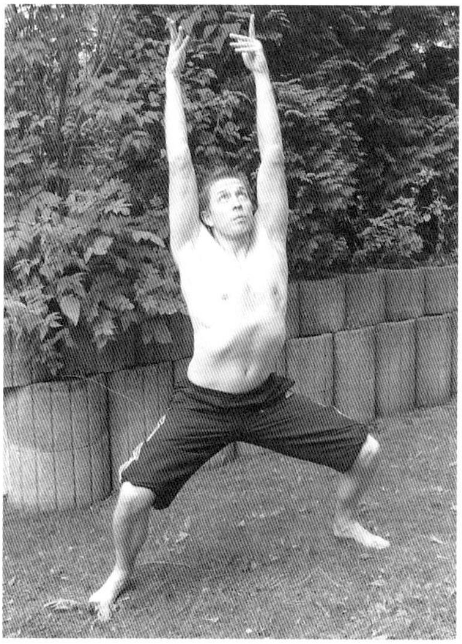
Foto 249

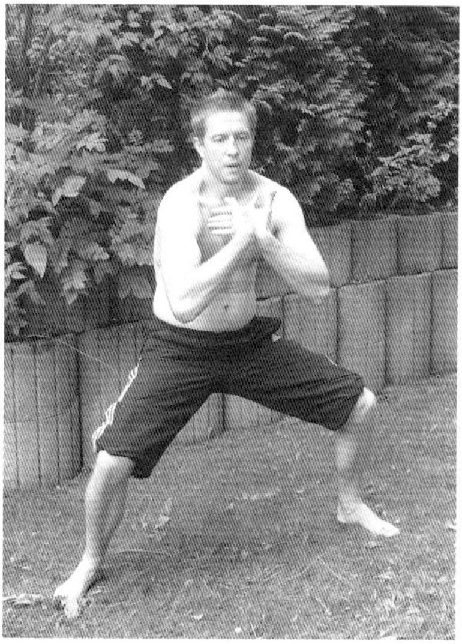
Foto 250

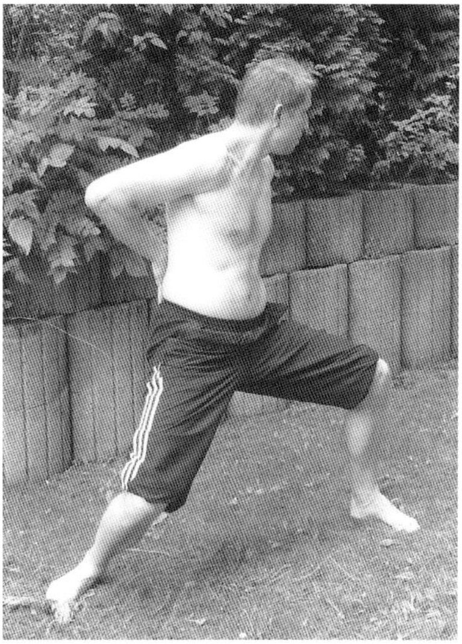

Foto 251

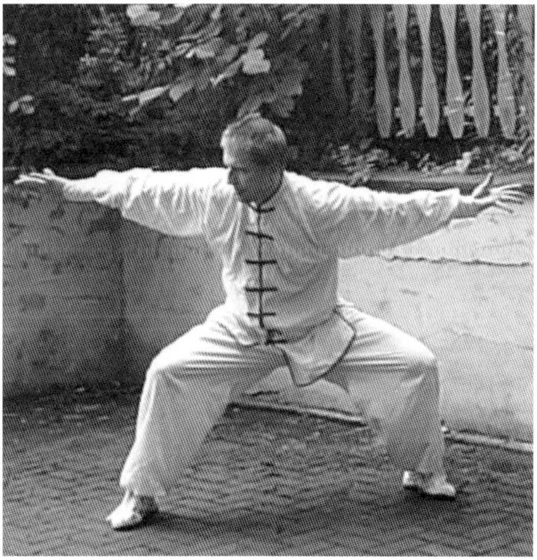

Foto 252

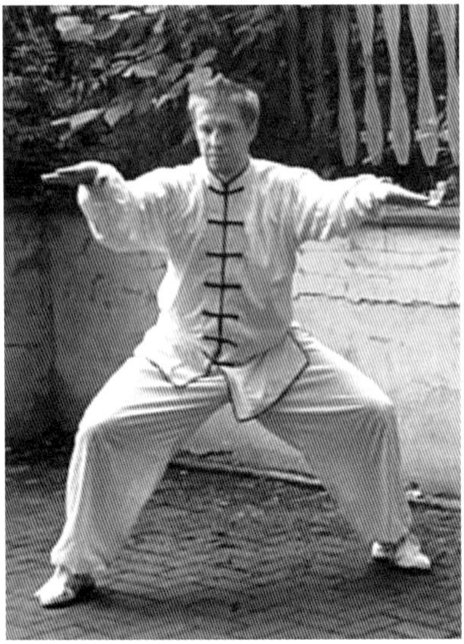

Foto 253

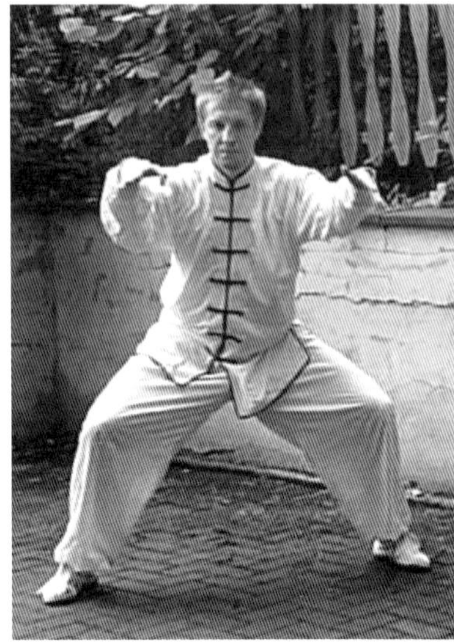

Foto 254

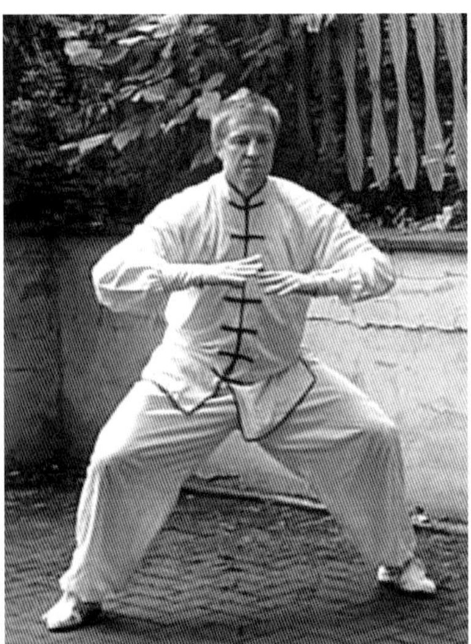

Foto 255

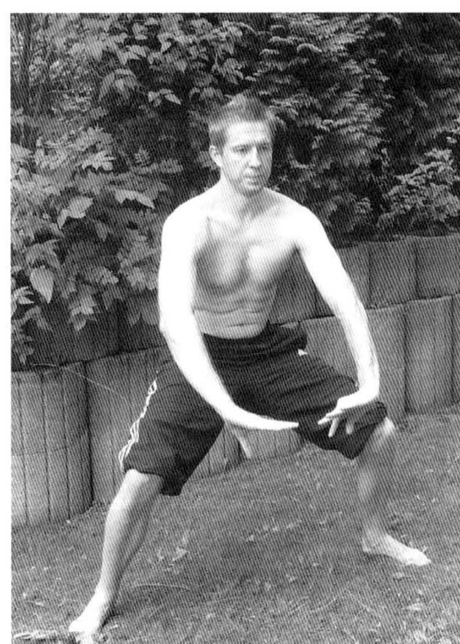

Foto 256

Kommentar: Man steht bei diesen Übungen wie verwurzelt im Reiterstand (*măbù*) und konzentriert sich auf die Arbeit des Oberkörpers. Achten Sie auf das Drehen der Arme und das Einziehen und Drehen des Oberkörpers. Dies hat einen stärkenden Einfluss auf das innere Gewebe. Die Faszien werden dadurch zusammengezogen. Bei dieser Übung baut sich eine natürliche Innenspannung auf. Das gesamte Gewebe wird als einheitliches Gebilde trainiert. Die Kraft, die man sich hiermit antrainiert, ist größer als die, welche man durch isoliertes Training mit Gewichten erreicht. Die Füße bleiben bewegungslos verwurzelt am Boden, wie bei einer Pflanze.

Die zweite Bewegung: Erweiterter Pfahlstand-Gōng (樁步功)

Ablauf (Fotos 257 bis 261): Die zweite Übung ist fast identisch mit der ersten. Der einzige Unterschied ist, dass Sie beim *măbù* auf den Zehenspitzen stehen, das heißt, der Pfahlstand wird mit angehobenen Fersen trainiert.

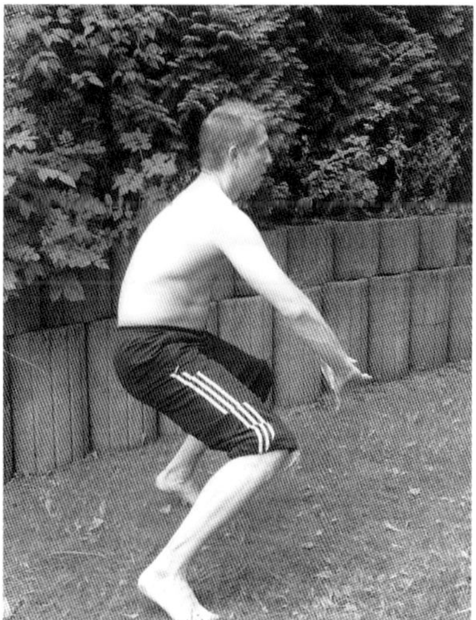

Foto 257

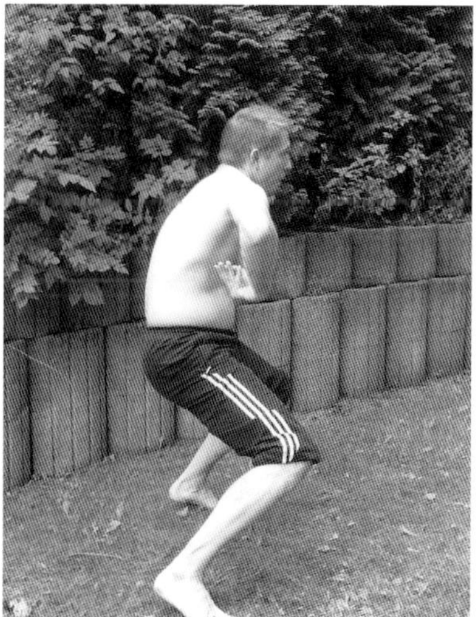

Foto 258

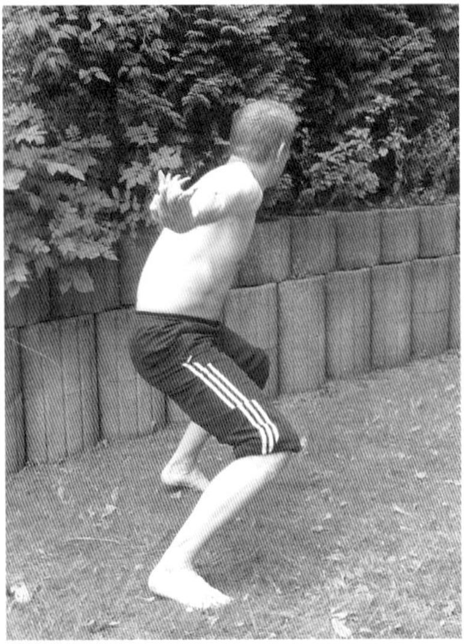
Foto 259

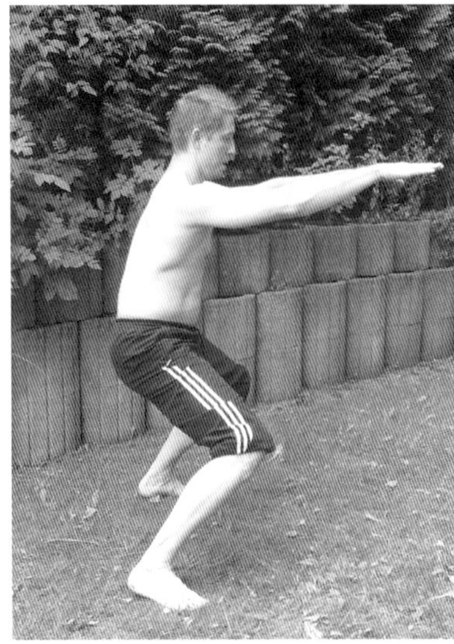
Foto 260

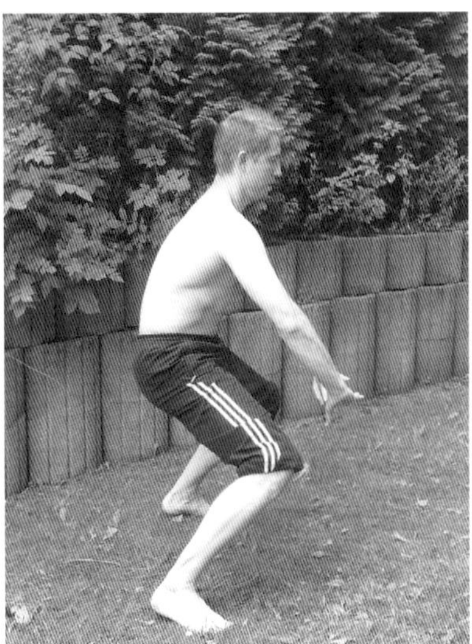
Foto 261

Die dritte Bewegung: Yīnyáng-bù-gōng (陰陽步功)

Ablauf (Fotos 262 bis 270): Die dritte Übung beginnt mit der Eröffnung durch *gōngwèi* (optional *dǎkāi shànzi*). Dann nehmen Sie nahtlos den *mǎbù* ein.

Ohne die Tiefe der Stellung zu verändern, verlagern Sie langsam das Gewicht auf das rechte Bein und ziehen das linke sehr langsam an das rechte heran. Ebenso langsam schieben Sie es in den Reiterstand zurück. Das ist bereits die gesamte Übung. Beenden Sie die Übung in der Bogenhaltung und lösen Sie anschließend die Spannung auf.

Die Bewegung scheint vom Ablauf sehr einfach zu sein. Doch das täuscht. Traditionell wird auch diese Technik auf schlammigem Boden ausgeführt. Das Gleiten der Füße wird so vereinfacht. Gleichzeitig zwingt der rutschige Grund dazu, die Balance aktiv halten zu müssen, was weitere Kraftreserven einfordert.

Kommentar: Bei dieser Übung werden die Sehnen und Bänder der Beine beansprucht und elastisch gemacht. Das ist eine Voraussetzung dafür, dass maximale Kraft entfaltet werden kann. Auch der Oberkörper bewegt sich: Die Hüften werden nach oben gezogen und die Schultern gleichzeitig nach unten. Dabei wird der Körper in seiner Mitte gedreht. Kann man die Übung nicht im Schlamm ausführen, sollte zumindest eine glatte Fläche gewählt werden, auf der die Füße gut gleiten können. Die Beine werden langsam im *mǎbù* zueinander gezogen. Zum Beispiel das rechte Bein zum linken und dann das linke zum rechten. Dann werden die Beine wieder zur Seite gesetzt. Durch diese Bewegungstechnik kann man den Körper und vor allem die Beine enorm kräftigen.

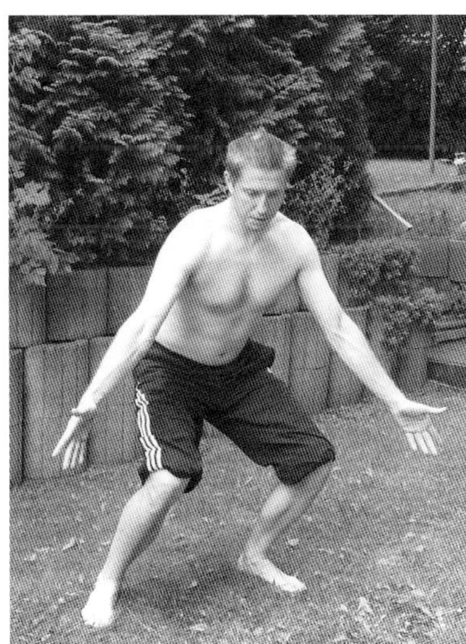

Foto 262

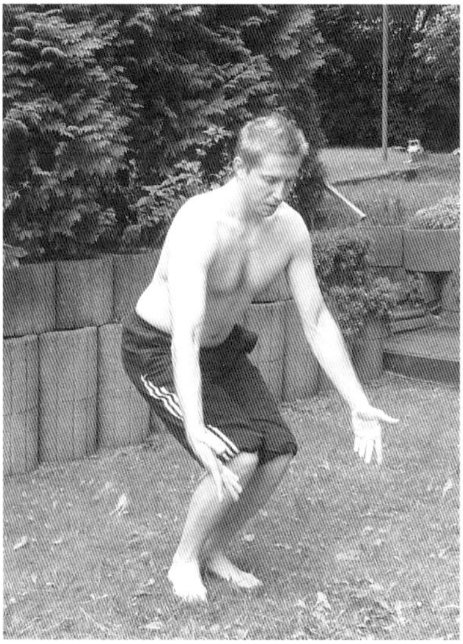
Foto 263

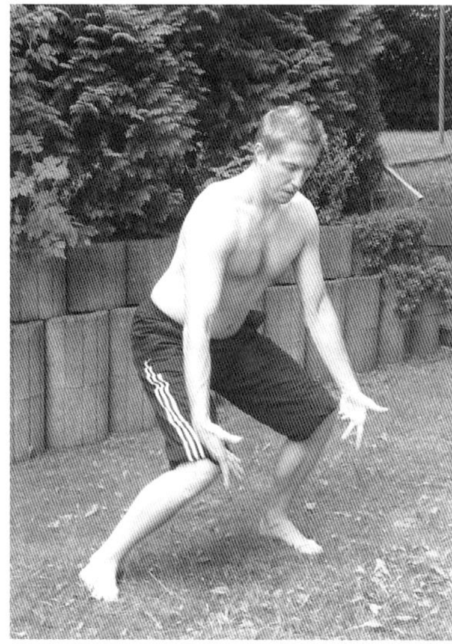
Foto 264

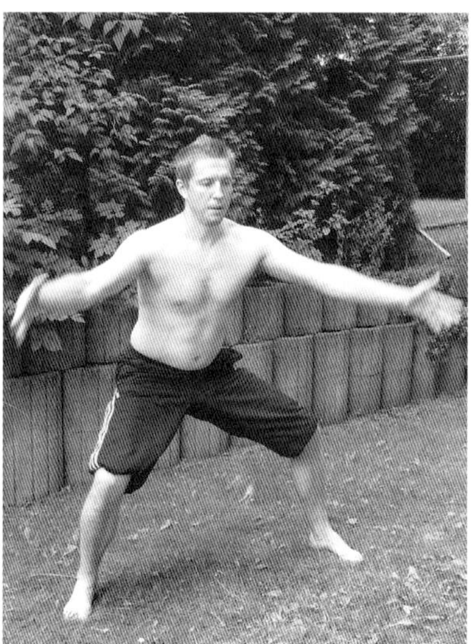
Foto 265

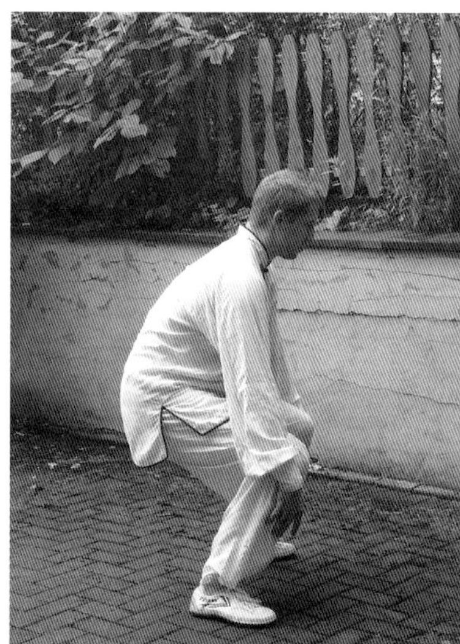
Foto 266

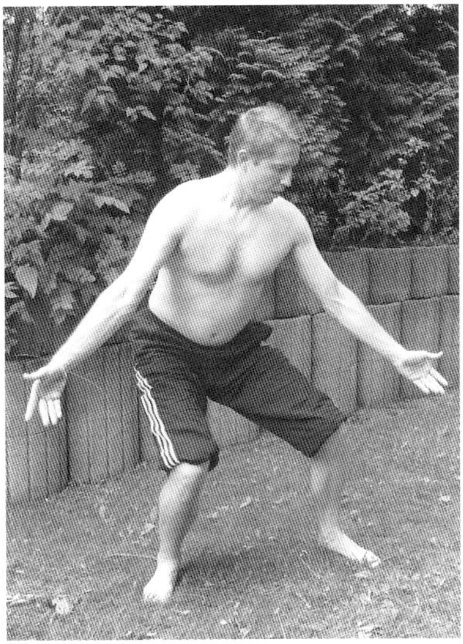

Foto 267

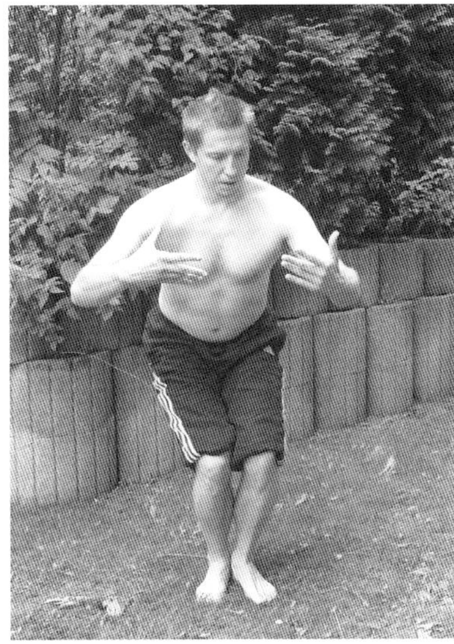

Foto 268

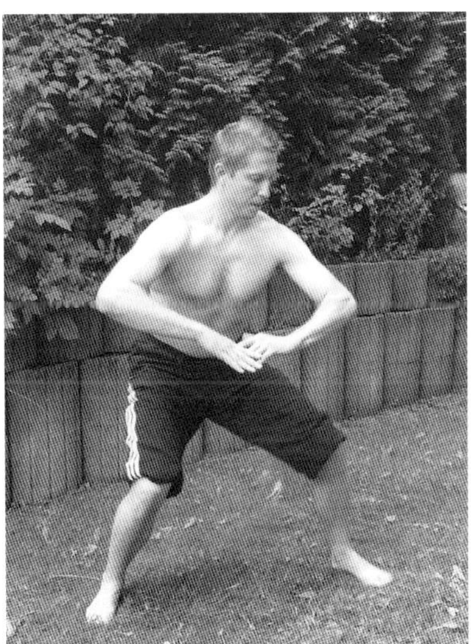

Foto 269

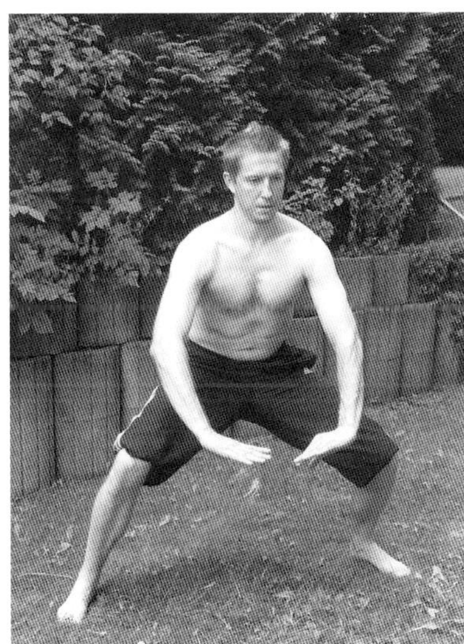

Foto 270

Die vierte Bewegung: Rechts-Links-Schritt (zuǒyòu-bìng-bù-gōng 左右併步功)

Ablauf (Fotos 271 bis 280): Die vierte Übung ist der dritten sehr ähnlich. Sie beginnen mit der Eröffnung durch *gōngwèi* (optional *dǎkāi shànzi*). Dann nehmen Sie wieder nahtlos den *mǎbù* ein.

Ohne die Tiefe der Stellung zu verändern, ziehen Sie langsam beide Beine zusammen. Ebenso langsam schieben Sie die Beine in den Reiterstand zurück. Anschließend wiederholen Sie diese Übung in der Diagonalen. Das heißt, Sie ziehen beide Beine in eine geschlossene Haltung und schieben sie dann schräg nach vorn und hinten. Das wiederholen Sie dann in der anderen Richtung. Einmal wird das linke Bein nach vorn und das rechte nach hinten geschoben und einmal das rechte nach vorn und das linke nach hinten.

Beenden Sie die Übung wie immer in der Bogenhaltung und lösen Sie anschließend die Spannung auf.

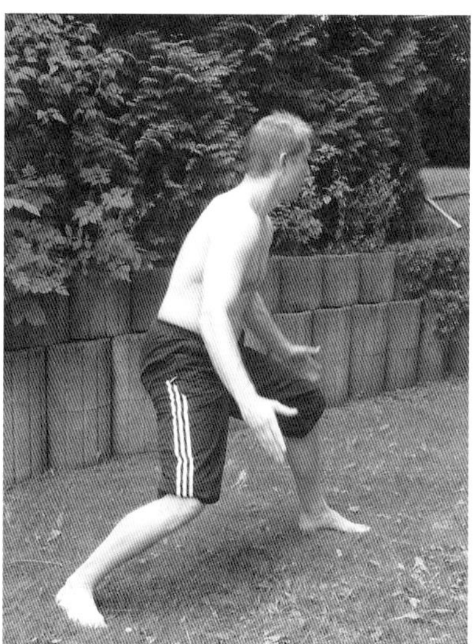

Foto 271

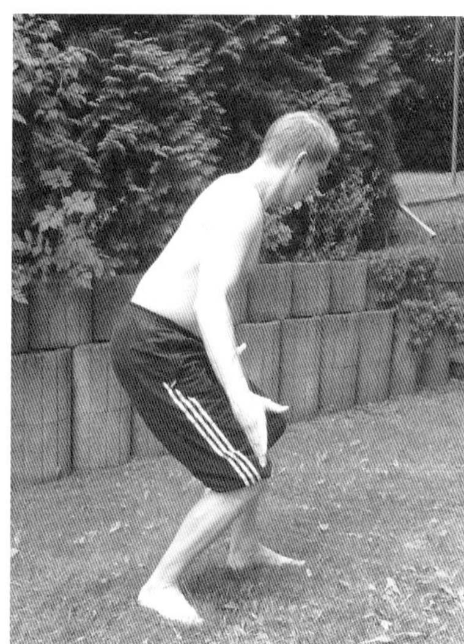

Foto 272

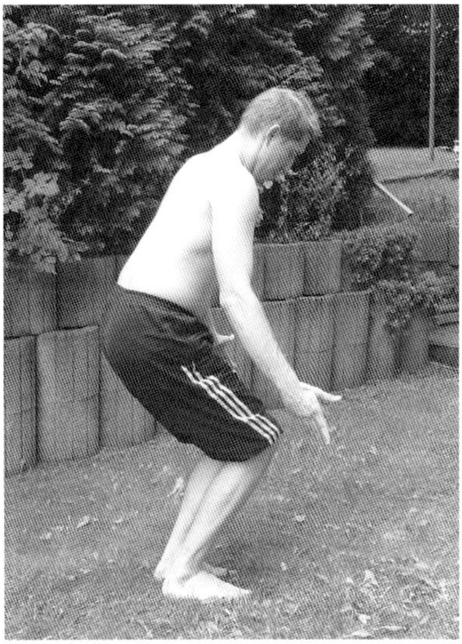
Foto 273

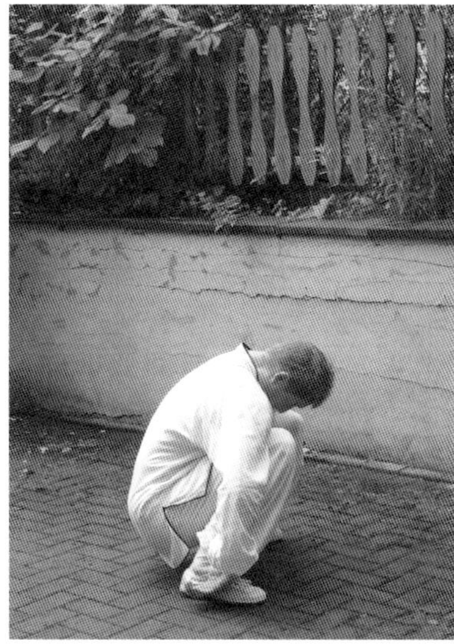
Foto 274

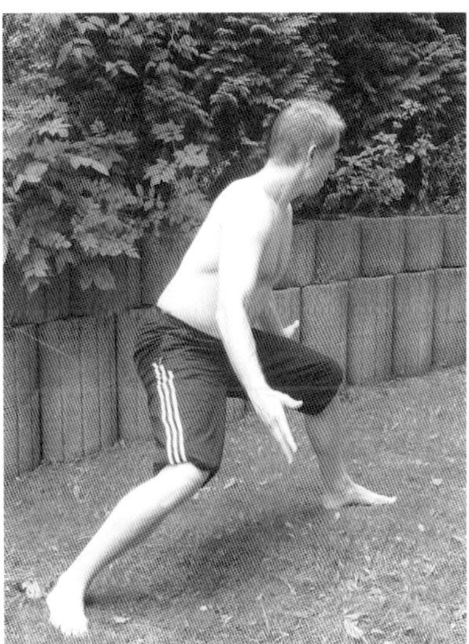
Foto 275

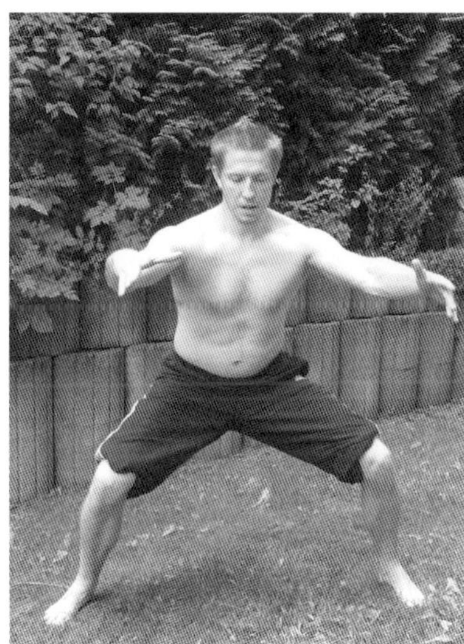
Foto 276

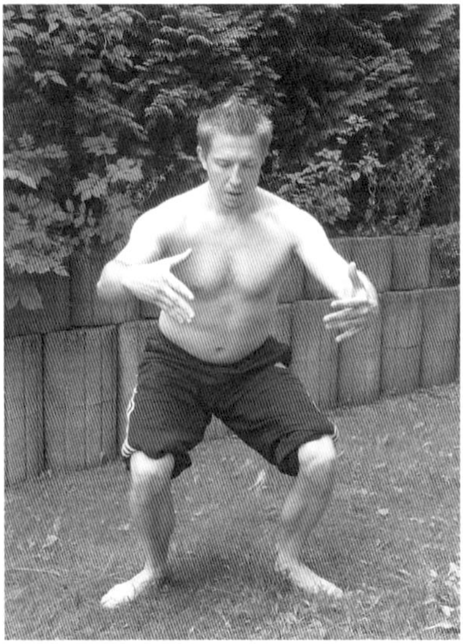
Foto 277

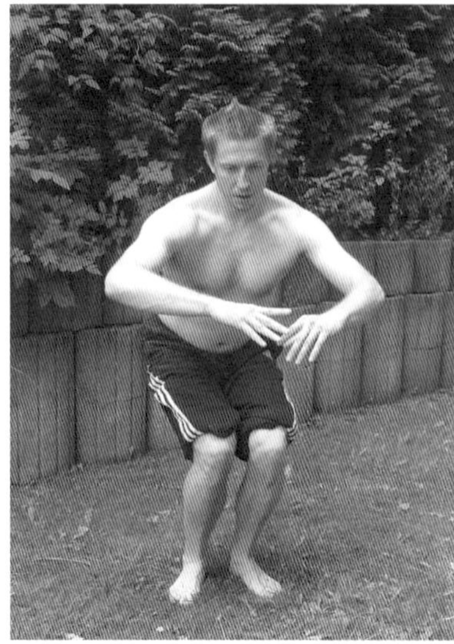
Foto 278

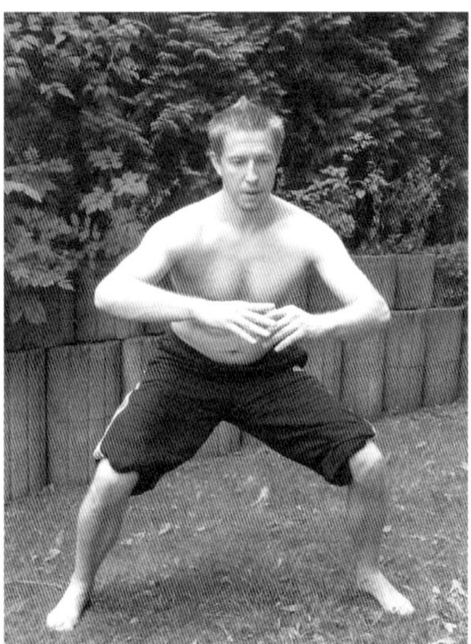
Foto 279

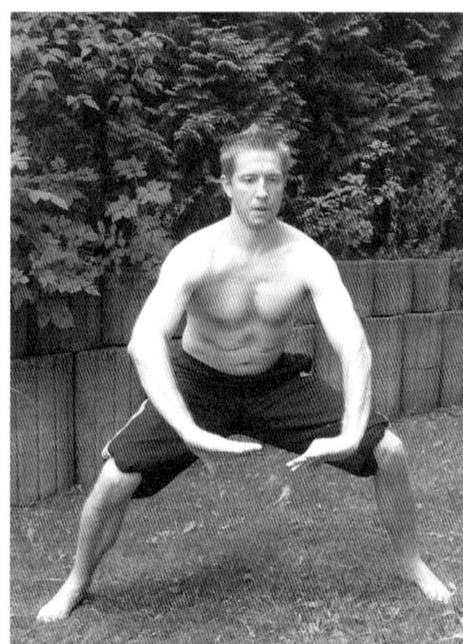
Foto 280

Die fünfte Bewegung: *In der statischen Haltung schütteln.* – Wird nicht öffentlich gelehrt.

Die sechste Bewegung: *Der Drache zieht sich lang (streckt sich aus).* – Wird nicht öffentlich gelehrt.

Die siebente Bewegung: *Der Lauf der Zeit, Himmel und Erde, der Kosmos vereint.* – Wird nicht öffentlich gelehrt.[103]

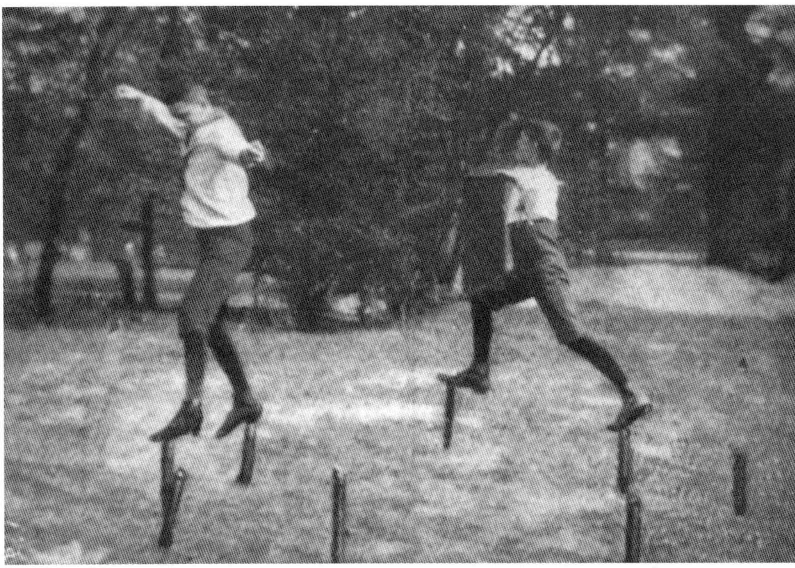

Foto 281: Pfahlgang in Deutschland. Die Pfahlgängertradition existierte in Deutschland von mindestens 1860 bis 1920. Das Bild entstand um 1900. Die Pfähle waren nicht so hoch wie in China, aber das Prinzip war recht ähnlich.

Kommentar zum dritten Komplex: *Das Ziel besteht darin, auf das* méihuāchūn *gehen zu können und sich dort zu halten. Ein anderes Ziel ist, den Menschen wirklich zu einer Pflanze werden zu lassen und die Beine wie Wur-*

[103] Die letzten drei Techniken werden nicht öffentlich unterrichtet. Mein Meister war in diesem Punkt sehr entschieden. Er hat seinen Schülern untersagt, darüber zu schreiben oder zu sprechen. So lautete die Anweisung seines eigenen Meisters, Xióng Dàomíng, welcher diese Einstellung vom *xiákè* Yáng Zuānkuí übernommen hat. Die letzten Bewegungen beinhalten jedoch nichts Mystisches. Sie bauen allerdings eine solch enorme Stärke auf, dass Uneingeweihte unter Umständen damit nicht umgehen können. Das Verbot dient also nicht zuletzt dem Schutz von Unbefugten.

zeln mit der Erde zu verbinden.[104] Außerdem soll der Körper durch das lange Stehen zugleich weich wie Wasser und schwer wie Stein werden. Durch diese Trainingsmethode geschieht das ganz von allein, weil der Körper ein System ist, das sich an die äußeren Bedingungen flexibel anpassen kann. Man kann eine Vorstellung davon bekommen, was gemeint ist, wenn man versucht, einen großen halbvollen Wasserschlauch mit einer Hand hochzuheben, was äußerst schwierig ist.

Abschließende Bemerkungen

Keine mir bekannte Übung erfordert mehr Willen und Selbstüberwindung, ist dabei nachhaltig gesünder und stärkt den Körper besser als das *Yàn Chí Gōng*. Diese Methode des Trainings ist zwar keine direkte Kampftechnik, aber sie legt wichtige Grundlagen für die Kampffähigkeit. Bei einer harten Auseinandersetzung und auch im sportlichen Wettkampf sind Wille und Entschlossenheit zum Sieg unentbehrlich. Besonders in einem realen Straßenkampf darf man niemals aufgeben, denn das könnte zum Tod führen. Man muss sich vollkommen überwinden und bis zum Äußersten gehen. MMA-Kampfsportler trainieren ihren Willen mit Intervall-Training, wobei sie konditionell immer wieder über ihre scheinbaren physischen Grenzen hinausgehen müssen. Das ist allerdings nicht gesund, da es mit hohem Verschleiß verbunden ist. Es ist allerdings einfacher als das langsame oder statischem Training des *Yàn Chí Gōng.*[105] Hierbei muss man sich wirklich überwinden. Man kämpft gegen die Zeit und gegen sich selbst. Ein weiterer großer Vorteil ist die im Vergleich zum Leistungssport gesündere Art zu schwitzen und damit Schadstoffe auszuscheiden. Man verliert nicht den kostbaren Atem, im Gegensatz beispielsweise zum Laufsprintintervalltraining. Das Herz bleibt beim *Yàn Chí Gōng* unbelastet. Der frühe Tod vieler Leistungssportler zeigt diesen Gegensatz sehr gut. Beim *Yàn Chí Gōng* wird das Herz in eine pflegende Stellung gebracht.

---

[104] Bei diesen Übungen spielt die Vorstellungskraft eine wichtige Rolle. Wenn man sich gedanklich in eine Pflanze versetzt, kann man die Verwurzelung förmlich spüren.

[105] Diese Aussage treffe ich aufgrund eigener Erfahrungen auf beiden Gebieten.

Jeder kann diese Erfahrung selber machen, wenn er eine Weile dieses Training absolviert. Diese Übungen trainieren den Körper innerlich und äußerlich vollkommen durch. Der Organismus erreicht seine maximale Stärke. Sie schaffen hiermit beste Voraussetzungen für alle sportlichen Disziplinen. Aufgrund des gut trainierten Bindegewebes werden Sie sprinten, schlagen, springen, Kugeln stoßen oder dem Diskus werfen können, ohne diese Disziplinen eigens geübt zu haben. Die Lebensqualität wird sich in allen Bereichen verbessern, egal ob im Beruf, im Sport, in der Freizeit oder beim Sex.

Die alten chinesischen Meister redeten nicht viel, sie korrigierten ihre Schüler kaum, sie sagten ihnen nicht, ob sie etwas falsch oder richtig machten. Der Grund war nicht nur ihr Konservatismus, sondern auch die Tatsache, dass ein Mensch selbst wissen wird, wann er eine Bewegung richtig gemeistert hat und seinen Körper beherrscht. Man fühlt es irgendwann und muss es nicht gesagt bekommen. Jeder Mensch ist sein eigener Meister.

Im Leistungssport erreicht man seinen Zenit üblicherweise zwischen 25 und 35 Jahren. Danach geht es bei den meisten Sportlern steil bergab. Mit dem *Yàn Chí Gōng* hingegen hat man eine wahre Lebensaufgabe vor sich. Denn man kann es trainieren, solange man lebt und weiter Fortschritte dabei machen. Der Höhepunkt der physischen Leistungsfähigkeit liegt nicht mehr in einem kurzen Zeitraum in jungen Jahren. Er wird weit nach hinten verschoben. Das Alter spielt dann einfach keine Rolle mehr.

Videolink für die komplette Form des *Yàn Chí Gōng* (mit Ausnahme der letzten drei Übungen des dritten Komplexes):

www.palisander-verlag.de/videos (»Yan-Chi-Gong-Form komplett«)

Teil III

Die Kalligraphien von Meister Pān

硯馳功

1

硯馳功前言

硯馳功者師源道，五代之季，達摩傳于少林，乃佛門內傳主功之一也，達摩者傳道之祖師，授功之始祖，功出于道傳于佛，釋道同源，基于此矣。斯功也，以意行氣，以氣催力氣者，內功之

之
主宰也、古史所載、無極者
主乎理、理氣未分而混沌、太
極兼主乎氣、乘氣動靜生陰
陽、陰陽兩分、乾坤始奠、意動氣
行為混沌之初開、氣備力發、即陰
陽之分界、此達摩提示混沌初開
分陰陽者、至理明矣。

3

硯乃潑墨之器、外方而內圓、方圓兩合、定五方而衰五行、隨方執圓、添四隅分鑲四正、隅正相加、八方其形五行即定、八卦形成、五行者水火木金土是也、而其中木火土金水之循序根生、木土水火金之乖離相克、子生數母克中有制、兄使妹

十

嫁，化仇為親，制化之道，相得益彰。化化生生各恒其德使之相生而不害，相制而不克，此五行生克制化之道理也。練內功者，順其形氣之方圓，內練內養之氣，外練達發之力。使其氣導引絡經順臟腑，循環經絡，周布一身，知能勤行矣

门，恒年苦練如一日，一旦貫通則氣沉丹田，腹肌堅韌，回力反彈，狀若股輪，夫如是，則人橋碎石，易如桴鼓，恒至此，始建五行丕基之功，火候如何，譬猶登堂入室，初邁入门之步也，學者勉之。八卦者，離坎震兌乾坤巽艮是也，離坎震兌離四正，乾坤巽艮四隅隅正之中各有離合，理身義深，玄机莫測掛及变動之局，順时序之变遷而生八節，離花甲之周轉而合千多支，在手人身，而合中脘左右，首尾四肢，歷八方環行一周，在八宫而定八卦，此乃方中之圓也，内圓靜守

7

中宮，動則倆仪分立，周转分布，氣貫八宫，此乃圓中之玄也，練內功者，順其形氣之方圓，意緊形鬆，調息綿綿，含光內照，意守丹田，徐徐引氣，渡會陰，过尾閭，輕提谷道，悠悠然運抵双关，上升泥丸，繼而架雀桥，降重樓，注想黍珠，

8

默默然運達黃庭，下達氣海，此任督周天，運行之古法也，二脉上下，旋轉如圓，前降后升，絡繹不絕，意之于離坎，則上下之間，水火既濟，意之于巽艮，則氣行四肢，運轉輕捷，意之于乾坤，則混元一氣，真生，此五行八卦，運用大妙，仿達摩提示五行

9

八掛腦中藏者，寓意在也。

試觀磨墨之象，硯中圓馳，練其腕力圓活，馳無間，取其若練有恆，蓋聞篤志學成日磨穿鐵硯，此勤學者築基之功，亦硯馳動功彷彿，意含名之由來也，硯乃靜形，馳為動態，硯馳之意，動靜亦在其中，動有方圓，靜有方圓，方圓之中，各分內外練內功者柔其內外動靜之方圓內練方圓三合之氣。外練方圓三合之功，心與氣合，氣與力合，此內之三合也，使之氣布四陽分達四肢，是其方也，使之前降後升，周而復始，是其圓也，肩與胯合，肘與膝合，手與足合，此外之三合也、前進若退左顧右盼是其方也、輕靈旋轉曲扣含抱、是其圓也內外三合、合而為六、六合之中各有動靜寓焉、情眼視鼻含光默默、此動中之靜也、彌机升降、行氣悠悠此靜中之動也、動中取靜、靜中有動、運用之妙、存乎一心達摩所示

12

情眼視鼻萬事开者，取其動靜適宜之意也，一個時辰心腦靜者，是以必清心靜之根基，龜尔若學有恒也。

功曰硯馳方圓行氣均在動靜之中，升降周天，不離任督二脉，夫人身之有任督，猶天地之有子午也，人身之任督，以腹背而言，天地之子午，以南北而言，可以分可以合也，分之以見陰陽之不變，合之以見渾淪之無間而二，二而一也，前功肯要總三綱而各分八目，綱舉目張，條理井然，練斯功者，順循綱目，遂條若練而立基，追其根基鞏固，再練任督流通，到此之時，首要掃除妄念，

以靜為主，收視返聽，冥心內守，尊遵
師訓，習而行之，得斯妙道之真傳，
勤恒若練，而無毫髮之差，夫知
是則練之超時計日，乃是超時計
日之周天，一旦昊桄退慶，秒識玄道
則水不求而自生，火不求而自出，虛室
生白，黑地引針，但會旋轉若輪，四

肢鬆然如生羽翼，輕然而逞默然而華步走梅椿輕靈似蝶攀登懸壁踱跳如猿。常聞之曰：任督原是通真路，丹經巧立許多門。先師指出玄機理，得道功成天天春，信不誣也。此達摩釋縛脫艱，全真导氣，拯黎元于仁壽，佐吾道于佛門，果能得斯真傳，則和氣可臺，災害不生，洵爾久家學子同登于壽域矣。

壽昌梁 湖東岸 熊世德 庄雨 錢壹主

熊道水 口述，同里羅漢岩大寺古剎还俗僧客菱筆記，于漢皋时年乙卯秋八月。

一九八三年五月廿三日

复抄

硬軟功《共分三段》

第一段、健皮功

第一个动作、主要練两臂膀，
第二个动作、主要練胸背，
第三个动作、主要練胸腹，
第四个动作、主要練腰肋，
第五个动作、主要練大腿右部，
第六个动作、主要練大腿外部，
第七个动作、主要練大腿内部，

动作要领：健皮強筋壮骨养肌

目的：1、奠定其余两段的基础 2、能进排打

第二段　八段錦乃

第一ノ動作　双托天　主治脾臓

第二ノ動作　[illegible]　主治心臓

第三ノ動作　[illegible]　主治肺臓

第四ノ動作　[illegible]　主治肝臓

第五ノ動作　[illegible]　主治腎臓

第六ノ動作　鶴子翻身　主治三焦

第七ノ動作　猴子掛[illegible]　主治膀胱

動作要領ハ省略

目的ハ八段錦乃

第三段 拾花档功

第一节动作 推步功 象三元配气

第二节动作 推步功

第三节动作 缘踢合步功

第四节动作 左右并步功

第五节动作摇橹功

第六节动作撩衣伸股

第七节动作 日月乾坤

目的"上拾花档"

记

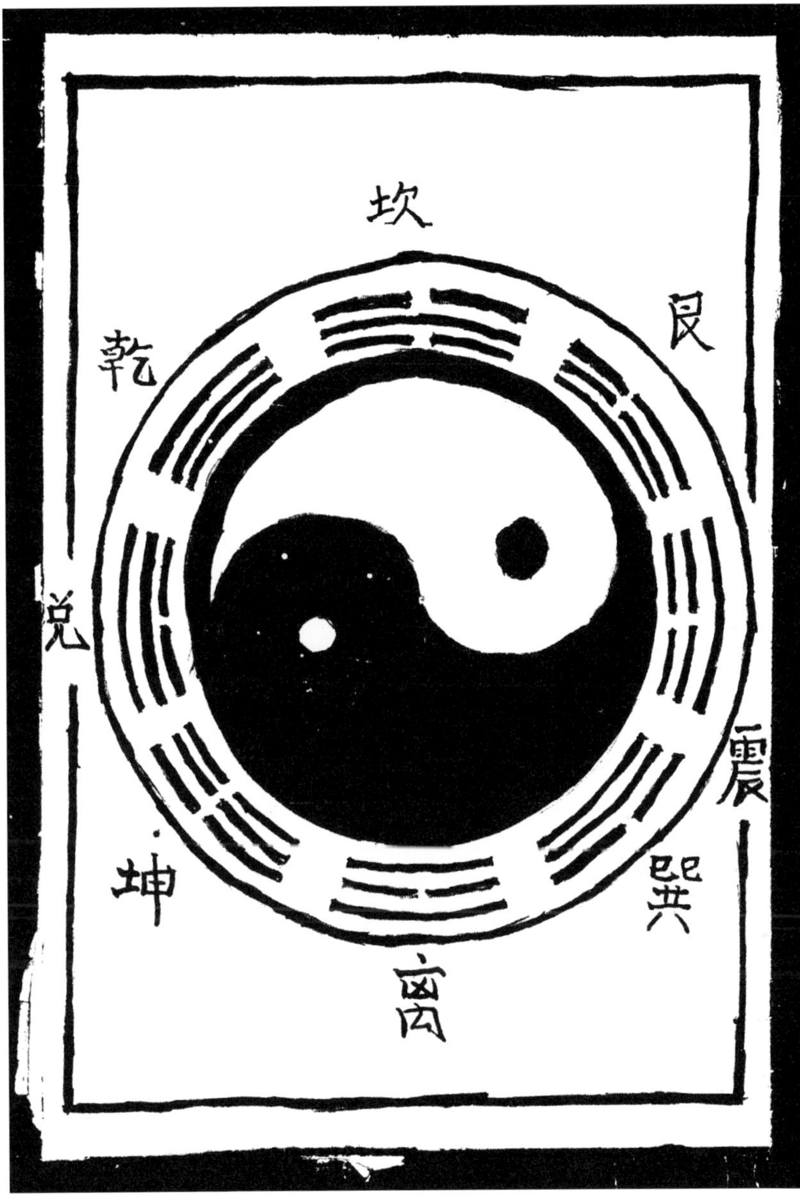
坎
艮
乾
兑
震
巽
坤
离

Die Übersetzung der Tafeln

Tafeln 1 und 2 (Vorwort):

Das *Yàn Chí Gōng* ist dem *dào* entsprungen. Nichts und Leere sind die Essenz des *dào* und der Ursprung des Universums. Noch vor der Zeit der Fünf Dynastien führte Dámó das *gōng* im Shàolín-Tempel ein. Innerhalb des Buddhismus wurde das *gōng* als inneres Haupt-*Gōng* weitergegeben. Dámó vermittelte den Weg später an den oder die Ur-Lehrer. Diese(r) wurde(n) bevollmächtigt, das *gōng* zu lehren und weiterzuverbreiten. Das *gōng* ist dem *dào* entsprungen und wird durch den Buddhismus verbreitet. Daoismus und Buddhismus haben eine gemeinsame Quelle. Man sollte gut darüber meditieren.

Das Herzbewusstsein bewegt das *qì*. Die Energie des Herzens [*qì* des Herzens] lässt die Kraft entstehen. Die innere Stärke [das innere *gōng*] ist der Herrscher von allem. Das war von jeher so.

Die extremen, entgegengesetzten Pole stoßen zusammen und bilden dadurch eine rationale Ursache. Der Energiefluss im Körper verläuft in einem geschlossenen und geregelten System. Dieses darf nicht getrennt oder geöffnet werden, sonst entsteht Chaos [chin. *hùndùn* 混沌]. Durch die Extreme und ihr Zusammentreffen und durch ihr gegenseitiges Einverleiben entsteht das *qì* [Energie]. Durch Bewegung entstand und vermehrte sich Energie und bildete so die dualen Widersprüche und ihre Wechselwirkungen. Die Punkte spalteten (trennten) sich. So wurde der Anfang von Himmel und Erde gebildet.

Die Entstehung des Universums und aller Dinge verläuft genauso wie die Entstehung eines Embryos im Mutterleib. Am Anfang entstand das Chaos, aus dem sich die Dinge herausbildeten. Durch Trennung in *yīn* und *yáng* bildeten sich das Universum und alle Dinge darin. Man sagt dazu *hùndùn chū kāi* (混沌初開) – das Chaos stand am Anfang. Das Chaos ist die Grundlage von allem, und nur das Chaos ist gerecht. Erst im Chaos ist alles wertfrei und natürlich. Die Ordnung entsteht erst aus dem Chaos. Im Chaos bildeten sich alle Dinge: Sinn und Wahrnehmung, Bewegung, Energie und Materie keimten auf, alles war zusammen in einem. Die Willenskraft ließ das *qì* entstehen. Die Energie ließ die Kraft entstehen und setzte sie in Bewegung. *Yīn* und *yáng* ließen Trennungen entstehen. Es kam zu Unterteilungen und zu

Einteilungen, und eine Ordnung kam ins Chaos. Bereits Dámó hat auf die Entstehung des einheitlichen zusammenhängenden Chaos und die sich daraus ergebenden formenden und trennenden Widersprüche und Gegensätze [*yīnyáng*] verwiesen und dies als Argumente vorgetragen.

Tafeln 3 bis 8 (Einleitung):
Yán ist ein Tuschestein. Er ist außen eckig und innen rund. Das Eckige und das Runde sind miteinander verwoben. Es werden die fünf Richtungen [Orientierungspunkte] und die fünf Elemente [chin. *wǔxíng* 五行] festgelegt. Aus dem Quadratischen wird das Runde geformt und umgekehrt. Nun entstehen die acht Trigramme [chin. *bāguà* 八卦] aus den vier Hauptlinien, die jeweils geteilt werden, so dass sich vier weitere Linien ergeben. Die acht Trigramme stehen für Feuer beziehungsweise Hitze oder Wärme, Wasser beziehungsweise Flüssigkeiten allgemein, Donner, Sumpf beziehungsweise Flüsse, die in die Tiefe gehen, Himmel, der in die Höhe geht, Erde beziehungsweise Boden, der zwischen Himmel und Tiefe liegt, Wind beziehungsweise Kälte sowie Berge. Darin entstehen die fünf Elemente: Wasser, Feuer, Holz, Metall und Erde. Diese bilden die Wurzel für den sich ständig wiederholenden Kreislauf der Veränderungsprozesse. Das System der Geburt und der Entwicklung des Lebens verläuft in einem endlosen Kreislauf. In diesem Kreislauf hängt alles miteinander zusammen. Nichts in diesem Kreislauf ist fest und von Bestand, alles kann sich jederzeit ändern, bleibt aber immer voneinander abhängig.

Aus Hass beziehungsweise Feindschaft lässt sich Verbundenheit ableiten. Die Dinge entstehen und bestehen auf Grundlage von Gegensätzen. Die gegensätzlichen Dinge ergänzen einander und existieren nur unter dieser Bedingung zusammen. Alle Stoffe, Lebewesen und Kräfte wirken zusammen, fördern sich gegenseitig und nutzen einander. Nur so kann alles existieren. Dieses System der Existenz kann man nicht überwinden, und alles muss sich ihm unterordnen. Beim Üben des inneren *gōng* gelten dieselben Grundlagen. Die Form des *qì* bildet sich aus Gegensätzen zwischen Rundem und Eckigem heraus. Das innere Training ernährt das *qì* und alle inneren Organe, das äußere Training die Muskelkraft.

Das Prinzip des Kreislaufs im menschlichen Körper, mit seinen Gefäßen und inneren Organen, ist das gleiche wie das des Kreislaufs aller Existenz im Universum und in der Natur. Das *qì* wird entlang der Körperkanäle und Verbindungsgefäße zu allen inneren Organen geleitet [Kreislauf der Meridiane]. Dies geschieht in einem geschlossenen Kreislaufsystem von Körperkanälen. Ist dieses Kreislaufsystem fließend und störungsfrei, fühlt sich der Organismus körperlich und geistig voll reicher Lebenskraft.

Man muss beharrlich täglich üben, jahrzehntelang. Erst so erreicht man ein echtes Ergebnis. Ist man versiert und hat durch das Training tiefgreifende Ergebnisse und Fähigkeiten erreicht, geht das *qì* tief in den *dāntián* [Zinnoberfeld] hinein. Der Bauch [als Körperzentrum, inklusive der Hüften] ist solide und stark. Man hat eine flexible Rückprallkraft. Der Körper ist geschmeidig zusammengeleimt. Der Mensch wird wie eine starke Brücke, auf der man Steine zertrümmern kann. Man muss tief in die Materie eindringen und sich mit ihr vertraut machen. Das beginnt mit dem ersten Schritt. Der Lernende muss sich selbst motivieren, sich selbst dazu bringen zu üben.

Tafeln 9 bis 16 (Anmerkungen zu den Übungen):
Die innere Form legt die äußere Erscheinung fest. Die geistige und körperliche Entspannung sollte in den Alltag übernommen werden.

Man sinkt langsam und mit geradem Oberkörper in die Hocke. Dann erhebt man sich ebenso langsam. Beim Sinken atmet man auf natürliche Weise aus, beim Aufstehen atmet man ein. Der Mund bleibt geschlossen, die Zunge drückt gegen den Gaumen. Die Hüften werden angezogen, die Schultern gerundet und nach unten gezogen. Der menschliche Körper sollte ein straffes, elastisches und einheitliches Gewebe sein, bei dem jede Sehne und jedes Band bis in die letzte Faser gedehnt ist. Das Blut kann dann auch im Alter frei bis in die Spitzen der Gliedmaßen fließen.

»Auf die Spitze getrieben, verkehrt sich alles in sein Gegenteil.« – Aus guten Dingen entstehen schlechte, aus schlechten Dingen wiederum gute. Deswegen muss man körperlich, geistig, tatsächlich in allen Dingen des Lebens, eine Balance halten. Absolute Schnelligkeit verkehrt sich auf der Spitze in absolute Langsamkeit. Langsamkeit hingegen kann den Körper unerhört schnell werden lassen. Keine Situation, kein Zustand, in dem man sich befinden kann, ist nur gut oder nur schlecht.

Es geht darum, die Schlüsselfunktionen der Haut und des Gewebes zu stärken und Haut und Gewebe gesund zu machen. Der Nutzen dieser Übungen sind das Stärken der Knochen und das Ernähren der Haut und des Muskelgewebes. Die Übungen verhindern ein Schwinden und Verkalken der Knochen und halten das gesamte Knochensystem und den Bewegungsapparat gesund und stark.

Das Training des ersten Teils des *Yàn Chí Gōng* dient auch als Vorbereitung für den zweiten Teil. *Yàn Chí Gōng* ist ein komplettes und zusammenhängendes Übungssystem, das den Körper vollständig und ganzheitlich trainiert beziehungsweise pflegt. Jeder Teil baut auf einen anderen auf und hängt mit allem zusammen. Mit dem zweiten Teil trainiert man die inneren Organe, pflegt und ernährt sie. Diese Übungen können Ihrem Leben einen tieferen Sinn geben. Sie können durch sie Stärke, Gesundheit und Vitalität bis ins hohe Alter erlangen. Bei diesen Übungen werden neben Gewebe, Muskeln, Knochen und Haut auch die inneren Organe gestärkt und gepflegt. Das geschieht unter anderem durch das Einnehmen der verschiedenen Körperpositionen, wodurch die inneren Organe in eine pflegende Position gebracht werden. Die Bewegungen des zweiten Teils erfordern Flexibilität, Kraft, Gleichgewicht und Koordination. Sie verbinden diese vier Grundeigenschaften und führen sie zusammen zu einer Einheit. Das ist auch eine gute Grundlage für alle Bewegungskünste, so dass man sich effektiv bewegen kann.

Alles im Leben ist Grenzen unterworfen. Unsere Zeit ist begrenzt und unsere Fähigkeiten sind es ebenfalls. Das chinesische *Gōng*-Training sieht als Hauptzweck das Ziel, den menschlichen Körper bis an seine Grenzen zu trainieren und seine Bewegungsmöglichkeiten vollkommen auszuschöpfen. Des Weiteren werden durch das Einnehmen dieser Positionen die jeweiligen Meridiane (chin. *jīngluò* 經絡) positiv beeinflusst. Die Meridiane sind Verbindungskanäle, entlang derer die Lebensenergie *qì* fließt und den gesamten Körper und dessen innere Organe am Leben erhält. Jeder Meridian ist einem inneren Organ zugeordnet.

Das Ziel besteht darin, auf das *méihuāchūn* gehen zu können und sich dort zu halten. Ein anderes Ziel ist, den Menschen wirklich zu einer Pflanze werden zu lassen und die Beine wie Wurzeln mit der Erde zu verbinden.

Tafel 17 (Erster Teil des Yàn Chí Gōng):
Yàn Chí Gōng *wird in drei Teile unterteilt. Der erste Teil nennt sich* jiàn pí gōng (健皮功) – *Schlüsselfunktionen der Haut und des Gewebes stärken und Haut und Gewebe gesund machen.*

Die erste Bewegung: Training der Arme und Schultern.

Die zweite Bewegung: Training der Brust und des Schulter-Rücken-Bereichs.

Die dritte Bewegung: Training von Brust und Bauch.

Die vierte Bewegung: Training von Hüfte und Taille.

Die fünfte Bewegung: Training großer Beinteil, links-rechts.

Die sechste Bewegung: Training großer Beinteil, äußerer Teil.

Die siebente Bewegung: Training großer Beinteil, innerer Teil.

Es geht darum, die Schlüsselfunktionen der Haut und des Gewebes zu stärken und Haut und Gewebe gesund zu machen. Der Nutzen dieser Übung sind das Stärken der Knochen und das Ernähren der Haut und des Muskelgewebes. Der erste Teil des *Yàn Chí Gōng* verhindert ein Schwinden und Verkalken der Knochen und hält das gesamte Knochensystem und den Bewegungsapparat gesund und stark, so dass man auch Schläge aushalten kann.

Tafel 18 (Zweiter Teil des Yàn Chí Gōng):
Der zweite Teil wird als menschliche Brücke, auf der man Steine zertrümmern kann, bezeichnet – *rén qiáo suì shí* (人桥碎石).

Die erste Bewegung: Den Drachen stützen – beeinflusst besonders positiv den Meridian für die Milz.

Die zweite Bewegung: Der Reiher entdeckt beziehungsweise erforscht den Schlamm – beeinflusst besonders positiv den Meridian für das Herz.

Die dritte Bewegung: Der Phönix beschützt das Kind – beeinflusst besonders positiv den Meridian für die Lunge.

Die vierte Bewegung: Die goldene Kröte spuckt das Schwert aus – beeinflusst besonders positiv den Meridian für die Leber.

Die fünfte Bewegung: Der schlafende beziehungsweise liegende Fisch – beeinflusst besonders positiv den Meridian für die Nieren.

Die sechste Bewegung: Der Sperber dreht den Körper – beeinflusst besonders positiv den Meridian der drei Teile (chin. *sānjiāo* 三焦).

Die siebente Bewegung: Die Schwalbe verbindet den Schlamm *oder* Die Schwalbe nimmt den Schlamm in den Mund – beeinflusst positiv den Meridian für die Blase.

Die Beschreibung des Kernpunktes wird hier weggelassen. Diese erfolgte bereits oben. Es wurde beschrieben, welche Organe positiv beeinflusst werden. Ziel ist die menschliche Brücke, auf der man Steine zertrümmern kann.

Tafel 19 (Dritter Teil des Yàn Chí Gōng):

Der dritte Teil. Die Übung des *méihuāchūn* (梅花椿).

Die erste Bewegung: Pfahlstand-*Gōng* (樁步功).

Die zweite Bewegung: Erweiterter Pfahlstand-*Gōng* (樁步功).

Die dritte Bewegung: *Yīnyáng-bù-gōng* (陰陽步功).

Die vierte Bewegung: Rechts-Links Schritt (*zuǒyòu-bìng-bù-gōng*左右併步功).

Die fünfte Bewegung: In der statischen Haltung schütteln.

Die sechste Bewegung: Der Drache zieht sich lang (streckt sich aus).

Die siebente Bewegung: Der Lauf der Zeit, Himmel und Erde, der Kosmos vereint.

Das Ziel besteht darin, auf das *méihuāchūn* gehen zu können und sich dort zu halten. Ein anderes Ziel ist, den Menschen wirklich zu einer Pflanze werden zu lassen und die Beine wie Wurzeln mit der Erde zu verbinden.

Wu – Ein Deutscher bei den Meistern in China

Die Welt der chinesischen Kampfkünste

Geheimnisvolle Mönchskrieger mit scheinbar übernatürlichen Fähigkeiten, die sie in spektakulären Vorführungen zur Schau stellen, und eine Unzahl von Kung-fu-Filmen prägten bislang das Bild des Wushu im Ausland. – Dieses Buch räumt mit Klischees auf. Es zeigt, was authentische chinesische Kampfkunst ist: eine Kunst, die jahrhundertelang in Kämpfen auf Leben und Tod erprobt wurde und auf diese Weise zu unvergleichlicher Wirksamkeit gelangte.

Maik Albrecht ist seit zehn Jahren direkter Schüler eines der besten Meister Chinas, Li Zhenghua. Durch diesen erhielt er auch Zugang zu anderen großen Meistern, die heute oft vollkommen zurückgezogen leben. Aus ihrer Sicht ist nur der bereit, echte Kampfkunst zu lernen, der es auf sich nimmt, sich über lange Zeit hinweg durch mühselige Gongfu-Übungen die notwendigen Grundlagen hierfür anzutrainieren.

Den Leser erwartet eine atemberaubende Reise durch die Landschaft der chinesischen Kampfkünste mit vielen interessanten Verweisen auf europäische oder japanische Traditionen. Meister aus Vergangenheit und Gegenwart, die hierzulande völlig unbekannt sind, aber zu den besten der Welt gehören, werden vorgestellt, ebenso einige bekannte und weitgehend unbekannte Stilrichtungen sowie klassische Trainingsprinzipien und -methoden für den Aufbau der inneren Kraft.

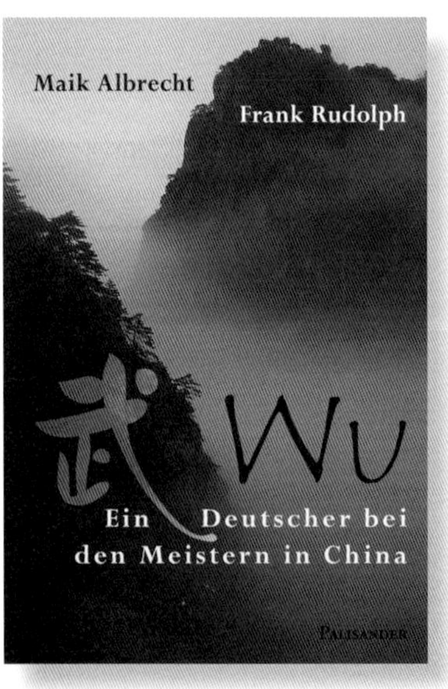

Maik Albrecht ist Chinaexperte und Kenner der chinesischen Kampfkünste. 2006 gewann er als einziger Ausländer in der chinesischen Profigruppe eine Goldmedaille bei der Wushu-Weltmeisterschaft in Zhengzhou. Im selben Jahr erhielt er den 4. Meistergrad (Wushu Duan). Albrecht besitzt einen Abschluss in Sinologie von der Universität Wuhan.

Koautor Frank Rudolph studierte Journalistik und praktiziert verschiedene europäische und asiatische Kampfkünste. Mehrere Studienreisen führten ihn nach China.

Maik Albrecht und Frank Rudolph
Wu – *Ein Deutscher bei den Meistern in China*
368 Seiten mit 235 Fotos
2. Auflage 2013
ISBN 978-3-938305-12-6
23,80 €

M. Albrecht & F. Rudolph: Tigersturz und Ringerbrücke

Ein west-östliches Trainingsbuch für Kampfkünstler und Sportler

Dieses Buch stellt einige der effektivsten Trainingsmethoden aus West und Ost vor. Der Leser lernt Übungen kennen, die eine flexible dynamische Kraft aufbauen. Übungen mit und ohne Hilfsmittel werden in Text und Bild vorgestellt, grundsätzlich jedoch ausschließlich Übungen, die man ohne die technischen Geräte und Maschinen der Fitnessstudios praktizieren kann.

Es geht in diesem Werk um erprobte Trainingsformen, die den Körper so schmieden, dass er die Fähigkeit gewinnt, sich im Kampf oder im Wettkampf effektiv zu bewegen. Vor allem geht es um Methoden, die neben ihrem Trainingseffekt den Körper auch auf Dauer gesund erhalten. Derartige ganzheitliche Trainingsmethoden erfordern Disziplin, Leidenschaft und ein umfangreiches Wissen um unser wertvollstes Gut – den Körper. Aus diesem Grund wird im Buch auch ausführlich auf die physiologischen Grundlagen des Trainings eingegangen, so z. B. auf die Rolle der Faszien – des den ganzen Körper durchziehenden Bindegewebes.

Die in dem Buch dargestellten Trainingsmethoden sind für alle Kampfkünste und Sportarten sinnvoll. Der Kampfkünstler, egal welchen Stils, wird sich in seiner Kunst und seiner Kampfkraft erheblich verbessern. Der Leistungssportler kann seine Leistungsfähigkeit steigern, und der Freizeitsportler bleibt fit und gesund.

Maik Albrecht ist Schüler eines der besten Wushu-Meister Chinas, Li Zhengua. Frank Rudolph praktiziert verschiedene europäische und asiatische Kampfkünste.

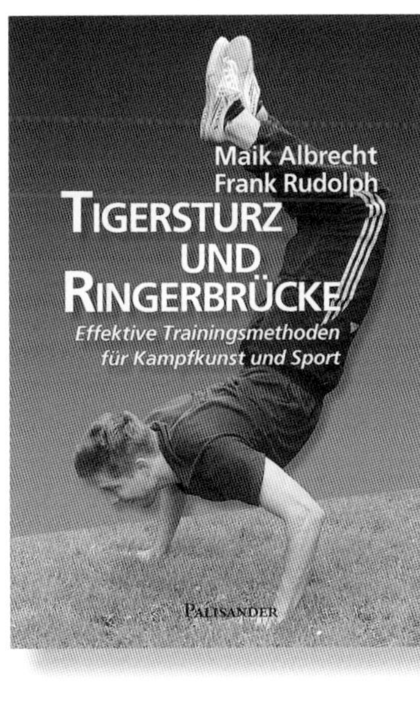

Maik Albrecht und Frank Rudolph
Tigersturz und Ringerbrücke
Effektive Trainingsmethoden für Kampfkunst und Sport
304 Seiten, 580 Abbildungen
ISBN 978-3-938305-73-7
19,90 €

Gewalt: Selbstschutz gegen Schläger

Das Dilemma der modernen Zeit

Eine Biene sticht nur, wenn sie sich bedroht fühlt. Für ihre Verteidigung ist sie bereit zu sterben. Auf den Menschen übertragen heißt das: Wir sind friedlich, solange wir nicht bedroht werden. Aber falls man uns angreift, nutzen wir jedes zur Verfügung stehende Mittel zu unserem Schutz, wenn es sein muss, unter Einsatz des eigenen Lebens.

Um sich selbst zu schützen, benötigt man eigentlich keine gezielte Ausbildung. Jeder Mensch hat das Rüstzeug für die Verteidigung und den Angriff von der Natur mitbekommen. Aber aufgrund der vorwiegend sitzenden Lebensweise und der vielen Bequemlichkeiten im Alltag hat sich der moderne Mensch vom »Normalfall« weit entfernt. In diversen Selbstverteidigungskursen wird suggeriert, dass jeder, wenn er nur ein paar einfache Tricks lernt, sich wirksam verteidigen könne. Das ist leider ein Wunschtraum. Um tatsächlich eine Chance zu haben, in einer echten Schlägerei bestehen zu können, müssen Sie ausdauernd und auf effektive Weise trainieren.

In diesem Buch geht es darum, den Leser darauf vorzubereiten, Gefahrensituationen zu erkennen und ihm Möglichkeiten zu vermitteln, angemessen zu reagieren. Können Sie der Gefahr nicht ausweichen, dann sollten Sie darauf vorbereitet sein, der Gewalt des Schlägers überlegene Gewalt entgegenzusetzen. Die vorgestellten Techniken und Übungen sind auf effektiven Selbstschutz ausgerichtet und dienen dazu, Körper und Geist so zu trainieren, dass Sie einem Angriff erfolgreich begegnen können.

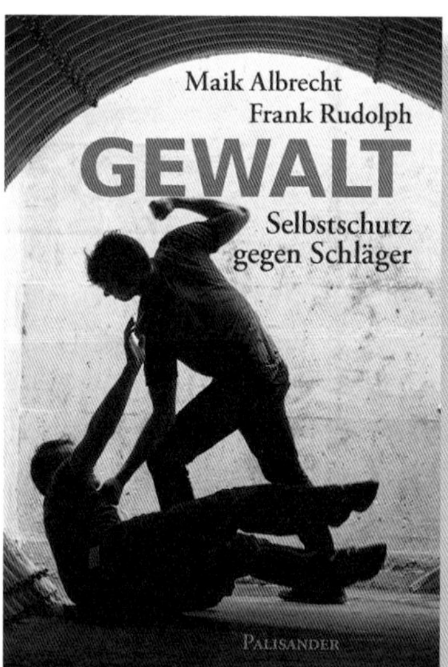

M. Albrecht und F. Rudolph
Gewalt
Selbstschutz gegen Schläger
232 Seiten, ca. 200 Abbildungen
1. Auflage 2014
ISBN 978-3-938305-58-4
19,90 €

Roland Czerni und Klaus Konrad: Shaolin Kempo

Chinesisches Karate im Drachenstil

Der 1928 in der Mongolei als Sproß eines uralten Adelsgeschlechts geborene und heute in den Niederlanden lebende Dschero Khan Chen Tao (Adoptivname Gerald Karel Meijers) entwickelte auf Grundlage seiner Erfahrungen mit chinesischen und japanischen Kampfkünsten ein eigenes Kampfkunstsystem, das Shaolin Kempo. Zu seinen Lehrern zählten chinesische Mönche, und er pflegte Kontakte zu japanischen Meister wie Gogen Yamaguchi (Goju Ryu) und Nakano Michiomi (»So Doshin«), Gründer des Shorinji Kempo.

Zum ersten Mal in der Geschichte des Shaolin Kempo werden sämtliche Techniken bis zum 1. Meistergrad dargestellt, einschließlich der Blocktechniken bzw. Blockformen, die erst in jüngerer Vergangenheit Eingang in diesen Stil gefunden haben. Damit ist es ein wichtiges Nachschlagewerk für all jene, die sich auf eine Gürtelprüfung vorbereiten wollen. Die in Wort und Bild dargestellten Techniken sind Bestandteil des Unterrichts- und Prüfungsstoffes für die Graduierungsprüfungen der Fachschaft Shaolin Kempo innerhalb der Wushu Federation Deutschland.

Darüber hinaus bietet das Buch aufgrund der effektiven und praxisnahen Techniken interessante Anregungen für Kampfsportler anderer japanischer und chinesischer Stilrichtungen.

Das Buch ist die vollständig überarbeitete Neuauflage des erstmals 1977 im Falken Verlag erschienenen Werkes (zuletzt aufgelegt 1998).

Roland Czerni, 3. Dan Shaolin Kempo und 5. Dan Shaolin Tempelboxen/Jiu Jitsu, betreibt Shaolin Kempo seit 1973.

Klaus Konrad, 5. Dan Shaolin Kempo und 8. Dan Shaolin Tempelboxen/Jiu Jitsu, praktiziert seit 1969 Kampfkünste.

R. Czerni und K. Konrad
Shaolin Kempo
Chinesisches Karate im Drachenstil
224 Seiten mit 700 Fotografien
Überarbeitete Neuauflage 2011
ISBN 978-3-938305-17-1
22,90 €
Auch als eBook erhältlich!

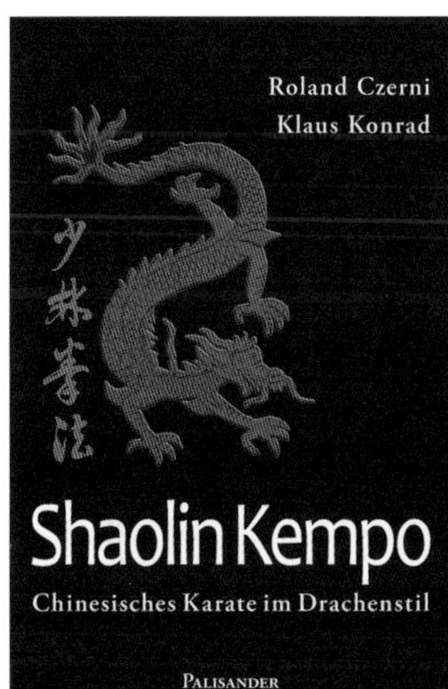

Bubishi – Mit den 32 Formen des Kaisers Song Taizu

Die Bibel der Kampfkunst mit leerer Hand

In der südchinesischen Provinz Fujian (Fukien) entstand vor Jahrhunderten der Kampfstil des Weißen Kranichs, als Fang Jin Jang, Tochter eines Shaolinmeisters, die Kampfkunst ihres Vaters mit Haltungen und Bewegungen des Kranichs verknüpfte. Dieser Stil wird im Bubishi beschrieben, einem illustrierten Manuskript, das für jene bestimmt war, die Meister im Kampf ohne Waffen werden wollten. Es zeigt sich, daß die im Bubishi beschriebenen Techniken nichts weniger darstellen als jene Urformen, aus denen sich so unterschiedliche moderne Kampfkünste wie Karate, Jûjutsu, Jûdô, Aikidô oder Wingchun entwickelt haben. Alle Geheimnisse der waffenlosen Kampfkünste sind hier bereits offenbart.

In diesem Werk werden die 48 Nahkampftechniken des Bubishi (ergänzt durch ausführliche Kommentare und detaillierte Zeichnungen des Autors), die Kunst des Dianxue (die geheimnisumwitterten Vitalpunkttechniken der »vergifteten Hand«), die Geschichte des Kampfstils des »Weißen Kranichs« sowie Geschichte und Technik der Kata Hakufa und Happoren vorgestellt.

Die vorliegende Neuauflage des Bubishi enthält zudem eine umfassende Darstellung der »32 Formen des Boxens des Kaisers Song Taizu«. Hierbei handelt es sich um ein vollständiges Kapitel des chinesischen Klassikers Ji Xiao Xin Shu von General Qi Jiguang, der 1564 erschien.

Der japanische Karatemeister Ôtsuka Tadahiko, Lehrer und Freund Roland Habersetzers, analysiert die darin vorgestellten 32 Kampfpositionen.

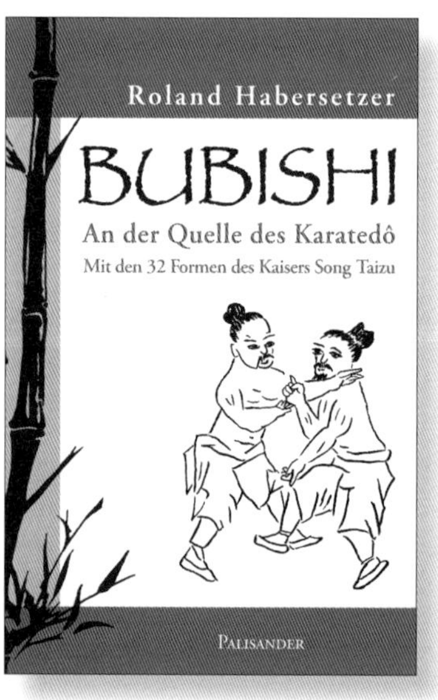

Der Wushu-Experte Maik Albrecht übersetzte und kommentierte die Einleitung des Ji Xiao Xin Shu, das erstmals einer nichtasiatischen Leserschaft zugänglich gemacht wird. Maik Albrecht, der bei einigen der größten lebenden Meister des Wushu in die Lehre gegangen ist und chinesische Sprache und Kultur studiert hat, hat es vollbracht, den klassischen Text auf eine Weise zu übertragen und zu erläutern, daß der Leser tiefe Einblicke in die faszinierende Welt der waffenlosen Kampfkünste im alten China gewinnt.

Roland Habersetzer
Bubishi – *An der Quelle des Karatedô*
Mit den 32 Formen des Kaisers Song Taizu
Aus dem Französischen von Frank Elstner
320 Seiten mit zahlreichen Abbildungen
4. Auflage 2014
ISBN 978-3-938305-00-3
25,90 €